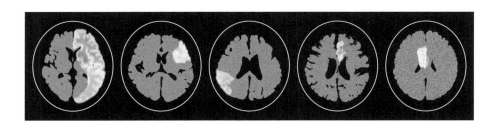

画像からみた
脳梗塞と
神経心理学

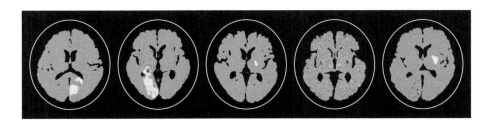

田川皓一
特定医療法人 順和 長尾病院 高次脳機能センター

医学書院

田川 皓一（たがわ　こういち）

1945年生まれ．福岡県出身．1970年　九州大学医学部卒業．
九州大学第二内科（現 病態機能内科学），国立循環器病センター（現 国立循環器病研究センター），秋田県立脳血管研究センター（神経内科学研究部部長），国立療養所福岡東病院（現 国立病院機構福岡東医療センター）（臨床研究部部長）などにて，主として脳卒中の診療に従事．現在，長尾病院 高次脳機能センター所属．

日本神経心理学会，日本高次脳機能障害学会（旧日本失語症学会），日本神経学会，日本脳卒中学会，日本老年医学会などの役員を務めた．
第23回 日本神経心理学会総会会長（1999年）
第30回 日本高次脳機能障害学会総会会長（2006年）

主要編著書
脳卒中の神経症候学（編著）　西村書店，1992
脳卒中と神経心理学（編著）　医学書院，1995
神経心理学の局在診断と画像診断（監訳）　西村書店，1997
神経心理学を理解するための10章（編著）　新興医学出版社，2004
神経心理学評価ハンドブック（編著）　西村書店，2004
脳卒中症候学（編著）　西村書店，2010
臨床神経心理学ハンドブック（監訳）　西村書店，2011
脳血管障害と神経心理学 第2版（編著）　医学書院，2013

画像からみた 脳梗塞と神経心理学
発　行　2015年 5月15日　第1版第1刷©
　　　　2017年10月15日　第1版第2刷
著　者　田川皓一
発行者　株式会社　医学書院
　　　　代表取締役　金原　優
　　　　〒113-8719　東京都文京区本郷1-28-23
　　　　電話　03-3817-5600（社内案内）
印刷・製本　横山印刷

本書の複製権・翻訳権・上映権・譲渡権・貸与権・公衆送信権（送信可能化権を含む）は株式会社医学書院が保有します．

ISBN978-4-260-02196-8

本書を無断で複製する行為（複写，スキャン，デジタルデータ化など）は，「私的使用のための複製」など著作権法上の限られた例外を除き禁じられています．大学，病院，診療所，企業などにおいて，業務上使用する目的（診療，研究活動を含む）で上記の行為を行うことは，その使用範囲が内部的であっても，私的使用には該当せず，違法です．また私的使用に該当する場合であっても，代行業者等の第三者に依頼して上記の行為を行うことは違法となります．

JCOPY 〈出版者著作権管理機構　委託出版物〉
本書の無断複製は著作権法上での例外を除き禁じられています．複製される場合は，そのつど事前に，出版者著作権管理機構（電話 03-3513-6969，FAX 03-3513-6979，info@jcopy.or.jp）の許諾を得てください．

基本図譜

A 大脳の構造と脳梁

A1 外側面

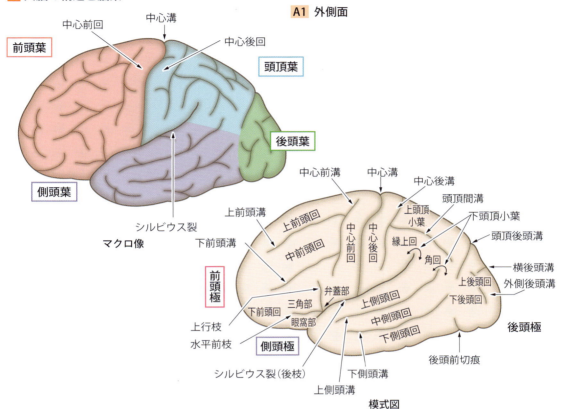

A2 内側面

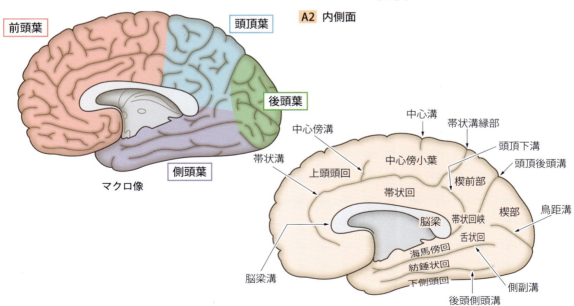

帯状溝の1つ前方の脳溝が中心溝である．

模式図

A3 上面

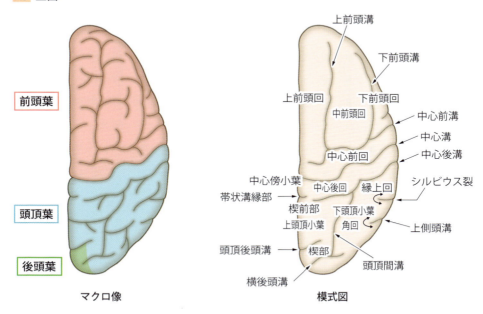

マクロ像／模式図

A4 下面

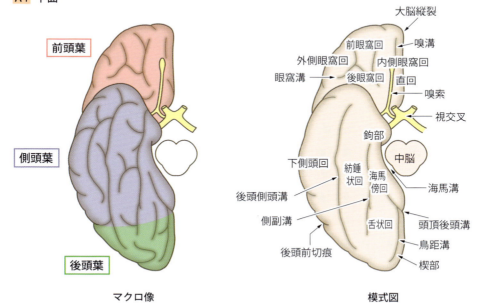

マクロ像／模式図

B 脳動脈とその灌流域

B1 脳動脈（側面像）

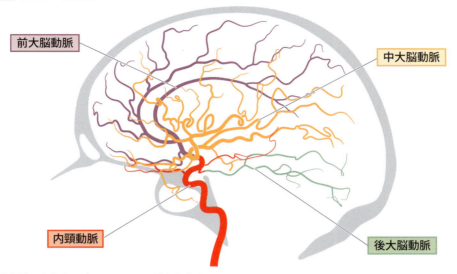

脳動脈には多くのバリエーションが存在する．
前大脳動脈では脳梁周囲動脈と脳梁辺縁動脈が明瞭に区別できる場合（本図はこのタイプ）と，明瞭に区別できない場合がある．
中大脳動脈も主要な分枝が二分岐する（本図はこのタイプ）こともあれば，三分岐することもある．

B2 脳動脈（正面像）

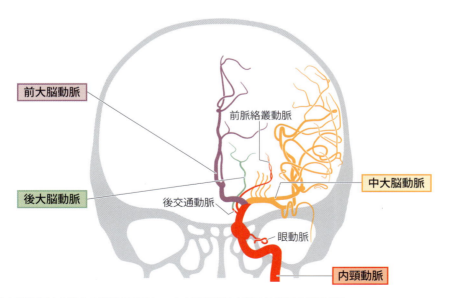

前大脳動脈は大脳の内側部を走行し，中大脳動脈は大脳の外側部を灌流する．

B3 大脳外側面における脳動脈の分枝とその支配領域

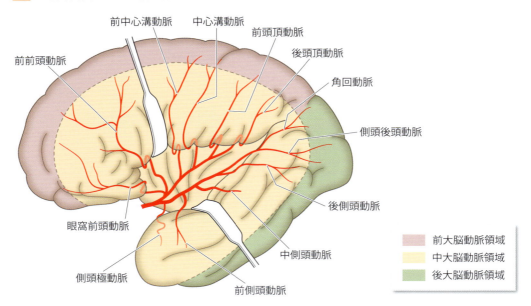

大脳外側面は主として中大脳動脈により支配されている．前頭葉の外側部や側頭葉と頭頂葉の多くの部分は中大脳動脈により灌流される．
主幹動脈からの分枝の命名法は多様である．

B4 大脳内側面における脳動脈の分枝とその支配領域

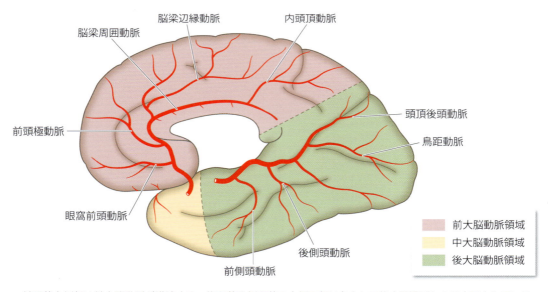

前頭葉内側部は前大脳動脈が灌流する．後頭葉や側頭葉の内側下部は主として後大脳動脈により支配されている．

B5 脳動脈の灌流域（水平断）

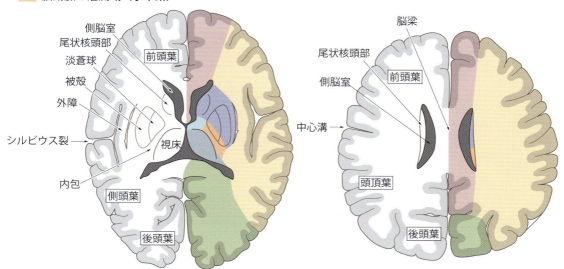

大脳基底核領域や視床のレベルと側脳室体部レベルの水平断における脳動脈の灌流域（支配領域）の模式図を示す．境界域では個人差がみられる．動脈の灌流域は各動脈の灌流圧（perfusion pressure）によって変動するものである．
脳深部動脈（主要脳動脈からの穿通枝や前脈絡叢動脈）の走行にもバリエーションがあり，その灌流域は個々人で差異がある．
内包部の血流支配にも多くの深部動脈が関与する．内包後脚は主として前脈絡叢動脈が灌流するが，その上方部は中大脳動脈からの穿通枝である外側線条体動脈が灌流する．内包後脚の一部には後大脳動脈からの穿通枝である視床膝状体動脈が灌流している．後大脳動脈閉塞症で対側の軽度の片麻痺をみるのはそのためである．内包膝部は内頸動脈から直接分岐する穿通枝が栄養することもある．しかし，この領域には前脈絡叢動脈や外側線条体動脈が灌流していることもある．内包前脚部は中大脳動脈からの外側線条体動脈が灌流するが，その下部は前大脳動脈からの穿通枝である内側線条体動脈が灌流する．

B6 大脳深部の動脈と脳動脈の灌流域（冠状断）

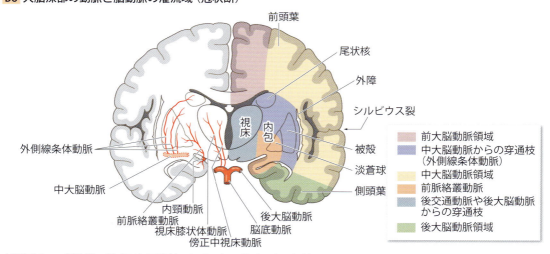

大脳深部での脳動脈の模式図と冠状断における主要動脈の支配領域を示す．
脳動脈走行のバリエーションや脳動脈の灌流圧など変動により，個人差が存在するのは水平断で述べたのと同様である．

C 正常 MRI

C1 横断断層

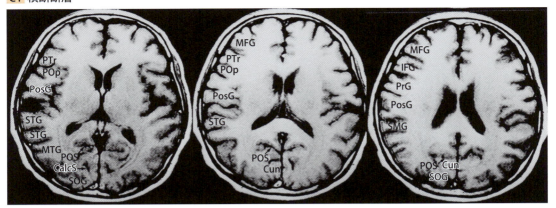

C2 矢状断層

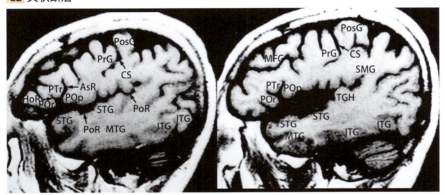

POr：眼窩部，PTr：三角部，POp：弁蓋部，CS：中心溝，PrG：中心前回，PosG：中心後回，IFG：下前頭回，MFG：中前頭回，STG：上側頭回，MTG：中側頭回，ITG：下側頭回，TGH：横側頭回，SMG：縁上回，SOG：上後頭回，CUN：楔部，POS：頭頂後頭溝，CalcS：鳥距溝
HoR：水平前枝（anterior horizontal ramus of Sylvian fissure），AsR：上行枝（anterior ascending ramus of Sylvian fissure），
PoR：後枝（posterior ramus of Sylvian fissure）（通常これを Sylvian fissure とよぶ）

　基本図譜の作成には，以下の書籍や論文の図を参考にしました．

1) Newton TH, Pott DG : Radiology of the Skull and Brain, Vol 2 : Angiography. CV Mosby St Louis, 1974
2) Salamon G, Huang YP : Radiologic Anatomy of the Brain. Springer-Verlag, Berlin, 1976
3) 久留　裕, 真柳佳昭（訳）：画像診断のための脳解剖と機能系. 医学書院, 1995
4) 後藤文男, 天野隆弘：臨床のための神経機能解剖学. 中外医学社, 1992
5) 高橋昭喜：脳の MRI 正常解剖. 大脳の脳表解剖. 画像診断 16：845-854, 1996
6) 半田　肇, 花北順哉（訳）：Peter Duus 神経局所診断学　その解剖, 生理, 臨床. 第 4 版, 文光堂, 2000
5) Huber P：Krayenbühl/Yasargil Cerebral Angiography. 2nd ed, Georg Thieme Verlag, 1982
6) Caplan LR : Stroke. A clinical Approach. 2nd ed, Butterworth-Heinemann, Boston, 1993
7) 高木康行, 厚東篤生, 海老原進一郎：脳卒中ビジュアルテキスト. 第 2 版, 医学書院, 1994
8) 本村　暁：臨床失語症ハンドブック. 医学書院, 1994
9) Blumenfeld H : Neuroanatomy through Clinical Cases. 2nd ed, Sinauer Associates, Inc, Massachusetts, 2010
10) 田川皓一（編著）：神経心理学を理解するための 10 章. 新興医学出版, 2004
11) Gibo H, Carver CC, Rhoton AL, Lenkey C, Mitchell R : Microsurgical anatomy of the middle cerebral artery. J Neurosurg 54：151-169, 1981

はじめに

　私は大脳の局在診断に興味がありましたので，神経内科学を選択し，神経心理学的症候を呈する主要な原因疾患としての脳血管障害の診療に従事してきました．本書は，脳血管障害のなかでも，常に脳梗塞を意識した神経心理学についてまとめてみました．

　脳血管障害には虚血性の脳血管障害もあれば，出血性の脳血管障害もあります．頻度が高いのは，虚血性疾患である脳梗塞です．出血性疾患ではその経過が脳神経外科的なアプローチにより左右されてきますので，神経内科の立場でいえば，脳梗塞のほうが診療においても症候学的検討においても，全体のスペクトラムを把握しやすいように思います．したがって，脳梗塞を対象疾患として神経心理学を考えることにしました．タイトルの「画像からみた　脳梗塞と神経心理学」は，医学書院より出版した「脳卒中と神経心理学」(1995年)[1]，「脳血管障害と神経心理学(第2版)」(2013年)[2]を意識しています．ともに平山惠造先生と共同編集したものです．ひとりでは，とても脳血管障害の全体像をとらえた「脳血管障害と神経心理学」を書くことはできませんので，脳梗塞に絞って神経心理学を論じることにしました．

　出血性疾患の代表は脳出血とくも膜下出血ですが，後者は脳神経外科疾患ですので，私の出る幕はありません．別に出血性疾患を毛嫌いしているわけではありません．治療法の選択に外科的手術が重要な位置を占めますので，自然の経過とは異なるような気がしますし，連続例で経過を観察したような実感がありません．しかし，手術をしない症例や手術をする前の状態は，神経心理学の重要な対象疾患となります．別に手術を実施したから神経心理学の対象疾患にならないわけでもありませんが，私どもの診療の守備範囲外であるとの漠然とした印象をぬぐい去ることができません．

　脳梗塞と神経心理学を論じるとき，脳出血はきわめて重要な疾患です．脳梗塞特有の病態生理を論じるときは，それとは全く異質である脳出血の病態生理を理解しておくことも重要と考えています．したがって，本書の対象疾患は主として脳梗塞ですが，その対照疾患として随所に脳出血の症例が出てくることになります．

　神経心理学を論じるときには，その基礎疾患を十分に理解することが重要だと思います．そういう意味で本書では脳梗塞とは何かについて考えたいと思います．脳梗塞にも，いろいろなタイプがあるとの立場です．

　脳梗塞と神経心理学を理解するときに重要なことは，まず，①脳梗塞とは何かを理解すること，②神経心理学の基本症候を理解しておくこと(神経心理学の主要徴候)，③脳血管の閉塞部位により生じてくる症候を理解しておくこと(血管閉塞症候群)，さらに，④脳の障害部位により生じうる症候を理解しておくこと(神経心理学の局在診断)になると思います．本書もそれに準じて4章の構成になります．しかし，2章から4章にかけては，内容が重複することになります．失語症を例として大まかに考えてみましても，まず，基本症候の項目でそれぞれのタイプの画像を示す必要が出てきます．さらに，血管閉塞症候群

として，左中大脳動脈閉塞症に伴う失語症の典型例の特徴的な病巣の紹介が必要になってきます．また，ブローカ失語は前頭葉症候群で，ウェルニッケ失語は側頭葉症候群でも触れることになりますから，そこでも失語症を論じることになるわけです．すなわち，症候学と血管閉塞症候群，局在診断はお互い複雑に絡み合った横糸と縦糸を形成しているわけですから，脳梗塞の総合的な診断には，それぞれが欠かせないものとなります．

　このスタイルは，「脳血管障害と神経心理学」の編集方針と同じです．しかし，「脳血管障害と神経心理学」の場合は分担執筆であり，それぞれの切り口がありますので重複してもそれほど気にならなかったのですが，今回は単著ですので，そういうわけにはいきません．各章にまたがって，同じ比重で論じても内容が膨らむばかりですから，主としてどこで扱うかをできる限り工夫しました．複数の血管閉塞症候群として，あるいは複数の脳葉にまたがる場合は，原則的に症候を論じるときに述べることにいたします．閉塞血管に注目して論じたいときは，血管閉塞症候群で論じます．局在診断はあくまで総論として概説を加えることにします．画像診断に多少の重複は出てきますが，ご理解をお願いします．どちらでも詳しく触れていない項目は，私の苦手なところか，あまり重要とは思っていないところになります．神経心理学の想い出話や，よもやま話が出てきますが，独断と偏見に満ちたものも多々あることをご了承ください．本書は常に脳梗塞を意識して神経心理学を論じることを目的にしておりますので，神経心理学の細かい症候の解説やその発現機序については他書に譲ることにいたします．

　文献の引用についても，同じく独断と偏見に満ちたものだといわれても弁解の余地はありません．新しいものを紹介するようなものでもありませんし，優れた論文を網羅するような形式もとっておりません．現在，神経心理学領域で常識として普通に語られている原典について紹介する形もとっておりません．臨床例の観察の場でヒントになったもの，論文を書くにあたって印象に残ったものなどを中心にあげることにしました．

　用語は，日本神経学会の用語集（改訂第3版）[3]に準拠しておりますが，神経心理学や脳卒中学の臨床の場での使用状況などを考慮しております．ただし，慣用的に使用している用語も多く，そのすべてについてチェックしたわけではありません

　本書では多くの施設の貴重な症例を使用させていただいております．これまで所属した秋田県立脳血管センターや国立療養所福岡東病院，国立循環器病センター，九州厚生年金病院，長尾病院，原土井病院，さくら病院などでご協力いただきました皆様方に感謝いたします．また，臨床例を診察する機会をいただきました脳神経センター大田記念病院や蜂須賀病院，早良病院，白十字病院，杏林会吉塚林病院，長崎北病院の方々に感謝いたします．また，多くの施設から紹介していただきましたし，画像診断に協力をお願いいたしました．国立病院機構九州医療センター，九州大学病院，福岡大学病院，福岡赤十字病院，済生会福岡総合病院，聖マリア病院，原三信病院などのご協力に感謝しております．貴重な症例も含まれます．その場合は，他誌への報告に支障がないよう，症例の紹介はごく簡単にしております．

　個人的に多くの方々にご指導やご協力をいただきました．私の神経心理学の師匠は，九州大学第二内科の臨床研修医の頃からお世話になった故永江和久先生です．多くのことを教えていただきましたが，残念ながら先生は1984年くも膜下出血で他界されました．14年にも満たない短いお付き合いでした．神経放射線学については，奥寺利男先生や後

藤勝爾先生にご支援をいただきました．神経心理学領域でも多くの方々に教えをいただきましたが，昭和大学神経内科の河村満先生，山形県立保健衛生大学の平山和美先生にはいつも相談に乗っていただきました．脳血管障害の臨床においては，熊本市立熊本市民病院神経内科の橋本洋一郎先生，熊本済生会病院神経内科の稲富雄一郎先生に多大なご協力をいただきました．また，長崎北病院名誉院長の辻畑光宏先生には多くの臨床例を観察する機会をいただきました．秋田県立脳血管研究センター所長の故沓澤尚之先生，国立療養所福岡東病院病院長の故飯野耕三先生，九州大学名誉教授(前第二内科教授)の故藤島正敏先生，長尾病院理事長の服部文忠先生は，私の仕事のよき理解者でした．ご協力に感謝いたします．また，脳神経センター大田記念病院で経験しました多くの症例を紹介させていただきました．貴重な画像の使用を許可していただきました大田泰正理事長や日頃の診療に従事している諸先生方のご協力に感謝いたします．また，言語聴覚士の時田春樹氏には多大なご協力をいただきました．画像解析や資料作成には秋田県立脳血管研究センター放射線科の庄司安明氏のご協力をいただきました．

　なお，その後，名称が変更になった施設も含まれますが，私が所属していたころの名称のままにしています．

2015年3月

田川　皓一

文献
1) 平山惠造, 田川皓一(編): 脳卒中と神経心理学. 医学書院, 1995
2) 平山惠造, 田川皓一(編): 脳血管障害と神経心理学. 第2版, 医学書院, 2013
3) 日本神経学会用語委員会(編): 神経学用語集. 改訂第3版, 文光堂, 2008

目 次

基本図譜 　iii
はじめに 　ix

第1章　脳梗塞とは　　1

A　脳梗塞の分類　　3
B　脳血管の基本構築と脳梗塞の病態生理　　4
　1　脳の動脈とその灌流域　4
　2　脳動脈の側副血行路　4
C　脳梗塞の画像診断　　7
　1　CT　8
　2　MRI　10
　3　脳血管造影　11
　4　脳循環代謝測定　11
　5　脳出血の画像診断　12
D　脳梗塞の臨床統計　　12
E　臨床カテゴリー別にみた脳梗塞　　14
　1　アテローム血栓性脳梗塞　15
　2　心原性脳塞栓症　15
　3　ラクナ梗塞　16
　4　血管性認知症　17

第2章　神経心理学の主要症候　　21

A　神経心理学を理解するための基本的事項　　22
　1　神経心理学とは　22
　2　神経心理学の背景因子　23
B　失語症　　26
　1　失語症とは　26
　2　失語症の背景因子　28
　3　失語症の症候　30
　4　失語症のタイプ分類　34
　5　脳血管障害による失語症　50
　6　失語症の周辺領域　60
C　読み書き障害　　68
　1　失読失書　68

2　純粋失書　71
　　　3　純粋失読　73
　　　4　その他の読み書き障害　80
　D　失認症　80
　　　1　失認症とは　80
　　　2　視覚性失認　81
　　　3　視空間失認　91
　　　4　地誌的障害　102
　　　5　聴覚性失認　108
　　　6　触覚性失認　114
　　　7　身体失認　115
　E　失行症　120
　　　1　古典的な失行論　121
　　　2　失行症の診断の問題点　122
　　　3　着衣失行　123
　　　4　行為や行動の異常　126
　F　記憶障害　131
　　　1　視床性（間脳性）記憶障害　132
　　　2　海馬性（側頭葉性）記憶障害　134
　　　3　retrosplenial amnesia　136
　　　4　前脳基底部健忘　137
　　　5　脳弓性記憶障害　138
　　　6　前頭葉やその他の部位の障害による記憶障害　139
　G　失計算　140
　H　無視症候群と右半球症状　142
　　　1　饒舌症　143
　　　2　アプロソディア　144
　　　3　非失語性呼称障害　145

第3章　血管閉塞症候群　153

　A　内頸動脈とその分枝　154
　　　1　解剖学　154
　　　2　内頸動脈閉塞症　154
　　　3　眼動脈の閉塞　162
　　　4　前脈絡叢動脈閉塞症　162
　　　5　内頸動脈からの穿通枝の障害　166
　B　前大脳動脈とその分枝　167
　　　1　解剖学　167
　　　2　前大脳動脈閉塞症の症候学　168
　C　中大脳動脈とその分枝　179
　　　1　解剖学　179
　　　2　中大脳動脈閉塞症　181
　　　3　中大脳動脈閉塞症の症候学　183

　　　　4　外側線条体動脈　193
　D　後大脳動脈とその分枝 ——————————— 198
　　　　1　解剖学　198
　　　　2　後大脳動脈閉塞症　200
　E　椎骨脳底動脈とその分枝 ——————————— 218
　　　　1　脳幹と意識障害　219
　　　　2　脳底動脈先端症候群と傍正中視床中脳梗塞　220
　　　　3　脳脚幻覚症　220
　　　　4　cerebellar cognitive affective syndrome　220

第4章　神経心理学の局在診断 ——————————— 227

　A　前頭葉症候群 ——————————————— 230
　　　　1　前頭葉の解剖と機能　230
　　　　2　前頭葉損傷による臨床症候　231
　B　側頭葉症候群 ——————————————— 237
　　　　1　側頭葉の解剖と機能　237
　　　　2　側頭葉損傷による臨床症候　238
　C　頭頂葉症候群 ——————————————— 240
　　　　1　頭頂葉の解剖と機能　240
　　　　2　頭頂葉損傷による臨床症候　240
　D　後頭葉症候群 ——————————————— 245
　　　　1　後頭葉の解剖と機能　245
　　　　2　後頭葉損傷による臨床症候　245
　E　大脳辺縁系 ——————————————— 247
　　　　1　構造と機能　247
　　　　2　大脳辺縁系の神経症候学　247
　F　大脳基底核 ——————————————— 248
　　　　1　構造と機能　248
　　　　2　大脳基底核の神経症候学　249
　　　　3　大脳基底核と脳血管障害　251
　G　視床症候群 ——————————————— 252
　　　　1　構造と機能　252
　　　　2　視床症候群　253
　H　脳梁離断症候群 —————————————— 253
　　　　1　構造と機能　253
　　　　2　脳梁離断症候群　254

索引 ——————————————————————— 257

第1章
脳梗塞とは

A 脳梗塞の分類
B 脳血管の基本構築と脳梗塞の病態生理
C 脳梗塞の画像診断
D 脳梗塞の臨床統計
E 臨床カテゴリー別にみた脳梗塞

脳梗塞という医学用語は，はたして何を意味しているのでしょうか．

辞書風に書くとすれば，「脳血栓または脳塞栓の結果，脳血管の一部が閉塞し，その支配域の脳実質が壊死・軟化に陥る疾患（広辞苑 第六版）」となるのでしょうが，そのように脳梗塞を理解することは臨床の場において何の役に立つのでしょうか．これでは脳梗塞は血管の病気になります．脳実質の障害による神経症状の理解がなければ，神経学領域の疾患にならないのです．

本書は脳梗塞における神経心理学領域の症候を論じるのが目的です．したがって，脳の動脈が閉塞したことにより，脳組織が損傷された状態がどのような神経心理学的症候を生じるかの観点に立って脳梗塞を考えてみたいと思っています．そのような立場からいえば，症候学を検討するには，梗塞巣は右にあるのか，左にあるのか，単一なのか，複数か，その部位はどの脳動脈領域にあるのか，病巣の範囲はどのようになっているのか，初発なのか，再発なのか，何らかの後遺症があったのか，脳動脈は急速に閉塞したのか，ゆっくりゆっくり閉塞していったのか，閉塞に伴いどのような側副血行路が形成されていったのか，などなどを考慮しておかねばならないと考えています．

カルテの記載において，あるいは，症例検討会や回診の場において，また，学会発表の場でもですが，脳梗塞という診断が安易に使われすぎていることに味気なさを感じます．時間的な制約もあるでしょう．お互い臨床例を共有しているという状況もあることでしょう．しかし，脳梗塞の臨床症状を語らずして，発症機序を語らずして，さらに，病巣部位を語らずしては，脳梗塞のイメージが浮かび上がることはないと思います．

おそらく臨床の場では，例えば心筋梗塞や肝硬変，胃癌などと語られたときのイメージと比較すると，脳梗塞という用語が意味している概念は，何とも漠然としたものであると思われます．心筋梗塞も動脈の閉塞により出現してきます．それに伴う病態生理の変化があるわけですが，基本は心筋の機能低下によって症状が出現してきます．

脳梗塞の特徴は，脳動脈が閉塞することにより，脳の機能に低下をきたすことになりますが，それに加え多彩な神経症状が出現してくることだと思います．この多彩な神経症状が加わってくるということで，脳梗塞を画一的なイメージで論じることができないのではないかと思っています．梗塞部位や拡がりは個々の症例で異なりますので，神経症状もそれぞれに異なってくることになります．無症候であっても脳梗塞は脳梗塞ですし，軽症でも，中等症でも，重症でも，脳梗塞は脳梗塞です．左に病巣があろうと，右であろうと，両側であろうと脳梗塞は脳梗塞です．さらにいえば，心原性脳塞栓症であれ，アテローム血栓性脳梗塞であれ，ラクナ梗塞であれ，脳梗塞は脳梗塞なのです．脳梗塞といっても，それぞれの症例で病態や臨床症状が異なってくるものですから，脳梗塞という用語が意味する具体像が把握できなくなるのではないかと思います．

本書の目的は，脳梗塞の多様性を考慮しながら，神経心理学を中心に神経症候学を論じることにあります．神経学的観点がなくなれば，脳梗塞は単なる血管の病気になってしまいます．脳梗塞を単なる血管の病気にしないためには，神経症候学を理解し，また，神経系の後遺症をもつ方々と末長く仲良くしていくことが重要であると思っています．

A 脳梗塞の分類

　現在，世界的に広く使用されている脳血管障害の分類は，1990年にNINDS（National Institute of Neurological Disorders and Stroke）によって作成された"Classification of cerebrovascular diseases Ⅲ"（CVD-Ⅲ）[1]と思います．そのなかで脳梗塞の発症機序と臨床カテゴリーからみた分類が解説されています（表1-1）．

　発症機序からみますと，脳梗塞は ①血栓性と，②塞栓性，③血行力学性の3型に分類されます．血栓性の脳梗塞は動脈硬化症を基盤として脳動脈が閉塞することによって発現してきます．塞栓性の梗塞は栓子により脳動脈が閉塞することによって生じます．栓子は心臓内や大血管の壁在血栓に由来することが多いと思われます．血行力学性の脳梗塞は脳動脈の主幹部に重度の狭窄や閉塞があるときに，脳灌流圧が高度に低下し，側副血行路による血流が十分でない場合に出現してきます．

　脳梗塞の臨床カテゴリーは，動脈硬化に基づくアテローム血栓性脳梗塞と心原性脳塞栓症，ラクナ梗塞に分類されます．病態や治療を考えるうえでは，臨床カテゴリーを明確にしておく必要があると思いますが，臨床的にはこれらのタイプに分類することができず，分類不能の脳梗塞とされる場合も多いようです．

　なお，本書では臨床カテゴリーの他に，臨床病型という表現が出てくると思います．

　臨床病型は脳塞栓（症）と脳血栓（症），ラクナ梗塞に分けています．脳塞栓の場合は心原性であれ，動脈原性であれ，塞栓原不明であれ，脳梗塞の発現機序を塞栓性と考えた場合に使用しています．脳血栓は動脈硬化性変化を基盤として脳動脈に閉塞や狭窄を生じ，それを基盤として脳梗塞を発現した場合に使用しています．ラクナ梗塞の概念は，臨床カテゴリーも臨床病型も同じものです．

表1-1　脳血管障害の分類（CVD-Ⅲ）

A. 無症候性脳血管障害
B. 局所障害型脳血管障害
　1. 一過性脳虚血発作（TIA）
　2. 脳血管障害（stroke）
　　a. 時間経過からみた分類
　　b. 脳血管障害の病型
　　　1）脳出血
　　　2）くも膜下出血
　　　3）脳血管静脈奇形からの頭蓋内出血
　　　4）脳梗塞
　　　　a）機序：(1)血栓性（thrombotic）
　　　　　　　　(2)塞栓性（embolic）
　　　　　　　　(3)血行力学性（hemodynamic）
　　　　b）臨床カテゴリー：(1)動脈硬化性
　　　　　　(2)心原性　(3)ラクネ　(4)その他
　　　　c）梗塞部位
　　　　　(1)内頸動脈
　　　　　(2)中大脳動脈
　　　　　(3)前大脳動脈
　　　　　(4)椎骨脳底動脈：(a)椎骨動脈
　　　　　　　(b)脳底動脈　(c)後大脳動脈
C. 血管性認知症
D. 高血圧性脳症

B 脳血管の基本構築と脳梗塞の病態生理

1 脳の動脈とその灌流域

　脳を灌流する動脈は ①内頸動脈系と ②椎骨動脈系の2つの系統に分けられます．
　内頸動脈は眼動脈や前脈絡叢動脈を分枝したのち，前大脳動脈と中大脳動脈に分かれます．前大脳動脈や中大脳動脈からは多数の穿通枝が分岐し，大脳基底核や深部の大脳白質を栄養しています．前大脳動脈の皮質枝は主として前頭葉内側部を灌流しています．左右の前大脳動脈を結ぶ前交通動脈からも穿通枝が分岐しており，前脳基底部はその灌流域にあります．中大脳動脈の皮質枝は前頭葉外側部や側頭葉，頭頂葉など大脳半球の広範な部分を灌流しています．
　2本の椎骨動脈は合流して脳底動脈となります．椎骨動脈や脳底動脈からは脳幹や小脳を栄養する多数の動脈が分岐しています．脳底動脈は中脳の高さで2本の後大脳動脈に分かれます．脳底動脈の終末部や後大脳動脈の交通前部，あるいは，内頸動脈と後大脳動脈を結ぶ後交通動脈からは多数の穿通枝が分岐しており，視床や内包後脚部などを灌流しています．後大脳動脈の皮質枝は主として側頭葉内側部や後頭葉を栄養しています．
　脳動脈とその灌流域の概要を巻頭の基本図譜に呈示しておきました．

2 脳動脈の側副血行路

　脳血管の閉塞症候群を考えるときには，脳動脈の閉塞に際して形成される側副血行路の存在を考慮しておかねばなりません．脳動脈の閉塞による梗塞巣の拡がりは側副血行路の発達に大きく左右されることになります．各脳動脈で同じ部位が閉塞したとしても，その梗塞巣は多種多様です．
　臨床的に重要な脳の側副血行路は，① Willis 動脈輪，②脳表を介する leptomeningeal anastomosis（軟膜吻合），③内頸動脈系と外頸動脈系の血行路です．
　左右の内頸動脈系と椎骨動脈系にはそれぞれ後交通動脈を介する吻合があり，前大脳脈間には前交通動脈による吻合があります．これらの交通動脈により脳底部で輪状の吻合を形成することになり，Willis 動脈輪とよばれています（図1-1）．Willis 動脈輪にはバリエーションがあり，いつも作動するとは限りませんが，脳動脈閉塞に伴う重要な側副血行路となることも多いと思われます．図1-2は両側の内頸動脈閉塞症における椎骨動脈造影の所見です．脳底動脈より後交通動脈を介し，両側の中大脳動脈や前大脳動脈が造影されていました．脳底動脈により，脳の全域が灌流されています．本例の梗塞巣は右の中大脳動

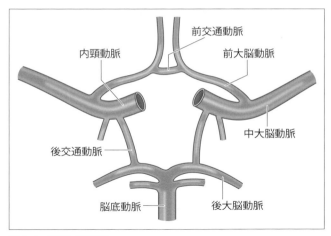

図1-1　Willis動脈輪

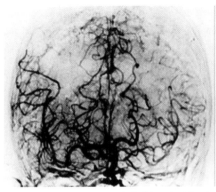

図1-2　両側内頸動脈閉塞症（椎骨動脈造影）　脳底動脈より後交通動脈を介し，両側の中大脳動脈や前大脳動脈が造影されている．

穿通枝領域に限局しており，神経症状は軽微でした．

　中大脳動脈と前大脳動脈の間や中大脳動脈と後大脳動脈の間には脳表を介する動脈の吻合があり，leptomeningeal anastomosisとよばれています（図1-3）．脳血流は脳動脈の灌流圧に左右されますので，常にその吻合が働いているわけではありません．脳動脈が閉塞した場合には重要な側副血行路となります．その働きは梗塞巣の拡がりに大きな影響を及ぼしてくると思われます．左中大脳動脈閉塞症にみられた同側の前大脳動脈や後大脳動脈からの脳表を介するleptomeningeal anastomosisを図1-4に示しました．

　また，内頸動脈系と外頸動脈系にも側副血行路をみることがあります．図1-5は内頸動脈閉塞症にみられた外頸動脈と内頸動脈の吻合であり，眼動脈を経由して内頸動脈が造影されています．

　臨床症候を理解するためには，脳動脈の基本構築を理解したうえで脳動脈のバリエーションも考慮しておく必要があります．脳のWillis動脈輪は脳動脈の側副血行路として重要な役割を演じることになります．このWillis動脈輪の発達具合も，個々の症例で異なってきます．そのことが動脈の閉塞に伴う症候発現に影響を与えます．図1-4に示しま

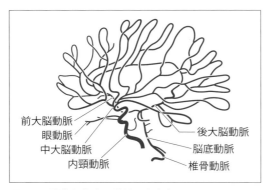

図1-3 脳表を介する動脈の吻合(leptomeningeal anastomosis)

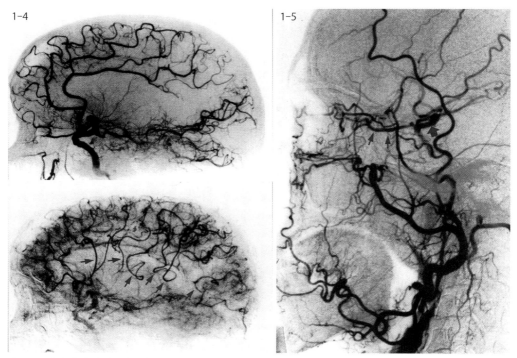

図1-4 左中大脳動脈閉塞症(頸動脈造影) 同側の前大脳動脈や後大脳動脈からの脳表を介するleptomeningeal anastomosisを観察できる.
図1-5 内頸動脈閉塞症(頸動脈造影) 外頸動脈と内頸動脈の吻合であり,眼動脈(矢印:小)を経由して内頸動脈(矢印:大)が造影されている.

した中大脳動脈閉塞症の症例では,内頸動脈から後交通動脈を介して後大脳動脈が描出されていました.後大脳動脈の交通前部の発達が悪く,きわめて細い場合や欠損している場合には,内頸動脈から後交通動脈を介して後大脳動脈へと直接分岐しているようにみえます.このような分岐の仕方は胎児型の後大脳動脈とよばれています.この場合,内頸動脈が閉塞しますと,後大脳動脈領域にも梗塞を生じることがあります.また,内頸動脈を経由する栓子が後交通動脈から後大脳動脈へと流れると後大脳動脈領域の塞栓を生じる可能性もあります.

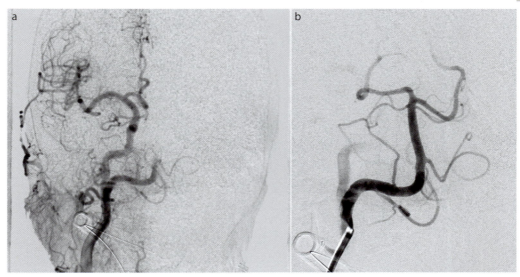

図 1-6　遺残性原始舌下動脈　右内頸動脈から遺残性原始舌下動脈を介する栓子により脳底動脈の閉塞を認めた（a）．血行再建術後には右頸動脈造影（b）で遺残性原始舌下動脈，ならびに，再開通した脳底動脈が確認できた．

　　内頸動脈を経由する塞栓で脳底動脈の閉塞を生じることがあることを理解できますか．図 1-6 は，80 歳の男性で急性の意識障害で発症しました．左頸動脈造影により脳底動脈系が造影され，かつ脳底動脈の本幹の閉塞が確認されました．

　　胎児型と異なる遺残性頸動脈脳底動脈吻合（persistent carotid-basilar anastomosis）の存在により，脳底動脈が閉塞しました．胎生期に存在する内頸動脈と脳底動脈の吻合が成人になっても残存しているもので，遺残性原始三叉動脈（persistent primitive trigeminal artery）や遺残性原始舌下動脈（persistent primitive hypoglossal artery），遺残性原始耳動脈（persistent primitive acoustic artery）などが知られています．この場合，原始型の動脈を介して脳底動脈や後大脳動脈領域に梗塞を生じる可能性があります．本例は遺残性原始舌下動脈を有する症例でした．遺残性頸動脈脳底動脈吻合の頻度そのものが低いわけですから，それを介する塞栓となると，きわめてまれな現象ではありますが，このようなバリエーションを理解しておかないと，脳梗塞の病態が把握しにくいこともあります．MRAで非侵襲的に血管が確認できるようになりましたので，今後みかけることがあるかもしれません．遺残性原始三叉動脈も図 1-7 に示しています．

C　脳梗塞の画像診断

　　神経心理学を論じるためには，その原因となった疾患を知り，その病態生理を理解しなければならないと思います．そのためには画像診断が必要で，それにより症状の発現機序を理解することができるし，予後を推定することができます．また，随伴する所見を確認しておくことも必要です．

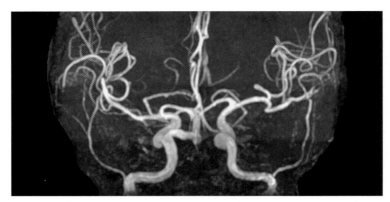

図1-7　遺残性原始三叉動脈　MRAにより，偶然，遺残性原始三叉動脈が認められた．それを介して脳底動脈や後大脳動脈が描出されている．

　簡単に画像診断法とその選択について触れておきます．紙幅に限りがあるため，ここでは教科書的な画像の呈示は省略いたします．脳梗塞の形態学的診断にはCTとMRIが有用です．脳梗塞は脳動脈の閉塞性疾患ですので脳血管の評価も必要となります．最近では，MRAが繁用されています．機能的な診断のためには，脳血流や脳代謝の測定が必要となります．そのためにはPET（ポジトロンCT）が望まれるところですが，コストのこともあり広く普及しているとはいえません．機能的診断にはSPECTが使用されることが多いようです．脳血流のみの測定になりますし，定量性もPETほど高いわけではありませんが，それを承知したうえで脳の機能画像として広く応用されています．

1　CT

　最も普及している画像診断法はCTです．脳梗塞のCT所見を簡単に触れておきます．
　CTでみると脳梗塞はX線低吸収域として描出されます．しかし，発症直後の診断には限界があり，梗塞巣が確認できません．
　急性期脳梗塞の治療はt-PAによる血栓溶解療法の時代です．迅速な診断が要求されます．まさに，時間との闘いです．発症の様式や症候から脳血管障害を考えた場合にCTで所見を認めないということは，脳梗塞の急性期ということになりますが，発症早期のCT所見の読影も重要になってきます．発症3時間以内の所見はearly CT sign（早期CTサイン）（図1-8）とよばれています．その所見としては，①レンズ核辺縁の不鮮明化，②島皮質の不鮮明化，③灰白質と白質の境界の不鮮明化を伴う吸収値の軽度の低下，④脳溝の狭小化などがあげられています．early CT signが中大脳動脈領域の1/3以上に観察されるようであれば，血栓溶解療法は危険があるため実施しないことになっています．
　広範な脳塞栓であれば，発症から数時間もすれば動脈灌流域に一致して淡い低吸収域が出現してきます（図1-9）．さらに時間が経つと，脳溝の消失や脳室の圧排などの脳浮腫の所見を伴ってきます．脳浮腫の程度は梗塞巣の拡がりによりそれぞれの症例で異なりますが，脳の腫脹は4～5日をピークにして1～2週間程度続き，その後次第に消退します．4

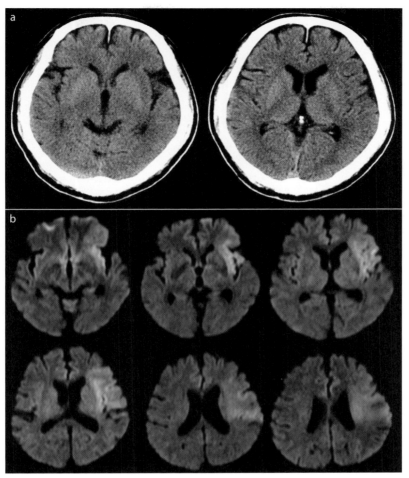

図1-8　early CT sign　57歳，男性，右利き．右の片麻痺と失語症をきたした．最終確認時間から約2時間．CT (a) にて early CT sign をみた．MRI (b) で，左中大脳動脈領域の虚血を認める．MRA では左内頸動脈の閉塞を確認した．血栓溶解療法を実施したところ，神経症状は著明に改善した．

週も経過すると境界明瞭な低吸収域となります．なお，この慢性期に至る過程で梗塞部位の低吸収域が一時的に不鮮明化することがあり，fogging effect とよばれています．

　脳塞栓と脳血栓で CT 像に差異が出てきます．脳塞栓の特徴をあげますと，①動脈領域に一致して均一で大脳皮質に及ぶ低吸収域を呈し，②脳室の圧排や脳溝の消失，さらには，正中偏位などの mass effect を示したり，③経過中に出血性梗塞の所見を呈することがある，などになると思います．一方，主幹動脈の閉塞による脳血栓の特徴的な所見は，前大脳動脈と中大脳動脈の境界域や中大脳動脈と後大脳動脈の境界域に出現してくる境界域梗塞や大脳の深部で穿通枝と皮質枝の境界域に梗塞をみる深部型境界域梗塞であると思います．なお，大脳皮質枝間の境界域梗塞は表層型境界域梗塞であり，分水嶺梗塞ともよばれています．

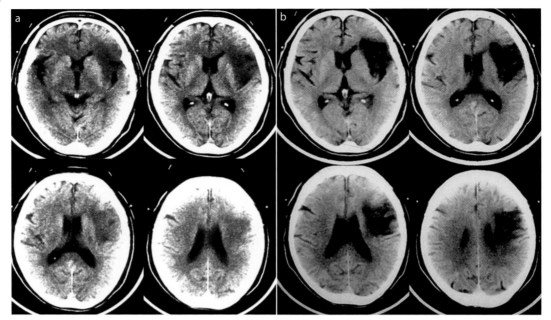

図 1-9　左中大脳動脈領域の脳塞栓症　67 歳，女性．a：発症 12 時間後の CT．境界は不明瞭ながら，梗塞巣の輪郭が確認できる．b：4 週後．境界明瞭な陳旧性の脳梗塞をみる．

2　MRI

　脳梗塞の診断には迅速性が要求されます．その意味から，拡散強調画像により急性期の脳梗塞の診断は飛躍的に向上しました．通常，拡散強調画像による高信号変化は発症 1～2 時間でみられるといわれています．虚血の程度や持続時間が影響してきますので，塞栓による急激な虚血では早期に出現することになりますし，脳血栓では出現まで時間がかかることになります．現在はまさに MRI 拡散強調画像時代の神経心理学です．

　しかし，MRI 拡散強調画像にも当然のことながら「旬」があるわけです．いつまでも高信号域を呈するわけでもないし，光り続けるわけではありません．1 か月もすれば観察が困難となってきます．貴重な臨床例は画像診断のタイミングも重要になってきます．

　脳梗塞の MRI 所見について簡単に触れておきます．超急性期は血管閉塞情報に注意します．通常，流速をもつ血液は T_2 強調画像でみると無信号の flow void sign として描出されます．血管が閉塞するとこのサインは消失してきます．T_1 強調画像や T_2 強調画像，フレア強調画像は CT と同様に急性期の異常所見は検出できないことも多く，この時期には先ほど述べました拡散強調画像の診断的価値が高いことになります．やがて，梗塞巣は T_1 強調画像で低信号，T_2 強調画像は高信号，フレア強調画像は高信号を呈することになります．

　横断断層が基本ですが，病巣部位によっては矢状断層や冠状断層を加えることにより，病巣部位の同定がより容易になってきます．

3 脳血管造影

　脳梗塞は脳動脈の閉塞性疾患です．脳血管そのものの形態変化の描出には脳血管造影が不可欠となります．

　最近は脳血管の評価にMRAが用いられています．非侵襲的に主幹動脈の閉塞性病変や狭窄性病変の描出が可能となります．主幹動脈の閉塞部位を確認することは容易となりました．側副血行路の評価も可能な部分があります．しかし，経動脈性の脳血管造影ほどの解像力はありません．詳細な検討は脳血管造影に伴い生じうる合併症と得られる所見の重みを症例ごとに考慮し実施することになるでしょう．なお，MRAによる狭窄性病変は誇張されがちであるといわれていますので，主幹動脈病変のスクリーニングに用いるとよいと思います．

4 脳循環代謝測定

　PETでは脳循環代謝の指標として，脳血流量や脳血液量，脳酸素消費量，脳酸素摂取率が測定されています．現在はt-PAの時代ですから，超急性期にゆっくり脳循環代謝を測定することなどは困難ですが，以前のデータを紹介したいと思います．

　広範な梗塞巣を有するような脳塞栓症で，脳血流量と脳酸素消費量，脳酸素摂取率を指標として経過をみますと，急性期は脳酸素消費量の低下より脳血流量の低下が著明で脳酸素摂取率が高値を示します．この状態はmisery perfusion（貧困灌流）とよばれます．

　しかし，この状態は長く続かず，脳酸素消費量も低下してきます．このとき脳血流量は相対的，絶対的に高値を示すことがあり，luxury perfusion（ぜいたく灌流）の状態です．通常，このluxury perfusionは1～3週頃が最も著明であり，1か月も過ぎると，病巣部位の酸素需要に応じた脳血流の低下を示すことになり脳酸素摂取率も正常化してきます．脳塞栓症では急性期から亜急性期にかけては脳循環と代謝に不均衡状態が存在することになります．亜急性期の脳血流の増加は臨床経過の改善を示しているものではありません．SPECTは脳血流を測定していますので，特に留意が必要です．

　潜在性に経過する主幹動脈の閉塞性疾患でもPETは有用です．主幹動脈の閉塞に伴う乏血状態により脳血流は減少しますが，脳酸素消費量の低下は相対的に軽度で，脳酸素摂取率が高値を示してきます．慢性の乏血状態でmisery perfusionを呈していますから，血行再建も考慮する必要があります．まさにこのような状態で，形態画像と機能画像の解離が生じてきます．SPECTでも脳血流の状態は評価できるわけですから，症候の発現機序を考えるとき重要な所見を提供してくると思われます．

5　脳出血の画像診断

　脳梗塞との鑑別の必要性から脳出血の画像所見を簡単に述べておきます．CTでみると脳出血は発症直後から高吸収域を呈しますので，診断は確実です．追跡検査におきましては，血腫部位の高吸収域の変化や血腫周囲の脳浮腫による低吸収域の変化，血腫や脳浮腫による周囲への mass effect の変化を観察することが重要です．血腫部位の高吸収域はやがて辺縁部から低吸収化し，血腫の大きさにもよりますが，1か月以上も経つとやがて均一な低吸収域となります．慢性期にはスリット状の境界明瞭な低吸収域を示してくることもあり，周囲の萎縮性変化がみられます．

　脳出血のMRI所見も出血からの経過時間により変化します．血腫や周囲の脳浮腫は撮像条件により高信号域を呈したり，低信号域となったりしますが，詳細は省略します．脳出血の診断ではT_2^*画像が有用です．特にMRIを第1選択にした場合には急性期脳出血の診断にはT_2^*画像が必須となります（図1-10）．

　PETやSPECTによる機能画像の特徴は，血腫部位ではあたかもその部分を打ち抜いたような脳循環，ないしは脳代謝の欠損像だと思います．血腫が大きくなると周囲に二次的な影響を与えることになります．

　脳出血でも神経心理症状を呈してきます．左の被殻出血や視床出血で失語を呈してくることがあります．このときの症状の発現機序を明らかにするためには，脳出血による周囲の大脳皮質や白質への二次的な影響などを知る必要があると思います．機能画像があればと思うのですが，脳出血でSPECTを実施したときには保険医療の制約があり査定されたりします．どのような症例でも機能画像をというのは困りものですが，ときには機能画像を観察したくなる場合があるのも事実です．

D　脳梗塞の臨床統計

　急性期であればCTでX線高吸収域として確実に診断できる高血圧性脳出血の臨床統計は比較的集計しやすいものと思われます．

　一方，脳梗塞の全体像を臨床統計として正確な数字で示すのには，かなりの困難があるかもしれません．ひとくちに脳梗塞といっても発症機序がさまざまであり，動脈硬化に基づくアテローム血栓性脳梗塞と心原性脳塞栓症，ラクナ梗塞では病態生理は異なってきます．しかし，補助診断の充実により，病型分類の質も格段に向上しており，脳卒中急性期のデータベースが整備されてきました．

　わが国では，1999年に厚生科学研究費による脳卒中急性期データベース構築研究〔Japan Standard Stroke Registry Study（JSSRS），主任研究者：小林祥泰〕[2]が開始されました．その成果が続々と報告されています．

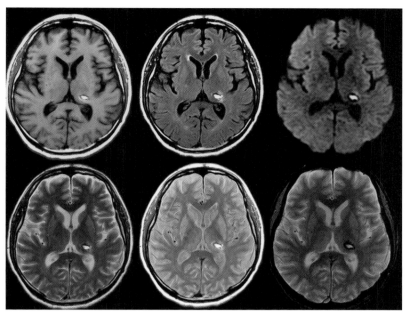

図1-10 脳出血のMRI　46歳，男性，左視床出血（第29病日）．上段：左からT$_1$強調画像，フレア画像，拡散強調画像．下段：左からT$_2$強調画像，プロトン強調画像，T$_2$*強調画像．

　2003年のデータベースでは[3]，JSSRSに2年間で登録された6,024例を対象として脳梗塞の臨床病型が検討されています．アテローム血栓性脳梗塞（アテローム血栓性梗塞とアテローム血栓性塞栓を併せて）が28.7％で，ラクナ梗塞27.9％，心原性脳塞栓症26.6％でした．一過性脳虚血発作（TIA）は8.8％で，その他の脳梗塞が7.9％でした．出血性疾患も含めた脳血管障害でみると[4]，全対象例は7,785例で，アテローム血栓性脳梗塞（アテローム血栓性梗塞とアテローム血栓性塞栓を併せて）が22.4％，ラクナ梗塞21.8％，心原性脳塞栓症20.8％でした．なお，高血圧性脳出血は12.8％，くも膜下出血は6.3％でした．一過性脳虚血発作は6.9％で，その他の脳梗塞が6.3％，その他の脳出血が2.7％となっています．

　2007年度までの集計である「脳卒中データバンク2009」[5]では，全対象例47,781例でアテローム血栓性脳梗塞（アテローム血栓性梗塞19.3％とアテローム血栓性塞栓4.8％）が24.1％，ラクナ梗塞22.7％，心原性脳塞栓症19.2％でした．なお，高血圧性脳出血は13.7％，くも膜下出血は6.4％でした．一過性脳虚血発作は5.8％で，その他の脳梗塞が5.1％，その他の脳出血が3.1％となっています．6年の経過で臨床病型に大差はないようです．

　脳梗塞の閉塞血管別の臨床統計には種々の制約があります．日常臨床の場で脳動脈の閉塞部位が必ずしも明らかにされるわけではありません．また，脳梗塞の臨床病型が異なると一緒に集計することの意義も曖昧なものとなります．臨床病型を考慮することなしに，脳動脈灌流域別に脳梗塞として臨床統計を出す意味については吟味する必要があります．脳塞栓では栓子はしばしば移動します．内頸動脈の塞栓症も検討時期が遅くなると中大脳動脈の閉塞として見いだされるかもしれませんし，中大脳動脈の基幹部の閉塞も皮質枝の閉塞へと姿を変えるかもしれません．閉塞部位とその梗塞巣の拡がりから，以前はもっと

近位側に栓子が存在したものと推測することができても，急性期の正確な閉塞部位の同定はなかなか困難となる症例もあります．

とはいっても，臨床の現場では脳梗塞の頻度を主要な脳動脈別に把握しておくことも必要と考えますので，いくつかのデータを紹介しておきたいと思います．

脳梗塞で最も頻度が高いのは中大脳動脈領域です．KaseとMohr[6]によると，脳塞栓症の82％は中大脳動脈の基幹部か分枝の閉塞でした．また，後大脳動脈領域の閉塞は9％，椎骨脳底動脈系の閉塞は7％でした．前大脳動脈は数％にすぎないようです．

Lausanne Stroke Registryによる初回脳血管発作1,000連続例[7]で部位別頻度が検討されています．なお，対象例中，脳梗塞は891例(89.1％)で，脳出血が109例(10.9％)でした．複数の領域に存在する26例を除くと脳梗塞は865例となります．この865例で梗塞部位をみますと，内頸動脈領域が609例(70.4％)で，椎骨脳底動脈領域が233例(26.9％)でした．後大脳動脈領域は椎骨脳底動脈領域に含まれています．中大脳動脈と後大脳動脈の境界域の梗塞が23例(2.7％)でした．この境界域梗塞は，内頸動脈における主幹動脈病変と考えられますが，血管の閉塞部位でみた臨床統計はありませんでした．内頸動脈領域の梗塞例でみますと，中大脳動脈領域の梗塞は581例(67.2％)でした．その内訳は全灌流域が77例(8.9％)で，穿通枝領域のみが193例(22.3％)，皮質枝領域のみが311例(36.0％)でした．前大脳動脈領域の梗塞は20例(2.3％)，内頸動脈灌流域の広範な梗塞は8例(0.9％)でした．椎骨脳底動脈領域の梗塞例でみますと，脳幹梗塞が113例(13.1％)，小脳梗塞が17例(2.0％)，後大脳動脈領域の梗塞が83例(9.6％)で，この領域の多発性の梗塞が20例(2.3％)ありました．この成績を参考に脳梗塞を部位別にみますと，内頸動脈閉塞を含む中大脳動脈系の梗塞が約70％で，後大脳動脈領域が約10％，前大脳動脈領域が約2％，後大脳動脈系を除く椎骨脳底動脈系が約15％程度であるといえそうです．

その他いくつかの報告例を参考にしますと，中大脳動脈系の梗塞の頻度が圧倒的に高率で75〜80％程度，後大脳動脈や椎骨脳底動脈の梗塞がそれぞれ10％程度，前大脳動脈系の梗塞は5％以下というところでしょうか．

E 臨床カテゴリー別にみた脳梗塞

臨床カテゴリー別に脳梗塞の病態を考えるときは，その梗塞巣を三次元的にイメージすることができればと考えます．しかし，臨床の現場で数多くの脳梗塞の患者に接していないと，病態をイメージすることはなかなか困難であると思います．CTやMRIにより画像診断が大変身近なものになり，病巣の検出が容易になってきました．だからこそ，一例一例の病巣やその発現機序を正しく把握することが重要であると考えます．

私が脳血管障害の臨床に関心をもち始めた頃の神経放射線診断の柱は脳血管造影でした．CTスキャンも導入される以前の話です．脳梗塞では，脳動脈の閉塞を観察することが直接的ですが，問題は閉塞した部位の末梢部にどのように血流が供給されているかとい

うことになります．すなわち，側副血行路を正しく評価することが重要になります．脳出血も脳血管の偏位の程度から出血部位やその大きさを推測していたわけです．しかし，虚血巣や出血巣を立体的にとらえることはなかなか容易なことではありませんでした．この時代に神経放射線学の指導をしていただいた師匠は，常に画像を立体視するよう助言してくれました．立体視することが，病巣を三次元的に理解するのに役立つわけです．

MRI画像は水平断層が基本でしょうが，それに冠状断層や矢状断層を加えることにより，より多くの情報が得られるようになると思います．

1 アテローム血栓性脳梗塞

アテローム血栓性脳梗塞による脳血管閉塞は頭蓋外や頭蓋内の大血管の動脈硬化性病変を基盤として生じます．アテローム硬化を基盤にして脳梗塞が起こる過程は，大きく2つに分けることができます．

第1のメカニズムとしては，動脈硬化性プラークが大きくなって血管内腔を閉塞してしまい脳梗塞を生じることが考えられます．第2のメカニズムとしては，血栓やプラークの断片が塞栓源となり脳塞栓を生じる場合があります．この場合は動脈原性脳塞栓症(artery-to-artery embolism)とよばれています．臨床診断には，動脈硬化によると思われる脳動脈の狭窄や閉塞の所見を見いだすことが重要です．

第1のメカニズムはこれまで脳血栓症とよばれていた病態です．血管の閉塞や狭窄が徐々に進行してくると，症候も徐々に進行してきます．この進行性の経過，あるいは段階的な進行が脳血栓症のひとつの特徴になります．

穿通枝領域の梗塞は種々の原因によって生じてきます．ラクナ梗塞のこともありますし，微小塞栓によることもあります．これとは別にアテローム硬化により穿通枝が分岐する前で狭窄を生じたり閉塞したりするために梗塞を生じることがあります．この病態をbranch atheromatous disease(BAD)とよんでいます．

2 心原性脳塞栓症

心原性脳塞栓症は心原性，ないしは経心性の塞栓によって脳動脈が閉塞した場合のことをいいます．心原性脳塞栓症の臨床診断には塞栓源を見いだし，他に原因となるものがないことを明らかにすることが重要です．塞栓源を生じうる心臓疾患としては，心房細動や心房粗動，新鮮な心筋梗塞，うっ血性心不全，僧帽弁や大動脈弁疾患などを考慮します．塞栓源が，左右の心臓シャントを通しての経心性の場合(paradoxical embolism)は，末梢静脈血栓を原因とすることが多いと思われます．原因としては卵円孔開存症がよく知られています．心原性脳塞栓症では，同時に脳や全身の諸動脈に多発性の梗塞をみることもあります．なお，この型の脳塞栓症は突発発症であることが特徴といわれてきましたが，CVD-Ⅲでは，それほど画一的ではないことを述べています．また，突発完成型の発症様式が特徴的ではありますが，症候の増悪をみることも指摘されています．画像診断で経過

中に出血性梗塞を呈することもあります．多くは大脳皮質領域を含み動脈灌流域に一致した梗塞巣を呈してきます．

動脈原性脳塞栓症もそうですが，心原性脳塞栓症では，一度閉塞した脳動脈に再開通をみることがあります．あるいは，栓子の移動をみることがあります．早期に閉塞血管の再開通をみると，症候が劇的に改善することがあります．t-PA による治療も超急性期の血行再開が目的です．しかし，ある程度時間が経って再開通すると，症候が増悪することもあります．閉塞血管は再開通すればよいというわけではありません．再開通が予後に悪影響を与えることもあります．梗塞により脳に非可逆性の変化が生じていれば，再開通が臨床経過に良い影響を与えるというものではありません．

したがって，t-PA は発症早期に投与されることになります．当初は発症後3時間以内といわれていましたが，現在は 4.5 時間以内の投与が可能となりました．ただし，血栓溶解療法ですので使用にあたってはいくつかの条件をクリアする必要があります．なお，t-PA は発症時間がはっきりしており，制限時間内であれば，脳血栓症にも使用することが可能です．

脳梗塞は臨床カテゴリーごとに，異なった病態を示しますのでその病巣の成り立ちを三次元的にとらえることが必要になってきます．代表的な病型である脳塞栓症と脳血栓症についてイメージしてみたいと思います．脳塞栓症では動脈閉塞の末梢部は血流が遮断されるわけですが，他の脳動脈領域からの側副血行路が発達していれば梗塞を免れることになります．したがってその境界域は比較的明瞭になってきます．一方，脳血栓症では徐々に血管が狭窄し閉塞していきますから，側副血行路も動脈の灌流圧に左右されながらゆっくり発達していくことになります．塞栓性の閉塞ほど血管灌流域に一致した境界明瞭な梗塞巣を形成しないことが多くなります．

3 ラクナ梗塞

ラクナ梗塞は大脳の深部の小さな穿通動脈領域に生じる小病巣の臨床病型として使用されています．穿通動脈は脳内の主要動脈から分岐し，大脳基底核や深部白質，脳幹を灌流しています．これらの動脈には十分な側副血行路が存在しないため，血栓や塞栓によって血流が途絶すると，灌流域に限局した梗塞を生じてくることになります．臨床診断は病巣に特有な臨床症候群と画像診断によって行われます．時間が経過すると，梗塞は囊胞状となり液体で満たされます．正常組織に囲まれたこの状態が，ラクネ(lacune)，すなわち湖とよばれています．ラクネは病理用語です．病巣に特有な臨床症候群と画像所見により臨床診断が下されます．画像で臨床徴候の部位に見合った直径 1.5 cm 以下の小病巣を確認することができます．

ラクネによる古典的な臨床症候群(ラクナ症候群)としては，pure motor hemiparesis, pure sensory stroke, ataxic hemiparesis, dysarthria-clumsy hand syndrome などがあります．しかし，小出血や皮質梗塞でも，同様の臨床症候群を生じる可能性があります．一般に，予後は良好です．大きなラクネ(giant lacune とよばれることがあります)は，複数の穿通枝動脈の障害により生じますが，頭蓋内の比較的大きな動脈の障害に関連している

こともあるかもしれません．

　神経心理学的症状についてみますと，1個の小梗塞で失語や半側空間無視を生じるとは考えにくいと思います．しかし，特殊な部位の穿通枝梗塞であれば臨床的意義を有することもあるかと思います．視床の小梗塞でPapezの回路が障害されると記憶障害を引き起こすかもしれません．

　大脳基底核や放線冠にラクナ梗塞が多発する状態は，血管性認知症や脳血管性パーキンソン症候群との関連を考慮しておく必要がありそうです．

4　血管性認知症

　脳血管障害に起因する認知症を血管性認知症とするなら，その病因や病巣も多彩であり，症候や経過も個々の症例で異なってくることでしょう．脳梗塞でも脳出血でも，くも膜下出血でも血管性認知症を生じることになります．

　大きな脳動脈の単独の閉塞による脳梗塞によっても，あるいは，多発性の小さな脳梗塞によって脳が広範に障害されても，認知能力に低下が起こってきます．しかし，それを脳血管障害に由来する認知症によるものとするか，脳梗塞の後遺症そのものとするかによって，血管性認知症の考え方も頻度も大きく変わってくることになります．

　血管性認知症の診断基準やタイプの分類に関して多くの報告があります．しかし，それを紹介するのが，本書の目的ではありませんので，簡単に触れておきます．主に秋口一郎先生の総説を要約させていただき[8]，それに私の見解を加えました．

　血管性認知症は大きく3型に分けることができると思います．

1. 大脳皮質やその皮質下に生じた脳梗塞による血管性認知症

　単発性の大きな梗塞のこともあるし，多発性の梗塞によるものもあると思います．アテローム血栓性脳梗塞や心原性脳塞栓症を原因とします．知的機能低下をきたしますが，病巣に応じた神経脱落症状を呈してくることになります．重症脳梗塞もこのような状態を示しますので，脳梗塞後遺症といってもよい状況と考えます．

2. 皮質下性の多発性病巣による血管性認知症

　多発性のラクナ梗塞や大脳白質にびまん性で広範な脱髄を呈してくるBinswanger病（進行性皮質下血管性脳症）による認知症がこれに相当します．多発性ラクナ梗塞は穿通枝領域に生じる小梗塞が多発することにより出現してくる認知症です．私のイメージとしては，このタイプの認知症が血管性認知症の定型像となります．

3. 単発性の脳梗塞により認知症類似の神経症候を呈してくる血管性認知症

　戦略的単発梗塞認知症や単一病変に起因する認知症ともよばれております．英語でいえば，strategic single-infarct dementiaに相当します．限局性の病変により知的機能に低下をきたした状態です．視床内側部や内包膝部，海馬の梗塞で，記憶障害が出現してきます．しかし，これは記憶の回路であるPapezの回路に障害をきたしたための純粋健忘です．認知症というより局所性の神経脱落症状と考えられます．前大脳動脈領域や後大脳動脈領域の梗塞により，知的機能の低下をきたす状態があります．しかし，その症状も血管性認知症というより脳梗塞による症状と考えたほうがよいのではないでしょうか．

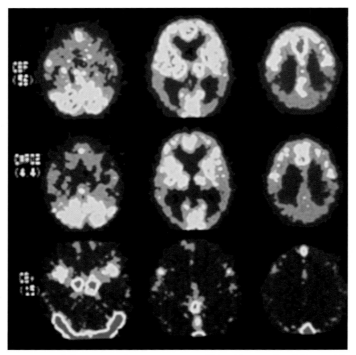

図 1-11　ポジトロン CT（アルツハイマー型認知症）　52 歳，女性．両側の側頭葉や頭頂葉を中心に大脳の後半部を脳血流代謝の低下を認めた．

　この 3 型では，血管性認知症と脳梗塞後遺症としての認知機能障害に明確な線引きは困難であると思っています．なお，当然アルツハイマー型認知症と血管性認知症が合併することもあるわけです．そのような場合は，混合型認知症（mixed dementia），あるいは脳血管障害を有するアルツハイマー病（AD with CVD）というような概念で語られているようです．

　わが国では認知症の臨床の場において，脳血管障害に起因する認知症は重要な地位にありました．アルツハイマー型認知症の頻度が高くなったとはいえ，現在でも血管性認知症は，その予防も考えると重要な疾患に変わりはありません．当初，脳血管性認知症とよばれることが多かったように思います．欧米では多発梗塞性認知症（multi-infarct dementia）という概念が広く普及していたように思います．大脳基底核や深部白質に小梗塞巣が多発し，認知症を呈してくるというようなイメージが大きかったのですが，最近では，この多発梗塞性認知症は，血管性認知症の分類のなかでは多発性の大きな梗塞によるものというイメージで語られるようになってきたようです．

　私のイメージにある血管性認知症はアルツハイマー型認知症との鑑別で重要な疾患でした．パーキンソン症状や構音障害，軽度の片麻痺などは存在しても神経脱落症状は軽微で家族とともに記憶障害を主訴に来院します．その記憶障害に加え，自発性は低下し，周囲の状況に無関心ではありますが，判断力や理解力は比較的保たれており人格にも大きな問題はない，当初「まだら痴呆」とよばれた病態を呈します．ここはやはり「まだら認知症」と書き換えないといけないのでしょうか．軽症の脳卒中の既往があることもあります．症状は徐々に進行しています．

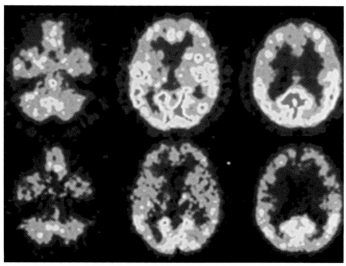

図 1-12　ポジトロン CT（血管性認知症）　55歳, 男性. 両側の前頭葉を中心とした大脳前半部の脳血流代謝の低下を認めた.

　そのイメージを決定づけたのはポジトロン CT でした. 1984 年頃の秋田県立脳血管研究センターの画像です. 当時の研究局長 故上村一夫先生からいただいたものです. 図 1-11 は, アルツハイマー型認知症のポジトロン CT です. 発症約 5 年後の 52 歳, 女性です. 両側の側頭葉や頭頂葉を中心に大脳の後半部に脳血流代謝の低下を認めました. 図 1-12 は, 血管性認知症の 55 歳, 男性の画像です. 約 5 年の経過で認知症が進行しています. 軽度の構音障害や右の軽度の不全片麻痺を伴っていました. 両側の前頭葉を中心とした大脳前半部の脳血流代謝の低下を認めました.

　アルツハイマー型認知症は大脳の後半部, 血管性認知症は大脳半球の前半部の脳血流代謝の低下をきたすこと, 脳血流代謝を測定することでその両者の鑑別が容易になること, このポジトロン CT 像は強烈な印象を与えてくれました. 脳血流は SPECT で測定できますから, 臨床診断も容易になるのではと期待したのですが, その後の核医学の進歩を考慮しても認知症の鑑別診断はなかなか一筋縄ではいかないようです. しかし, 私の血管性認知症のイメージは, 常に図 1-12 の所見とともにあります.

　血管性認知症は脳血管障害のリスクを管理することにより予防も期待できますので, 病態生理を理解しておきたいところです. Treatable dementia の観点からは, 脳の低灌流に起因する認知症も考慮しておきたいところです. 主幹動脈に閉塞や高度の狭窄があれば, 慢性的な乏血状態を生じます. この状態が続けば認知機能に障害をきたすことになります. この場合, 脳の慢性乏血状態を的確に診断し, 血行再建をはかることにより, 認知機能の改善, あるいは障害の進行の防止を期待できるかもしれません.

文献

1) Committee established by the director of the NINCDS : Classification of cerebrovascular disease Ⅲ. Stroke 21 : 637-676, 1990（日本語訳の引用）
2) 小林祥泰：脳梗塞急性期患者データベースの構築に関する研究．健康科学総合研究事業平成 13 年度研究報告書, 2002
3) 平野照之, 橋本洋一郎：急性期脳卒中の実態. 病型別・年代別・性別頻度（欧米, アジアとの比較）. 小林祥泰（編）：脳卒中データバンク. 中山書店, 2003, pp16-17
4) 長尾修自：急性期脳卒中の実態. 病型別入院方法と発症―来院時間, 在院日数, 退院時予後. 小林祥泰（編）：脳卒中データバンク. 中山書店, 2003, pp20-21
5) 小林祥泰（編）：脳卒中データバンク 2009. 中山書店, 2009
6) Kase CS, Mohr JP : Cerebrovascular disease in the elderly : clinical syndromes. In : Albert ML (ed) : Clinical Neurology Aging. Oxford University Press, New York, 1984
7) Bogousslavsky J, Van Melle G, Regli F : The Lausanne Stroke Registry : analysis of 1,000 consecutive patients with first stroke. Stroke 19 : 1083-1092, 1988
8) 秋口一郎：血管性認知症. 田川皓一（編）：脳卒中症候学. 西村書店, 2010, pp207-215

第2章
神経心理学の主要症候

- A 神経心理学を理解するための基本的事項
- B 失語症
- C 読み書き障害
- D 失認症
- E 失行症
- F 記憶障害
- G 失計算
- H 無視症候群と右半球症状

A 神経心理学を理解するための基本的事項

1 神経心理学とは

　神経心理学(neuropsychology)とは何かと問われても，明確に説明することはなかなか困難であるように思います．脳の疾患を取り扱うのが神経学(neurology)で心の現象を取り扱うのが心理学(psychology)，したがって，神経心理学は脳と心の問題を取り扱う領域であると説明してもなかなか具体像がみえてこないのではないでしょうか．具体像がみえてこないので誤解も多くなります．

　神経心理学とは何かと問われたら，神経心理学の取り扱う症候を説明したほうが理解しやすいように思います(表2-1)．神経心理学が対象とする領域は，まず，①失語や失行，失認などの高次脳機能としての言語や認知，行為の障害でしょう．②文字言語の選択的な障害である読み書き障害も重要なテーマです．日本語における漢字仮名問題は世界中が注目している課題です．③記憶やその障害に関する研究も多くなってきました．また，④前頭前野を中心とする前頭葉連合野は認知や注意，判断，記憶，学習，さらには，性格や意欲，行動などの心理機能や精神機能に関連する領域であり，その障害により多彩な精神症状や高次脳機能障害を呈してきます．前頭葉機能も神経心理学の重要な課題です．なお，⑤記憶や言語，認知，行為の障害，前頭前野の障害などが複合した状態は認知症とよばれています．当然のことながら，認知症の研究も神経心理学の重要な柱のひとつです．したがって，神経心理学とは，言語や認知，行為，記憶，前頭葉機能などの中枢神経機構を明らかにし，その障害に基づく諸症候に対処する学問ということができるのではないでしょうか．

　神経心理学の対象となる症候は総称して高次脳機能障害ともよばれています．最近，臨床のカンファレンスの場でも高次脳機能障害という用語をしばしば耳にするようになってきました．また，高次脳機能障害という用語がマスコミでも，よく取り上げられるようになってきました．しかし，高次脳機能障害という用語は，障害や症候の具体像は何も意味していないように思いますし，使用する立場によりニュアンスが異なっているように思います．

表 2-1　神経心理学の対象領域

- 言語の障害(失語)
- 読み書き障害(失読，失書)
- 認知や行為の障害(失認，失行)
- 記憶障害
- 前頭葉機能の障害
- 認知症

A 神経心理学を理解するための基本的事項

　2001年，厚生労働省は高次脳機能障害支援モデル事業を開始し[1]，2003年に中間報告書を発表しています．それによると，"「高次脳機能障害」は，一般に，外傷性脳損傷，脳血管障害等により脳に損傷を受け，その後遺症等として生じた記憶障害，注意障害，社会的行動障害などの認知障害等を指すものであり"と規定されていました．私は脳血管障害を主な対象にして，高次脳機能障害の診療に従事していましたから，外傷性脳損傷が最初に出てきたこと，一方では，主要な高次脳機能障害と考えていた失語や失行，失認などが出てこないことに違和感を覚えました．ここで述べられている高次脳機能障害とは，基本的に交通事故に遭って脳に外傷を受けたときに出現する，主として前頭葉障害に由来すると考えられる症候であると思います．私が脳血管障害の診療に従事して，すでに40年近くが経過しました．失語や半側空間無視，記憶障害，その他の高次脳機能障害はその当時から脳卒中の主要な症状であり，脳血管障害の診療に従事するものは誰でもその症状に注目していたものでした．あるいは，注目せざるを得なかったといってもよいかもしれません．厚生労働省がいう高次脳機能障害も，いわゆる高次脳機能障害の重要な側面ではあると思いますが，それで高次脳機能障害全般を表現しているとは決して思えないといっておきたいと思います．

　用語は立場によって，異なって使用されることがしばしばあります．それぞれの立場で，高次脳機能障害という用語が異なって使用される弊害を恐れています．その都度，高次脳機能障害がどのような意味で使用されているかを確認することも煩雑なことです．具体的な内容を意味するものではない高次脳機能障害がひとり歩きするのは困ったものであると考えています．

　高次脳機能障害支援モデル事業は，その後も引き続き，各地方自治体に地方支援拠点機関が設置され，支援コーディネーターを配置しながら，高次脳機能障害者への相談や機能訓練が継続されています．未設置県もなくなり，高次脳機能障害者への取り組みとして評価したいと思っています．そして，脳血管障害により高次脳機能障害を有することになった多くの方々が十分な医療や介護の機会を得ることができるよう切に希望しております．

　高次脳機能を主要なテーマとする医学会に日本神経心理学会と日本高次脳機能障害学会があります．2014年はともに第37回の総会となり，30年以上の歴史をもつ学会です．日本高次脳機能障害学会はかつての日本失語症学会であり，第27回の学術総会（2003年）より日本高次脳機能障害学会へと名称を変更しました．それは，日本失語症学会で取り上げられている演題が失語のみならず，認知障害や行為の障害，読み書き障害，記憶障害，前頭葉機能障害，認知症と広範囲にわたっており，その領域がまさに高次脳機能障害とよばれる領域であると考えられたためでした．リハビリテーションの現場をみても，言語聴覚士のみならず作業療法士もこの領域の障害に深くかかわっていますので，失語が高次脳機能障害の象徴のように語られていた時代は過去のものとなったとの判断に基づいたものであると考えています．

2 神経心理学の背景因子

　神経心理学の診断において最も重要なことは，その症候が局在性を有するか否かではな

いかと考えております．失語症は左半球にある言語領野が障害されて出現してきます．左半側空間無視は右半球症状と考えられています．一方，全般性の注意障害の責任病巣をある部位に特定するには困難が多いようです．注意障害は脳の複雑なネットワークの障害により出現してくる症状と考えられます．しかし，方向性をもてば注意障害にも局在性が出てきます．左の視空間への注意が向かない状態が，まさに左半側空間無視です．

責任病巣については，主要症候の項で詳しく触れ，神経心理学の局在診断でまとめてみたいと思います．ここでは，神経心理学の局在診断のための基礎的事項について述べたいと思います．意識障害や注意障害，あるいは知的機能の障害は，神経心理学における重要な症候ではありますが局在性に乏しい症状ですので，ここで取り上げることにしました．

1 大脳優位性

言語野は左の大脳半球に存在します．一方，空間認知の優位性は右半球にあるといわれています．かつては，左半球を優位半球，右半球を劣位半球とよんだこともあったように思いますが，それは言語機能からみた一方的な解釈だと思います．右と左で優劣を決定するようなものではありませんので，最近では，何の注釈もなしに右を劣位半球とよぶことはないと思います．神経心理学の研究においては，まず各症候の側性化についての原則を知っておくことが必要です．

大脳優位性を論じるときには，利き手を知ることが重要です．右利きであれば言語領野はそのほとんどが左半球に存在すると考えられます．空間認知に関する優位半球は，通常右に存在するものと考えられます．しかし，この大脳優位性に例外がないわけではないことを知っておかねばなりません．右半球損傷で失語症を呈することもよくあります．左半球損傷で右半側空間無視を呈する症例も少なからず存在しています．

右利き者で右半球損傷により生じた失語症は交叉性失語（crossed aphasia）とよばれています．このことについては失語症のところで述べます．

2 意識や注意の障害

神経心理学の診断にあたっては，意識の障害の有無や程度を把握することが重要となります．脳血管障害急性期で意識障害がある場合は評価に困難が多いことになります．神経心理学的症候が存在するか否かの問題と，評価が正しく行えるか否かは全く別の問題となります．

意識には大きく2つの意味があると思います．1つは覚醒状態やその程度を問題にしており，英語で表現すると，consciousness（level of consciousness）に相当するものです．通常，意識障害といえば，この意識レベルの低下になります．しかし，意識にはもう1つの側面があり，自己の認知能力や外界に対する反応性や感受性を問題とするもので，感情や意志，情動などと関連しています．英語ではawarenessに相当し，覚醒度とともに意識の内容をも問題としていることになります．この障害はいわゆる，confusionやdelirium〔せん（譫）妄〕とよばれる状態でもみられ，評価が困難となってきます．

注意障害という概念もあります．神経心理学領域でいう注意の定義はなかなか難しいも

のではありますが，注意の二面性については理解しやすいと思います．注意は全般性注意（汎性注意，generalized attention）と方向性注意（directed attention）に分類できると思います．方向性注意とは，左右の空間へと方向性を有する注意であり，この場合の空間は視空間のこともあれば，他の感覚空間のこともあり，自己の身体に関する空間のこともあるわけです．このような方向性注意については，一般的には右半球が優位に機能しているものと考えられています．臨床的に観察しやすい方向性注意障害は左半側空間無視であると思います．局在性のある注意障害ということができます．

臨床の場で注意障害という用語が盛んに使われていますが，その注意障害は方向性の注意障害か，全般性の脳機能の低下に由来するものかを区別したいと思います．前者であれば，局在診断のうえで重要な所見となるわけです．もちろん両者が混在して出現してくることもあるわけですが，脳梗塞による脳の二次的な機能障害を把握するためにも，区別して考えたいと思います．全般性の注意障害は，方向性の注意障害にも何らかの影響を与えることはあります．しかし，全般性の注意障害が方向性の注意障害を引き起こすものではありません．方向性の注意障害の出現には，それなりの理由が存在すると考えられます．

診断に際しては，全般性注意の障害に注意を払う必要があります．Lezak は器質的脳損傷により出現する症候から注意の能力に関する4つの側面を述べています[2]．①注意を集中する能力で（focused attention，あるいは，selective attention），②注意を持続する能力（sustained attention，あるいは，vigilance），③同時に複数の課題に対応する能力（divided attention），④対象や課題を取り替えることができる能力（alternating attention），になります．

また，Geschwind によれば，全般性の注意には5つの機能があります[3]．①選択性（selectivity）や②持続性（coherence），③転導性（distractibility，状況に応じて注意を変換する機能），④普遍性（universality），⑤感受性（sensitivity）があげられています．方向性の注意と異なり，普遍性であること，多方向性であることが，全般性の注意の特徴であると考えられています．

通常，これらの注意障害を引き起こす局在部位が同定されているわけではありません．脳の器質的病巣によって出現してくる神経心理症候の評価にあたっては，当然のことながら，この注意障害にも配慮しなければならないと思います．なお，全般性の注意障害は脳の器質的病変のみで出現してくるわけでもありません．感染症や脱水，心不全などの内科疾患でも起こってきます．高齢者ではありふれた症状であると考えます．

高次脳機能障害としての注意障害が臨床の多くの場で語られるようになってきました．精神医学の立場やリハビリテーション医学の立場から多くのデータが集まってきました．注意や意欲，集中力に関する標準的な検査が臨床の場に導入されています．

神経内科の立場から注意障害の問題を少し考えてみたいと思います．われわれは神経学的診断にあたって診察所見をまとめていくチャートを完成していくよう指導されます．現症の最初にくるのは意識です．意識そのもののレベルとともに，認知能力や外界に対する反応性や感受性を問題とするものです．この一環として，見当識や記憶，注意，判断力，計算力，さらには情動や性格変化などが記載されることになります．この見当識や記憶，注意，計算などの能力が mental status として評価されることになります．MMSE はまさに mini の mental status を評価する指標となるものです．高次脳機能障害として注意障害

ばかりが強調されると，それでは見当識や記憶力，計算力，判断力はどうなのかと問いたくなります．同時に注意障害の原因は何かと問いたくなってきます．

脳血管障害の症候を考えてみますと，片麻痺があれば錐体路に，失語症があれば言語に関与する領域に何らかの障害が加わってきたものと考えます．まさに局在を有する症候です．今回の発作で生じた症候といえます．注意障害があるというのであれば，今回の発作を生じたことにより，どのような機序で注意障害が出現してきたかを自分なりに考えたうえで，使用する必要があるのではないかと思います．また，発作前の状態と比較し，どう変化したのかを把握したうえで使用すべきものと考えています．意識のレベルを反映しているのか，意識野の内容の変化をいっているのか，精神機能や知的機能の低下を意味しているのか，あるいは，特殊な注意機能の低下を問題にしているのかを考慮したうえで使用する重いことばであるように思います．片麻痺や失語症などと同じレベルで語ることに抵抗があるといっても理解されないような気もしますが，注意障害という高次脳機能障害の本体は，それが何であるかと問われても，すぐに答えが出てくるような簡単な問題ではない気がします．

3 知的機能と認知症

知能の障害があれば正しい評価はできませんので，神経心理学的診断では，基礎検査として知的機能の評価が重要です．認知症では知的機能が障害されてきますから，正しい評価は困難になってきますが，臨床観察により診断できる症候もあり，神経心理症候が存在するか否かの診断は別の話です．

B 失語症

1 失語症とは

失語症の定義には，なかなか難しいものがあると思います．失語症に携わる方，それぞれにそれぞれの考え方があると思っています．一般的には，後天的な脳の器質的障害により生じる言語の象徴機能の障害を失語症というのでしょうが，この象徴機能がなかなかのくせものと思います．なお，失語症は左半球の障害によって出現してくる症状ですので，本章においては，断りのない限り病巣は左を意味しているものとご理解ください．左は省略しています．

私は失語症を「一度獲得された正常な言語機能が大脳の言語野を含む病巣によって障害され，言語の理解や表出に障害をきたした状態である」と定義しています．言語の象徴機能の基本的要素は，「聴く」，「話す」，「読む」，「書く」ことであると思っています．した

がって，通常の失語症では障害の程度に軽重の差はあっても，音声言語（口頭言語，話しことば）である「聴く」能力や「話す」能力と，文字言語の各基本要素にわたる障害を呈することになると考えています．

例えば，ブローカ失語では言語の表出面の障害が強調されてはいますが，多かれ少なかれ言語の聴覚的理解や書字，読字にも障害を認めるものであると考えています．失語症では音声言語と文字言語の両者で障害をみることに留意していますし，このことが，構音障害や吃音などの他の言語障害との重要な鑑別点となると思っています．

しかし，時には「話す」能力や「聴く」能力の選択的な障害をみることがあります．純粋語唖や純粋語聾とよばれる病態です．文字言語の障害においても，「読む」能力や「書く」能力の選択的な障害である純粋失読や純粋失書とよばれる病態があります．あるいは，失読失書とよばれる病態もあります．これらの特殊な言語障害は失語ではないのでしょうか．

純粋語唖はブローカ失語における発語の障害が出現した状態で，病巣は中心前回に求められています．局在性もはっきりしていますし，失語の主要症状である非流暢性の発話を主徴としますので失語の一型と考えたいところです．

しかし，純粋語聾になると少しニュアンスが異なってきます．本症は言語音の聴覚的な理解障害として，聴覚性失認の一型に位置づけたほうがよいかもしれません．事実，環境音失認や失音楽と同時に出現し，聴覚性失認と診断した患者の臨床経過を観察していたら純粋語聾の病像を呈してきたということがあります．また，一側性の側頭葉の損傷で出現してくることは，まれで，通常，両側性に側頭葉が損傷したときに出現してきますので，言語に関係する左半球のある特定の部位が障害されたために起こったとも考えにくいようです．ウェルニッケ失語の聴覚的理解障害を何とよぶかの問題にはなるのですが，純粋語聾は純粋語唖と同じレベルで語ることのできる失語症の一型とはいいにくいと思っています．

純粋失読や純粋失書，失読失書は，現在では読み書き障害として分類されていますので，失語症の特殊型とは考えないほうがよいと思います．私が神経心理学の勉強を始めた頃は，故大橋博司先生の『臨床脳病理学』[4]を参考にすることが多かったのですが，純粋失読は視覚失認性失読として視覚性失認の項目で扱われていました．文字は後頭葉から側頭葉への経路で処理されますから，視覚性失認の一種と考えて問題はありませんが，純粋失書や失読失書と一緒にして読み書き障害の項目で扱うことが多くなりました．

失語は言語の象徴機能の障害と考えたいわけですが，非常に抽象的な概念となってきます．ここでは，言語を内言語と外言語に分ける考え方も紹介しておきたいと思います．外言語は音声として発せられる言語です．したがって，構音筋の障害により出現する構音障害が外言語の障害の代表です．一方，内言語の障害とは外言語の障害によらない音声言語や文字言語の理解や表出の障害のことをいいます．内言語の障害がまさしく言語の象徴機能障害になるのではないかと考えています．

最近では画像診断の進歩により，失語症のタイプと責任病巣の検討が，より詳細に行われるようになってきました．また，失語の症候についても，それが出現する責任病巣がより細かく分析されるようになってきました．同じ視点で論じるならば，読み書き障害の責任病巣も細かく分析されていますので，失語の各タイプが病巣の拡がりによる失語症候群

のような考え方でとらえることが可能になってきました．昔は失語性失書や失語症失読などと，一括してよばれていましたが，読み書き障害の発現にも局在診断的なとらえ方が必要でしょう．厳密にいえば，失語症は音声言語のみならず文字言語にも障害を有するとは，単純にはいえなくなるかもしれません．失語症の患者では，文字言語の障害を生じる部位に同時に病巣を有していると考えたほうがよいかもしれません．あるいは，文字言語の障害を生じる部位に影響を及ぼしていると考えたほうがよいかもしれません．

2 失語症の背景因子

　失語症の背景因子としましたが，ここで述べるかなりの因子はその他の神経心理学的症状にも共通するものです．失語症は神経心理学の代表的な症候ですので，ここで触れておきたいと思います．失語症を失認症や記憶障害などに置き換えれば，同様のことがいえます．言語領野もそれぞれの神経心理学的症状の責任病巣に置き換えればよいわけで，各症候のところで述べることにします．大脳優位性に関する考え方も，各症候で異なってきます．

1 言語領野

　失語症を理解するのに必要な解剖学として，まず，言語領野（言語野，言語中枢）の部位を確認しておきたいと思います（図 2-1）．ブローカ（Broca）領野は下前頭回後部の前頭弁蓋部や三角部にあり，前方言語野ともよばれています．ウェルニッケ（Wernicke）領野は上側頭回の後半部に存在しており，角回や縁上回を含めて後方言語野とよばれています．上縦束は前頭葉や側頭葉，頭頂葉，後頭葉を連絡する連合線維ですが，その一部で側頭葉からの線維は島を巡って弓状に走ることから弓状束とよばれています．弓状束にはブローカ領野とウェルニッケ領野を連絡する線維も含まれ，縁上回の皮質下で最も密となっています．前方言語野と後方言語野，それを結ぶ弓状束はシルビウス裂を囲むように存在しており，これらは言語機能を営むのに重要な部位であるため環シルビウス裂言語領域とよばれています．

　失語症はこの言語領野を含む後天的な脳損傷により出現してきますが，そのためには言語領野が完成されている必要があります．この完成過程は言語領野の側性化とよばれており，幼少期に形成されます．

　しかし，ヒトの言語活動は言語領野のみが担っているわけではありません．言語領野と大脳皮質や皮質下の諸領域には多くの回路が形成されていますので，大脳皮質下の諸部位や右の大脳半球を含めた脳全体により言語活動が営まれていると考えるべきと思います．

2 言語の優位半球

　言語領野は左の大脳半球に存在します．このことから，左半球は言語の優位半球とよばれています．しかし，この大脳優位性に例外がないわけではありません．

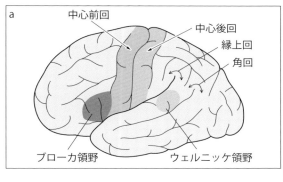
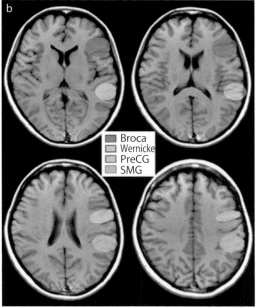

図2-1　言語領野　a：側面像．ブローカ領野やウェルニッケ領野，中心前回，縁上回の概略図．b：MRI水平断でみた失語症に重要な部位の模式図．Broca：ブローカ領野，Wernicke：ウェルニッケ領野，PreCG：中心前回，SMG：縁上回

　大脳優位性との関連では利き手を知ることが重要であることは，すでに述べてきました．右利きであれば言語領野はそのほとんどが左半球に存在すると考えられます．一方，左利きであっても，70〜80％は左半球に言語領野が存在すると考えられています．しかし，言語領野が右半球に存在する頻度は，右利きで右半球に存在する場合よりも圧倒的に高くなってきます．また，中枢は左にあっても，左右両側に側性化していることもありますので，左利きや両手利きでは大脳優位性に配慮が必要となってきます．左利きでは失語症を生じても一般に軽症であり回復性もよいとする報告もあります．

　なお，右利き者で右半球損傷により生じた失語症は交叉性失語とよばれています．かつては，利き手と同側の障害による失語症，すなわち，左利き者の左半球障害による失語症も交叉性失語とよばれたこともあると聞いていますが，最近では右利き者，それも利き手の矯正歴がなく，近親者に左利きがいない場合の右半球損傷による失語を意味すると考えられています．

　しかし，右利きの程度も個々人で差があり，矯正された右利きもあれば，左手もかなりの程度に使用できる両手利きのこともあります．この場合は交叉性失語とよばないほうがよいと思います．家族に左利きがいないかどうかの判定も曖昧なことが多いようです．最近は昔の大家族とは異なり核家族ですから，祖父母や孫の利き手まで詳しくとは，なかなかいかないようです．単純に左利きの素因を認めないということで交叉性失語といってしまえばそれまでですが，厳密な意味での交叉性失語の診断には困難も多いと考えています．書字や箸の使用は矯正されやすい行為だと思います．ボールを投げる，はさみを使用するなどは矯正しにくい行為といわれています．なお，利き手と同様に利き足や利き目，利き耳などもあり，個々人の右利き度の判定は多面的に行う必要があると思います．

　なお，交叉性失語では，単に言語の優位半球が左から右に移っているだけと思える場合もあれば，そうでない場合があります．前者は鏡像型（mirror type）とよばれています．

右利き左半球損傷のときの症候と基本的には同じであると考えられています．後者は非鏡像型になるわけで，右利き左半球失語とは症候学的に趣が異なってきます．失文法が目立ち，電文体の失語が特徴です．ジャルゴン失書をみることもあります．異常型とか，anomalous type などともよばれています．

3 意識や注意，知能の障害

　神経心理学の背景因子で述べましたように，失語症を診断するにあたっては，意識の障害や注意障害，知能障害の有無や程度を把握することが重要となります．これらの症状がある場合は失語症の評価に困難が多いことになります．すでに述べましたように失語症が存在するか否かの問題と，失語症の評価が正しく行えるか否かは全く別の問題です．

　意識障害との関連でいえば，何も話さない場合，失語症の診断はなかなか困難です．故田邉敬貴先生がよくいっていましたが，失語症があるかどうかは話せばわかるのです．話さなければ，失語症かどうかの問題も含めて検討しなければなりません．確かに，聴く能力も話す能力も重度に障害された全失語という状態もないわけではありません．右の片麻痺で発症したというような病歴があれば，重症の失語症の可能性も出てきます．しかし，このような場合，脳の器質的病巣による失語症であれば，画像診断によりそれに見合う脳病巣を検出することができると思います．以前は，超急性期の脳梗塞の診断には限界があったのですが，拡散強調画像時代の画像診断には素晴らしいものがあります．

　言語を扱うのですから，その習得度も問題になってきます．特に文字言語の評価においては，もともとの能力を把握しておくことが必要でしょう．

3 失語の症候

　失語症の症候は発語の障害や喚語の障害，統語の障害，聴覚的理解の障害，復唱の障害，読みの障害，書字の障害などになります．通常，計算の障害も認められます．

1 発語の障害

　発語の障害では，ブローカ失語で観察される特有の構音やプロソディーの障害である失構音（アナルトリー）が代表的な症状と思われます．一貫性のある構音の誤りをみる麻痺性構音障害とは異なり，失構音は一貫性のない構音の誤りが特徴で，構音がぎこちなく，プロソディー（発話のスピードやリズム，抑揚など）が障害されてきます．特に発語の開始が困難で，意識して話そうとすればするほど誤りが目立ってくるのが特徴です．発語失行とよばれることがあります．私はこの発語失行という用語が嫌いです．

　象徴機能のきわみは言語でしょう．神経心理学の柱になる症状は失語症と思います．その失語症の代表的なタイプであるブローカ失語の中核症状である発語の障害を失行ととらえるという考えは，基本的になじまないと思います．言語聴覚士の業界用語かもしれませんが，たとえ不自然であっても，誤っていても，ことばは多くの方々が使っているうちに

定着してしまうものです．使うならば自分の考えをはっきりもって使用していただきたいものです．少なくとも，本例はブローカ失語と発語失行を呈したというような，並列して使用することはやめてもらいたいと思います．なぜなら，発語失行とよんでいる発語の障害はブローカ失語の症状の一部であるからです．

　重症失語症者で発語の際に決まりきったことばが反復して出てくることがあります．この常同言語は再帰性発話とよばれています．ブローカの報告例は，"tan, tan" の反復であったと記載されています．なお，重症失語症者で日常使い慣れている相づちや挨拶，感情表現，系列語が例外的に発せられることがあり残語とよばれています．

2 喚語の障害

　意図したことばをうまく出せない状態を喚語障害とよんでいます．失語の中核症状であり，すべての失語症者に認められるといってもよいのではないかと考えています．喚語困難や語健忘などともよばれています．状況に応じて単語を適切に使用できない状態であるということができますが，目の前にある日常品の名称をいえない場合は呼称の障害として，会話のなかで必要な単語が出てこない場合は語想起の障害として区別することもあります．物品の名称がいえないため，その用途を述べたりすることもあれば，まわりくどい説明を加えることもあります．迂言や迂回操作，迂回反応などとよばれている現象です．

　喚語がうまくできないこともあれば，喚語したものが誤っていることもあります．字や語が誤って発せられる現象は錯語とよばれています．単語の特定の字の誤りを音韻性錯語，ないしは字性錯語といいます．「時計」が「トテイ」，「タケイ」となるような誤りです．単語が他の語へ置換される場合は，語性錯語といいます．「タバコ」が「マッチ」，「りんご」が「みかん」のように，多くは意味的関連がある単語へと置き換わります．意味性錯語とよばれることもあります．

　なお，保続による誤りを生じることもあります．「鉛筆」をみせて「えんぴつ」，次いで「時計」をみせても「えんぴつ」，「鍵」をみせても「えんぴつ」と答えるような現象を保続とよびます．疲労すると保続が出現しやすくなるといわれています．

　音の置換が甚だしいときは意味がとれなくなります．単語様であれば新造語とよばれ，発話全体の意味が不明となればジャルゴンとよばれています．ジャルゴンは基本的にウェルニッケ失語で出現してくる症候です．ジャルゴンは個々の音も弁別できない未分化ジャルゴンや，新造語の混入が多く理解困難な発話をみる新造語ジャルゴン，個々の単語は存在するが，文章全体の意味が不明となる意味性ジャルゴンなどに分類されています．

　このジャルゴンにも誤解が多いと思います．ジャルゴンは，そもそもわけのわからないことばの意味で使用されていたように聞いたことがあります．私の失語症の師匠である九州大学第二内科の故永江和久先生からは，ジャルゴンはことばの観念奔逸だと教わりました．次から次にことばが出てくる状態が想像できます．また，いろいろなことばが出てきますので，「ことばのサラダ」の状態だとも話していました．ウェルニッケ失語の症例でみられる confusional state，すなわち，自分の病態を理解できない状態が想像できるわけです．

　私にはジャルゴンには，そのようなイメージがあるのですが，言語聴覚士の方と話して

いると，患者が何を話しているのかわからない，患者のことばを自分がうまく聴き取ることができない状態をジャルゴンだと理解している方がいると感じることがあります．教育の現場でどう習っているのかわかりませんが，私が習ったイメージとはかなりの解離があると思っています．ジャルゴンだといっていた患者が，何のことはない単なる偽性球麻痺であったというようなこともありました．ジャルゴンはウェルニッケ失語で出現する症状です．ウェルニッケ領野から頭頂葉に拡がる広範な梗塞が予想されます．ジャルゴンというからには，画像でその病巣を確認したいものです．

3 統語の障害

　個々の単語の喚語は可能であっても，文の構成に障害をきたすことがあります．失文法とよばれる症状であり，特に助詞や助動詞が脱落し，名詞のみがポツンポツンと発語される電文体を特徴としています．ブローカ失語で観察される症状であると記載されていますが，最も目立ってくるのは，ある種の交叉性失語の症例ではないかと思っています．

　ウェルニッケ失語では錯語とともに文法の誤用が認められ，内容が理解しにくくなることがあります．助詞の脱落はありませんが，その使用が混乱することがあります．これを錯文法とよび失文法と区別しています．

　失語の臨床の場では，極端な失文法や錯文法を呈することは少なく，両者が混在したような文の構成障害をみることが多いように思います．

4 聴覚的理解の障害

　言語の聴覚的理解の障害は程度の軽重はありますでしょうが，ほとんどの失語症者には認められる症候であると考えています．認めないのは純粋語唖か回復過程の軽症失語の方々でしょう．発話面の障害に比較して目立ちにくいため見落とされがちではありますが，詳細な失語症検査を実施すればその存在を把握することができると思います．また，単語や文を聞き取ることはできたとしても，その意味の理解が困難となる場合が多いと思います．

　理解障害の程度に影響を与える因子には，単語の使用頻度や抽象性，文の長さや構文の複雑さ，発話の速度などが関与してくることになります．

　なお，環境音は理解できるのに言語音そのものの認知が障害されることがあります．純粋語聾といわれ，まれな病態ですが，「失語症とは」で述べたように，聴覚性失認にも位置づけられる微妙な症候であると思います．

5 復唱の障害

　復唱は口頭で与えられた検者の音声刺激を繰り返す単純な検査ですが，復唱の障害は多くの失語症患者で認められています．音声刺激は単音のこともあれば，単語や句，文，系列言語などさまざまな方法で与えられます．

　言語の聴覚的理解が障害されていれば復唱は困難になります．聴覚の入力系の障害であ

り，ウェルニッケ失語での復唱障害がこれに相当します．発語に障害があれば，やはり復唱は障害されます．ブローカ失語による復唱障害です．この両系に障害が認められないのに，復唱に際して音韻性錯語が頻発するために復唱が障害されることがあります．伝導性失語に特徴的な症候です．

　復唱が保たれている失語症もあり，健忘性失語では良好です．しかし，復唱が保たれていることを特徴とする失語型は超皮質性失語とよばれています．超皮質性失語は超皮質性運動性失語と超皮質性感覚性失語，超皮質性混合性失語の3型に分類されています．超皮質性失語では，検者のいうことをそのままオウム返しに復唱してしまう反響言語をみることがあります．

6 読み書きの障害

　失語症では，通常読み書きにも障害をきたしてきます．失語症で出現してくる読み書きの障害は失語性失読や失語性失書とよばれています．失語症者に認められる読み書き障害は失語症をきたした病巣に読み書きに重要な部位が含まれるためのものかもしれません．

　一方，音声言語，すなわち言語の聴覚的理解や言語の表出に障害を示さずに，文字言語のみに純粋な障害を呈してくることがあります．純粋失書や失読失書，純粋失読などが代表的な病態です．これについては，読み書き障害の項にて解説を加えます．

　失語症が存在するからといって，その患者で観察される読み書きの障害が，すべて失語性失読や失語性失書の範疇で語ってよいかといえば，必ずしもそうではないと思います．例えば，左の後大脳動脈領域の広範な梗塞の患者を診たとします．予想される代表的な症候は右同名性半盲や純粋失読です．しかし，梗塞巣がウェルニッケ領野の周辺まで拡がっていると超皮質性感覚性失語を伴っていても，なんら不思議ではありません．その改善した状況を含めて健忘性失語を呈したとしても，これも不思議ではありません．この場合，失語症が存在するからといって，読みの障害を失語性失読とよぶのはいかがなものでしょうか．この患者にとっては，失語そのものより純粋失読のほうが重度で病態や病巣からいえばより本質的であるといえそうです．

　一方，ブローカ領野の梗塞では超皮質性感覚性失語を呈してきますが，このときの書字障害はかなり重度となります．ブローカ領野は主として左の中大脳動脈の前前頭動脈と前中心回動脈により灌流されています．その障害によりブローカ領野に梗塞を生じるわけですが，これらの動脈は中前頭回も灌流します．中前頭回には書字に関与する，いわゆるExnerの書字中枢が存在しています．この領域の障害は前頭葉性純粋失書の責任病巣として重要です．超皮質性感覚性失語と前頭葉性純粋失書の合併と考えるか，ブローカ領野の障害による超皮質性失語の場合での失語性失書の症状がかなり目立つと考えるかは，それぞれの立場の問題でしょうか．これまではこのタイプの失語では書字障害が強いものだと漠然と考えられてきたようにも思いますが，前頭葉性純粋失書を呈しうる病巣を含むがゆえに書字障害が重度であると認識すべきです．

7 計算の障害

　計算機能は言語機能と独立していると考えられますが，多くの失語症者では計算障害を伴っています．したがって，標準的な失語症検査では計算能力も同時に評価しています．なお，左頭頂葉の頭頂間溝をはさむ領域の障害による失計算が純粋の型で出現することが報告されています．失計算の責任病巣は種々報告されていますが，多くの症例は左の頭頂葉を含む病巣であると思います．

4 失語症のタイプ分類

　失語症が正しく評価できるか否かの問題はあるにしても，失語症のタイプ（病型）診断の前提として重要なことは，実は失語症が存在しているのか否かの診断だと思います．話ができる状態であれば失語症が存在しているか，そうでないかは比較的容易に診断できるのではないでしょうか．ブローカ失語では努力性の発話が特徴で，話そうと努力すればするほど非流暢な発話が目立ってきます．ウェルニッケ失語では聴覚的理解障害のため話のつじつまが合わなくなり，喚語障害や錯語が認められます．失語症の存在は，患者が"話せばわかる"し，"話さなければわからない"ことになります．

　右の片麻痺や感覚障害，同名性半盲を伴えば左の脳損傷の存在がわかります．鑑別診断にあがるのは麻痺性構音障害ぐらいでしょうか．画像で失語症を生じる部位に局在病巣を認めれば，いよいよ失語症が存在する可能性が高くなります．

　脳血管障害による失語症で全くしゃべらないことも，ないことはないと思います．しかし，それほどの重症失語があれば，それに見合う器質的所見が存在することでしょう．なお，重症の意識障害を伴う場合はしゃべりません．しかし，しゃべらないのは，失語症のためというより，意識障害のためと思います．

　ことばが出ない状態には種々の病態があります．何も脳血管障害に由来する失語症と決まったものではないわけです．日常臨床の場で何もしゃべらない状態が脳梗塞による失語症に短絡するケースの多いことを痛感しています．ここで主張したいことは，急にしゃべらなくなった場合は種々の原因による意識障害，あるいは，そのなかに含まれますが，confusion や delirium などによる可能性も考慮したいものだということです．また，ことばが出ない状態は，なにも器質的障害のみで出現するわけでもありません．機能的障害でも出現してきますし，心因反応によることもあります．器質的病変を基盤とする何もしゃべらない重症の失語であれば，それに相当する病巣が確認できるはずです．

　以下，脳梗塞を意識しながら失語のタイプや責任病巣を述べたいと思います．

1 ブローカ失語

　ブローカ失語〔Broca 失語，運動性失語（motor aphasia）〕では発話は非流暢で，ゆっくりゆっくり苦労しながら話をする努力性の発話が特徴的です．発話量は少なくなりま

す．プロソディーの障害が顕著で，助詞が省略され電文体になることがあります．失文法とよばれています．発語の障害は，自発話のみならず呼称や復唱，音読場面で出現してきます．聴覚的理解や読みの障害は相対的に良好といわれていますが，正常であるとはいえません．通常，書字は障害されています．

　随伴する神経症状として，右片麻痺や口部顔面失行を伴うことが多いと思われます．

　責任病巣はブローカ領野と中心前回を含む領域に求められています．病巣が周囲へと拡大していれば失語症は重度となります．ブローカ失語にみられる非流暢性の発語の障害は，失構音(アナルトリー)や発語失行とよばれており，その責任病巣は中心前回に求められています．図2-2は，51歳，右利きの男性で，右片麻痺や右感覚鈍麻とともに重度のブローカ失語を呈していました．X線CTにて，中大脳動脈領域でブローカ領野と中心前回を含む前頭葉外側部に広範な梗塞を認めました．梗塞巣は大脳基底核や放線冠，頭頂葉へと拡がっていました．図2-3は，89歳，右利きの女性で，やはり重度のブローカ失語を呈していました．拡散強調時代の画像診断ですので，その画像もできるだけ示すようにします．ブローカ領野と中心前回を含む梗塞巣を認めました．

　なお，ブローカ領野のみに限局した病巣ではブローカ失語は出現せず，超皮質性感覚性失語を呈するといわれています[5,6]．図2-4は超皮質性感覚性失語を呈した76歳，右利き女性で，発話は流暢でした．病巣は中大脳動脈領域の前頭葉で，ブローカ領野から中前頭回にかけての梗塞を認めました．中心前回は損傷を免れたためブローカ失語を呈さなかったと考えています．

　図2-5は84歳，右利き女性で，前症例と同じような失語症を呈していました．梗塞巣は似たようなものでした．

　2例は似たような梗塞巣を呈していました．その理由は中大脳動脈の分枝である前中心溝動脈と前前頭動脈の灌流域に塞栓性の梗塞を生じたことによります．これに中心溝動脈領域の梗塞が加わればブローカ失語を呈することになります．なお，前中心溝動脈と前前頭動脈の灌流域には，ブローカ領野が存在する下前頭回の三角部や弁蓋部のみならず，中前頭回も存在します．この中前頭回は前頭葉性純粋失書を呈しうるExnerの書字中枢も含まれるために書字の障害も高度になることが多いようです．

2 純粋語唖

　純粋語唖(aphemia, pure anarthria, pure word dumbness)は純粋失構音や純粋アナルトリー，純粋発語失行などと同義的に使用されています．発話は非流暢で努力性，発話量も少なく，基本的にはブローカ失語と同様と思います．しかし，聴覚的理解や書字，読字は障害されてはいません．したがって，筆談によるコミュニケーションが可能となります．

　責任病巣は中心前回の後方部に想定されています[7]．これまでは，中心前回の下部の障害が強調されてきたように思います．中心前回の中央部に病巣が存在し，上下に進展しているイメージでいえば，確かに下部に病巣が拡がっている症例ほど症状は重度であると思います．しかし，予後は良好といっても中心前回の中央部から上部に病巣の主座を有する症例でも純粋語唖は出現してくると思います．

　図2-6は，61歳の右利きの男性で，右片麻痺とともに純粋語唖を呈しました．梗塞巣

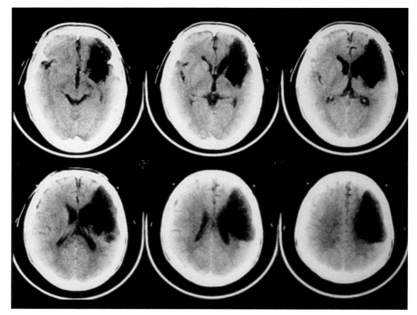

図 2-2　ブローカ失語　51 歳，男性，右利き．X 線 CT にて，中大脳動脈領域でブローカ領野と中心前回を含む梗塞を認めた．

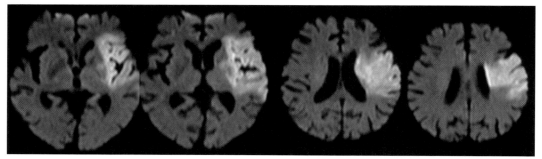

図 2-3　ブローカ失語　89 歳，女性，右利き．MRI 拡散強調画像で中大脳動脈領域でブローカ領野と中心前回を含む梗塞巣を認めた．

は比較的中心前回に限局していました．矢状断層でみますと梗塞巣が正確に観察されます．一部，中心後回にもかかっているようにみえます．これは中心溝動脈が中心後回の前部も部分的に灌流していることに起因していると考えます．

　この症例は，確かに純粋語唖を呈した症例ではありますが，脳梗塞のほうからみると，中心溝動脈の閉塞した症例ということができます．症候と梗塞巣を対比した場合，どれだけの病巣が失語症に関与しているかは，厳密には何ともいえないことになります．実際，右片麻痺も呈していたわけで，この責任病巣はおそらく皮質下の錐体路にあったであろうと考えています．症候の責任病巣をより確かにするためには，多数例で症候の重症度や持続性を考慮して病巣を重ね合わせていくことで，より精密な病巣を同定することができるのではないかと考えています．純粋語唖の責任病巣として，中心前回後方部の中央部を中心に下部の病巣がより重要であるとの報告に異存があるわけではありません．

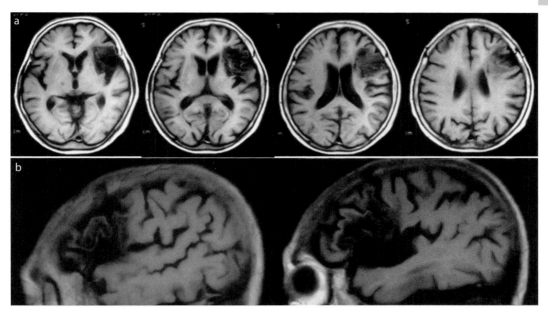

図 2-4　**超皮質性感覚性失語**　76歳，女性，右利き．a：MRI T_1 強調画像．中大脳動脈脳領域でブローカ領野を中心とした梗塞をみる．b：MRI T_1 強調画像（矢状断層）中心溝の前に位置する中心前回が梗塞から免れている所見が観察された．

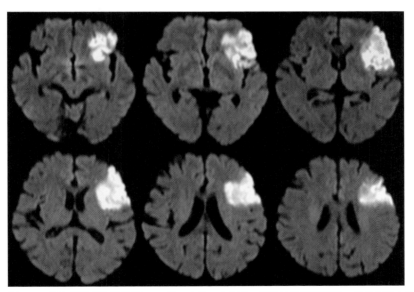

図 2-5　**超皮質性感覚性失語**　84歳，女性，右利き．MRI 拡散強調画像．前の症例と同様の所見を呈していた．

3 ウェルニッケ失語

　ウェルニッケ失語〔Wernicke 失語，感覚性失語（sensory aphasia）〕では発話は流暢ですが，錯語が目立ちます．時にジャルゴンとなります．発話量そのものは個々の症例で異なってくると思いますが，多弁となることも多いようです．

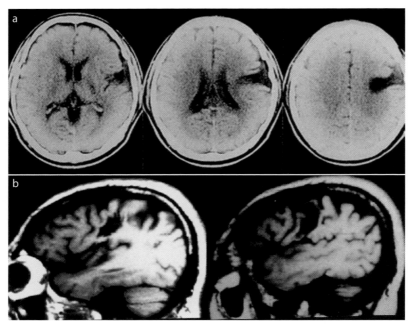

図 2-6　純粋語唖　61 歳，男性，右利き．X 線 CT (a)．中心前回の梗塞をみる．MRI T_1 強調画像の矢状断層(b)でみると，中心前回の梗塞巣が明瞭に描出されている．

　聴覚的理解は重度に障害されますので，話のつじつまが合わなくなります．言語障害に対する病識が欠如することもあります．復唱は不良で，読字や書字も障害されてきます．
　責任病巣はウェルニッケ領野に求めることができますが，重症のウェルニッケ失語では，病巣は頭頂葉の角回や縁上回へと拡がっています．
　図 2-7 は 64 歳，右利きの男性でウェルニッケ失語をきたしました．運動や感覚障害は認めません．MRI の拡散強調画像でウェルニッケ領野を中心に，側頭葉の前部や下頭頂小葉へと拡がる梗塞巣を認めました．図 2-8 もウェルニッケ失語の典型例です．66 歳，右利きの男性で，MRI T_2 強調画像の水平断層(a)と矢状断層(b)を示しました．梗塞巣はウェルニッケ領野を含む側頭葉から下頭頂小葉へと拡がっていました．矢状断層の脳表三次元表示をcに示します．病巣を立体的にとらえることができました．障害された中大脳動脈の分枝は後側頭動脈や角回動脈，後頭頂動脈，側頭後頭動脈と思われます．
　図 2-9 は 56 歳，右利き男性で，軽症のウェルニッケ失語をきたしていました．確かに側頭葉に虚血巣はありますが，ウェルニッケ領野の障害は軽微であるようにみえます．失語症の予後は良好でした．
　ウェルニッケ失語は病巣の部位や拡がりによりさまざまな改善の経過を示します．超皮質性感覚性失語や健忘性失語へと変化していきますし，やがて観察できなくなることもあります．

4 純粋語聾

　純粋語聾(pure word deafness)は発語は流暢で，呼称に障害はありません．読み書きの

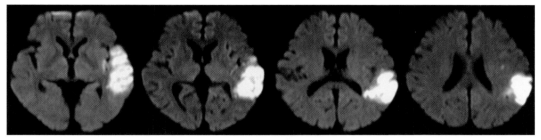

図 2-7　ウェルニッケ失語　64歳，男性，右利き．MRIの拡散強調画像．ウェルニッケ領野を中心に，側頭葉や下頭頂小葉へ拡がる梗塞巣を認めた．

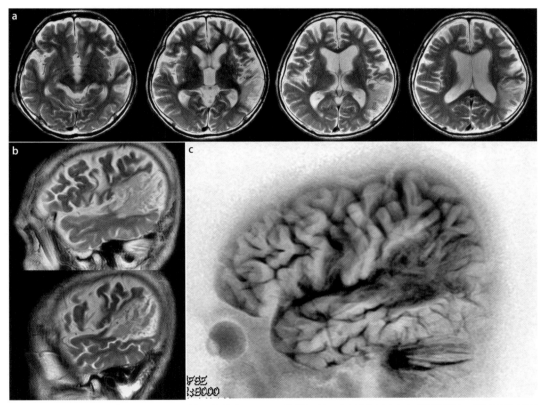

図 2-8　ウェルニッケ失語　66歳，男性，右利き．MRI T_2 強調画像の水平断層(a)と矢状断層(b)，脳表三次元表示(c)．梗塞巣はウェルニッケ野を含む側頭葉から下頭頂小葉へと拡がっていた．

能力も保たれています．本症の特徴は聴覚を介する言語の入力の障害で，語音の認知が選択的に障害されています．聴覚性失認の一型にも分類されています．言語の入力が障害されますので，復唱は障害されてきます．

　純粋例は，まれであるといわれています．責任病巣は，両側の上側頭回に求められていますが，左一側性の損傷による症例も報告されています．

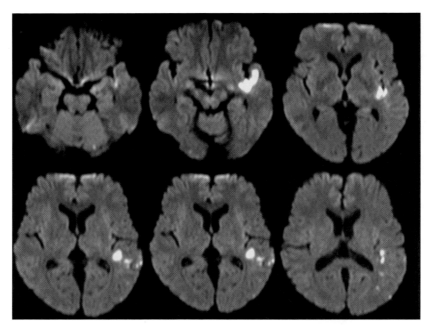

図 2-9 軽症のウェルニッケ失語 56歳，男性，右利き．側頭葉に虚血巣は認めたが，ウェルニッケ領野の障害は軽微であり，予後は良好であった．

5 超皮質性運動性失語

　他の言語機能に比較して復唱能力が良好な失語群を超皮質性失語(transcortical aphasia)とよびます．超皮質性運動性失語(transcortical motor aphasia)では発話の発動性に乏しく，自分から話しかけることは少ないのが特徴です．原則として，発語は非流暢であり，特に復唱を求めているわけではないのに，検者のことばを繰り返す反響言語や補完現象が認められます．補完現象とは，ことわざの始めの部分をいうと，その続きをいうような現象です．

　責任病巣は前大脳動脈領域にある補足運動野やその近傍の運動前野領域，ないしは，中大脳動脈が灌流する前頭葉でブローカ領野の周辺部位に求められています．ただし，前者では発話の発動性の障害が主たる症状であり，発語の非流暢性が目立つわけではありません．失語症状も徐々に改善するものと思います．このような状態の言語症状も超皮質性運動性失語とよんでいるとご理解ください．補足運動野は前大脳動脈領域に存在するために，前大脳動脈閉塞症によっても超皮質性運動性失語が出現してくることがあります．

　図2-10は，超皮質性運動性失語を呈した84歳，右利きの女性です．下肢に強い右の片麻痺や右の強制把握を伴っていました．MRI拡散強調画像で前大脳動脈領域に広範な梗塞を認めました．

　ブローカ領野の周辺部位は主として中大脳動脈の領域に存在します．したがって，超皮質性運動性失語は中大脳動脈領域の梗塞によっても出現してくることになります．中大脳動脈領域の梗塞による超皮質性運動性失語は線条体内包梗塞でも起こってきますし，主幹動脈のアテローム血栓性梗塞による境界域梗塞によっても出現してきます．この場合前方部の表層性の境界域梗塞のこともあり，外側線条体動脈領域から深部白質へと拡がる深部

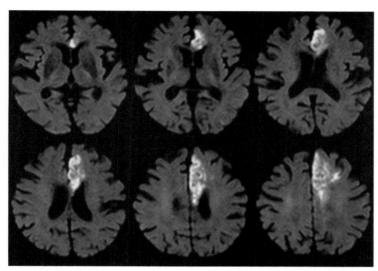

図 2-10　超皮質性運動性失語　84 歳，女性，右利き．MRI 拡散強調画像．前大脳動脈領域に広範な梗塞を認めた．

型の境界域梗塞のこともあります．

　図 2-11 は超皮質性運動性失語を呈した 53 歳の右利き男性です．右の片麻痺を伴っており，中大脳動脈は水平部で閉塞していました．MRI T_2 強調画像により大脳基底核から深部白質の放線冠部に拡がる病巣を認めました．中大脳動脈の穿通枝領域の梗塞と深部型の境界域梗塞の所見です．SPECT による脳血流の低下部位は梗塞巣を中心に前頭葉全域に拡がっていました．中等度の超皮質性運動性失語も持続していました．

　図 2-12 は軽度の超皮質性運動性失語を呈した 74 歳，右利き女性の X 線 CT です．前方部の境界域梗塞の所見でした．内頸動脈は閉塞しており血流の低下部位は梗塞巣のみならず，前大脳動脈や中大脳動脈の灌流領域に拡がっていることが予想されます．

6 超皮質性感覚性失語

　超皮質性感覚性失語(transcortical sensory aphasia)では聴覚的理解は障害されていますが，復唱は良好で，発語も流暢です．しかし，喚語困難や錯語が多く，反響言語や補完現象をみることがあります．

　責任病巣は古典的にはウェルニッケ領野を取り囲むような側頭，頭頂，後頭葉接合部を中心とした部位が想定されていました[8]．しかし，最近では，ブローカ領野に限局した失語でもこのタイプを呈してくることが知られています[5,6]．

　古典的な責任病巣と考えられている，側頭，頭頂，後頭葉接合部を中心とした部位は血管支配でいえば主として中大脳動脈領域にあります．ウェルニッケ領野を回避するような側頭葉から頭頂葉への脳梗塞によって出現してきます．塞栓性の梗塞のこともありますし，後方部の表層型の境界域梗塞のこともあると思います．

　図 2-13 は 77 歳，右利き男性で，超皮質性感覚性失語を呈していました．中大脳動脈の角回枝や側頭後頭枝への動脈原性の塞栓性梗塞でした．

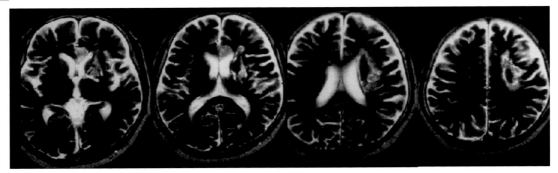

図 2-11　超皮質性運動性失語　53 歳，男性，右利き．MRI T_2 強調画像．中大脳動脈の穿通枝領域の梗塞と深部型の境界域梗塞の所見を認めた．

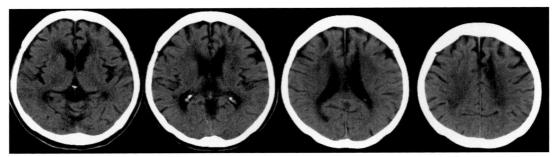

図 2-12　超皮質性運動性失語　74 歳，女性，右利き．X 線 CT．前方部の境界域梗塞の所見を認めた．

　図 2-14 は 77 歳，右利きの男性で，後大脳動脈閉塞により，右の軽度の片麻痺や感覚障害，右同名性半盲，純粋失読とともに超皮質性感覚性失語を呈していました．後大脳動脈が灌流する領域もウェルニッケ領野の周辺領域にありますから，広範な後大脳動脈閉塞症でも，このタイプの失語症を呈してくることがあります．本例は視床にも梗塞があり，厳密には視床性の失語の可能性も考慮する必要がないわけではありませんが，梗塞部位は視床膝状体動脈領域で Dejerine-Roussy の視床症候群を呈していました．通常は失語症をきたさない部位と考えます．

　図 2-15 は後方部の表層型の境界域梗塞で超皮質性感覚性失語を呈した 54 歳，右利き男性の画像です．MRI 拡散強調画像(a)とフレア画像(b)で後部頭頂葉から後頭葉の接合部に梗塞巣を認めました．新鮮梗塞の所見もありますが，無症候性に経過した陳旧性の梗塞巣もありました．MRA(c)では左の内頸動脈に閉塞を認めました．SPECT(d)を実施したところ，頭頂葉後部を中心に左半球に広範な脳血流の低下を認めました．後方部の表層型の境界域梗塞で超皮質性感覚性失語をみることが知られていますが，典型的な画像のパターンであると思います．ただし，このタイプの境界域梗塞があれば，必ず超皮質性感覚性失語を呈するというわけでもありません．本例はおそらく内頸動脈は以前に閉塞しており，この境界域には以前から無症候性の梗塞が存在していたものと考えています．

7 超皮質性混合性失語

　超皮質性混合性失語(transcortical mixed aphasia)（言語野孤立症候群）では復唱は保た

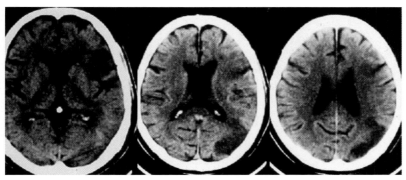

図 2-13　超皮質性感覚性失語　77 歳，男性，右利き．X 線 CT．中大脳動脈の角回枝や側頭後頭枝への動脈原性の塞栓性梗塞．

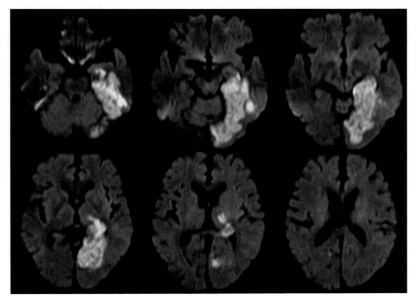

図 2-14　超皮質性感覚性失語　77 歳，男性，右利き．MRI 拡散強調画像．後大脳動脈閉塞症．後大脳動脈が灌流する領域もウェルニッケ領野の周辺領域にある．

れていますが，発語や聴覚的理解は重度に障害されています．読み書きの障害も重度です．反響言語や補完現象が観察されることもあります．

　ブローカ領野やウェルニッケ領野，弓状束は保たれていますが，それを取り囲む領域に広範な障害を生じたときに出現してくると考えられており，言語野孤立症候群ともよばれています．

　本症は前大脳動脈と中大脳動脈の境界域と中大脳動脈と後大脳動脈の境界域がともに障害された場合や，主幹動脈閉塞で広範な深部型の境界域梗塞を生じた場合に出現する[9,10]といわれています．後者では一般に予後不良であると考えられています．

　図 2-16 は 71 歳，右利きの男性で，超皮質性混合性失語を呈していました．X 線 CT で前方部と後方部の境界域に梗塞を認めました．左の内頸動脈は閉塞していました．症状は徐々に改善しています．

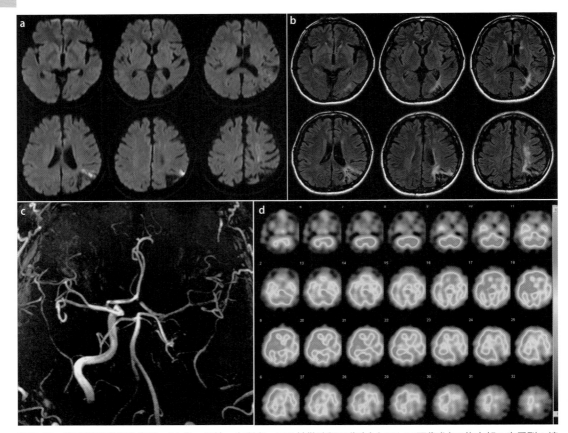

図 2-15　**超皮質性感覚性失語**　54歳，男性，右利き．MRI 拡散強調画像（a）とフレア画像（b）で後方部の表層型の境界域梗塞をみる．新鮮梗塞の所見もあるが，無症候性に経過した陳旧性の梗塞巣も存在した．MRA（c）では左の内頸動脈に閉塞を認め，SPECT（d）にて，頭頂葉後部を中心に左半球に広範な脳血流の低下を認めた．

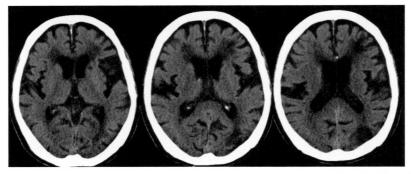

図 2-16　**超皮質性混合性失語**　71歳，男性，右利き．X線CTで前方部と後方部の境界域に梗塞を認めた．

　図2-17は72歳，右利きの男性で，重度の超皮質性混合性失語を認めました．X線CT（a）でみる病巣は大脳基底核や深部白質に限局したようにみえますが，ポジトロンCT（b）でみますと，左半球には広範な脳血流代謝の低下が認められました．本例は左の中大脳動脈の基幹部の閉塞でした．梗塞巣は外側線条体動脈領域が中心で，それに加え深部型の境界域梗塞を思わせる所見が混在していますが，大脳皮質を含む左大脳半球には重度の障害

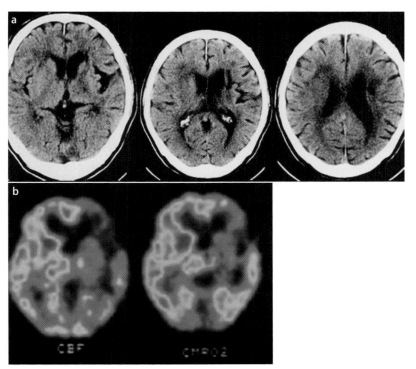

図 2-17　超皮質性混合性失語　72 歳，男性，右利き．X 線 CT（a）でみる病巣は大脳基底核や深部白質に限局しているようにみえる．ポジトロン CT（b）では，左半球には広範な脳血流代謝の低下を認めた．

が存在していたと考えられます．超皮質性混合性失語は重度のまま経過しています．

8 伝導性失語

　伝導性失語（conduction aphasia）は基本的に発語は流暢です．聴覚的理解も比較的保たれています．しかし，発語に際して音韻性錯語が著明であり，復唱が障害されてきます．一般的には，復唱障害が強調されてはいますが，自発話においても，呼称や読みにおいても出現してくる音韻性錯語が主症状となります．患者は音韻性錯語を自覚しています．そのため，何度も修正を加えながら正しい音を探します．この接近行動が特徴です．

　責任病巣は縁上回に求められています．上側頭回や中心後回下部の損傷でも発現するとする報告もあります[11, 12]．通常，病巣は皮質下の弓状束も損傷しているものと考えられています．音韻性錯語は，縁上回の皮質，皮質下病巣のみで出現してくるというわけではないと思いますが，音韻性錯語が頻発し，それを主症状とする場合は，縁上回の皮質，皮質下病巣の存在が強く示唆されると思います．

　伝導性失語の典型例の画像は図 2-18 に示しています．65 歳，右利きの女性で，伝導性失語を呈していました．MRI T₁強調画像（a）で，縁上回を中心とした梗塞巣を認めました．脳表の三次元表示を側面（b）と上面（c）からみてみました．立体的に病巣が把握できると思います．縁上回はシルビウス裂の最後端を巻くように存在しますので，矢状断層でみると，その同定は容易です．伝導性失語の責任病巣は，図 2-18 の b でみられるように，縁

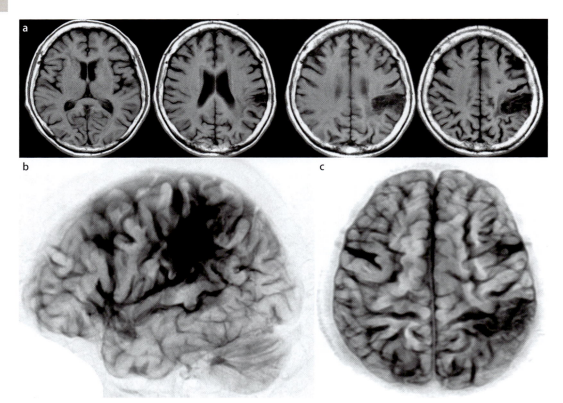

図 2-18　伝導性失語　65 歳，女性，右利き．MRI T$_1$ 強調画像（a）で，縁上回を中心とした梗塞巣を認めた．脳表の三次元表示（b, c）で，立体的に病巣を把握できた．

上回やその皮質下の損傷に収束してくるのではないかと思っています．

皮質下病巣では，特に弓状束の損傷が重視されています．弓状束にはウェルニッケ領野とブローカ領野を連絡する線維が含まれていますので，その損傷により伝導性失語の発現をみると考えられています．その観点からすると，弓状束の損傷による離断症候群であり，大脳半球伝導路の障害による代表的な症状のひとつであるということもできるでしょう．

9 健忘性失語

健忘性失語（amnesic aphasia, amnestic aphasia）（失名詞失語，失名辞失語）は喚語の障害を中核症状とする失語症です．発話は流暢で，聴覚的理解は比較的保たれています．読み書き能力も，おおむね保たれています．呼称の障害が目立ち，迂言がみられます．純粋型も存在しますが，各失語型の回復過程で本型を呈してくることも多いと思われます．

本型は基本的には流暢性失語であり，責任病巣として側頭葉や頭頂葉病変を指摘する報告もありますが，各失語型の回復過程に出現することからも予想されますように，本症の責任病巣をある特定の部位に同定することには困難が多いと思っています．

同時に喚語障害（語健忘）のような症候を，ある特定部位の損傷に帰するのも困難と思っています．錯語と同様，喚語障害も失語症の中核症状ですので，どのようなタイプの失語

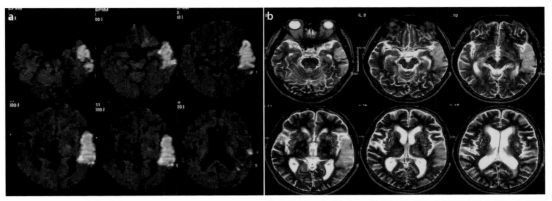

図 2-19　失固有名詞失語　74歳，男性，右利き．MRI拡散強調画像（a）やT₂強調画像（b）で側頭葉前方部の病巣が目立った．

でも出現する局在性の乏しい症候であると思います．各タイプの失語症も軽症化していけば，健忘性失語のような状態を呈してきます．失語症を呈するような病巣であれば，どこに病巣があろうとも，喚語困難をきたすことがあるといえるのではないでしょうか．

失語症では名詞の呼称障害である失名詞（anomia）がしばしば観察されます．健忘性失語は失名詞失語や失名辞失語などと同義的に使用されています．その特殊な症例として，最近，側頭葉前部の損傷で失固有名詞をきたす症例が報告されています．

特に側頭葉切除術後に出現してくる症例がよく知られていますが，その責任病巣として側頭葉先端部の重要性が指摘されており[13]，固有名詞を貯蔵しておく場所としての側頭葉先端部の意義が論じられています．失固有名詞は側頭葉切除術などの特殊な条件下にのみ出現してくる症候かもしれませんが，今後，側頭葉先端部に限局した脳梗塞例での報告がなされるかもしれません．また，失固有名詞は固有名詞が貯蔵された部位での障害により出現してくることもあると思いますが，それが引き出される過程で，すなわち，固有名詞の発語へと向かう経路の障害によっても出現してくる可能性もあります．失固有名詞の報告はいまだ少ないのが現状です．責任病巣の詳細な検討には今後の症例の蓄積が必要であると思われます．

脳梗塞例で失固有名詞に類似する症状を呈した症例を経験しました（図2-19）．74歳，右利きの男性です．うまくことばが出ない，字が読みにくいなどの症状で発症しました．当初はウェルニッケ失語を呈していましたが，徐々に改善しております．MRIで側頭葉に広範な病巣は認めますが，ウェルニッケ領野そのものの障害は重度ではなく，側頭葉前部に著明でしたので，失固有名詞の状態へと移行する可能性があると思い経過を観察しました．もともと流暢な発話でした．復唱も短文レベルで可能となりました．しかし，喚語困難を認め，迂回表現が目立ちました．当初から普通名詞に比較し，人名や地名などの固有名詞の想起が困難であるといっていました．1か月の段階での内省ですが，普通名詞は80％は可能，それに比較し，固有名詞は15％程度しか出てこないといっていました．

本例は普通名詞にも喚語の障害を認めましたので，純粋な失固有名詞の症例とはいいにくい面もありますが，それに類似した病態を呈したものと思います．病巣も側頭葉前部へと拡がっておりました．modality specific anomia という概念があります．ある特殊なカテゴリーのものの呼称障害が出現してきます．人物名や動物名，道具名に限った失名詞が

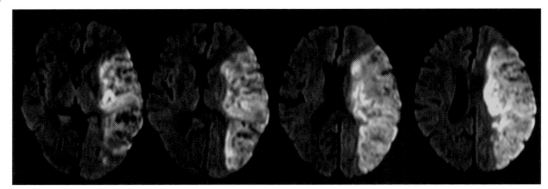

図 2-20　**全失語**　61 歳，男性，右利き．MRI 拡散強調画像で中大脳動脈領域に広範な塞栓性梗塞を認めた．

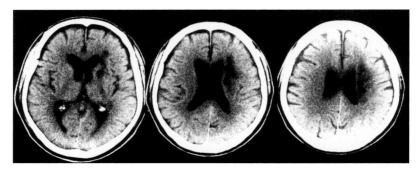

図 2-21　**全失語**　79 歳，男性，右利き．X 線 CT で深部型の境界域梗塞を認めた．

報告されているようです．

10 全失語

　全失語(global aphasia, total aphasia)は言語の基本要素である「聴く」「話す」「読む」「書く」能力が重度に障害された状態です．発話は重度に障害されます．無意味な音節のみであったり，再帰性発話や残語のみとなります．聴覚的理解の障害も重度で呼称や復唱もできません．文字言語の障害も重度です．

　本症はブローカ領野とウェルニッケ領野を含む左中大脳動脈領域の広範な障害で出現してきます．典型的には，内頸動脈や中大脳動脈などの主幹動脈の塞栓性閉塞で出現してきます(図 2-20)．全失語を呈した 61 歳，右利きの男性です．MRI 拡散強調画像で中大脳動脈領域に広範な塞栓性梗塞を認めました．しかし，主幹動脈のアテローム血栓性脳梗塞(主として内頸動脈閉塞症)で生じるいわゆる深部型境界域梗塞例でも全失語をみることがあります．この場合，CT 病変は深部白質のみに限局しているようにみえますが，機能画像でみれば，通常，言語野を含む大脳皮質領域にも広範な脳循環代謝の障害を見いだすことができると思います(図 2-21)．症例は 79 歳，右利きの男性です．全失語の状態です．右の片麻痺や感覚障害も重度でした．X 線 CT で深部型の境界域梗塞を認めました．深部型の境界域梗塞が常に重度の失語を呈してくるわけではありませんが，重度の失語を呈しているときは，失語の重症度が病態の深刻さを反映しています．形態画像と機能画像が最

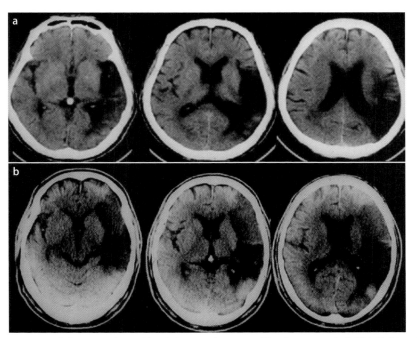

図 2-22 全失語 71歳，男性，右利き．3年10か月前，ウェルニッケ失語を発症しX線CT(a)で側頭葉から頭頂葉に拡がる広範な塞栓性梗塞を認めた．全失語で再発．いわゆる片麻痺のない全失語の状態を示している．X線CT(b)により右の前頭葉外側部にも広範な梗塞が確認された．

も解離している状態ですが，臨床症状の重篤さが機能画像の重篤さを暗示していると思っています．

　通常，右の片麻痺や感覚障害も重度です．まれに片麻痺を伴わない全失語をみることがあり，「片麻痺を伴わない全失語」として脳塞栓症の診断的意義が強調されています[14]．画像所見(当時はCTスキャン)でみますと，ブローカ領野やウェルニッケ領野に病巣は存在していますが，その間に位置する中心回領域が障害を免れる離散性病巣が特徴であると報告されてきました．しかし，この表現は正しいのでしょうか．これまで述べてきましたように，ブローカ失語にみられる発語の障害には中心前回が深く関与していると思われます．このことを考慮しますと，離散性病巣を強調することは検討を要する課題ではなかろうかと考えています．重度の片麻痺が出現する皮質下白質の放線冠や内包後脚などの錐体路には目立った障害が存在しないことが必要であることはいうまでもありませんが．なお，「片麻痺を伴わない全失語」も多くの臨床経験が加えられてきますと，非定型例の存在も報告されてきました．回復するとはいえ，急性期に出現してくる片麻痺をどのように考えるべきかなどの議論も加えられています．

　いわゆる「片麻痺を伴わない全失語」の3例を紹介し，画像診断の特徴を検討したことがありました[15]．基本的な画像所見は，離散性病巣を呈していなくとも，永続的な片麻痺を残すような内包後脚や放線冠などの錐体路に形態学的に決定的な損傷は認めないことでした．第1例は重度のウェルニッケ失語を生じる病巣に，脳塞栓の再発により重度のブローカ失語を生じる病巣が加わり，全失語を呈することになった症例です．

　図2-22は再発時，71歳の右利き男性です．初発時のX線CT(a)で側頭葉から頭頂葉に

拡がる広範な塞栓性梗塞を認めました．ウェルニッケ失語は重度でした．当初，ごく軽度の運動麻痺があったようですが，すぐに改善しました．その3年10か月後のある日，発語が重度に障害されました．ごく軽度の運動麻痺はすみやかに改善し，いわゆる片麻痺のない全失語の状態を示したわけです．X線CT(b)により右の前頭葉外側部にも広範な梗塞が確認されました．中心回領域も広範に障害されていました．現在の常識からすれば，この部位の障害がなければ，非流暢性失語にはなりません．なお，内包後脚や放線冠は梗塞から免れていました．第2例は純粋語唖を生じる中心前回病巣と重度のウェルニッケ失語を呈しうる広範な側頭葉，頭頂葉病巣が組み合わさった症例でした．第3例は，広範な病巣ではありますが，錐体路に決定的な障害が存在しなかったために，片麻痺が改善した症例でした．

11 皮質下性失語，線条体失語，視床性失語

　大脳基底核領域や深部白質の病巣により失語を呈する症例があり，皮質下性失語とよばれています．その主病巣の部位から，線条体失語や視床性失語とよばれることもあります．中大脳動脈の穿通枝領域の脳梗塞や被殻出血などが原因疾患となります．最近，大脳基底核領域の言語機能への関与について多くの報告がみられるようになっていますが，これらの症例では，大脳基底核領域の障害や周囲の白質の障害により失語が出現してくるのか，言語領野への直接的，間接的影響により出現してくるのかは，検討を必要とする課題と思われます．

　視床を中心とした病巣により失語症が出現してくることがあります．視床出血による報告が多いのですが，視床梗塞に伴う失語症の報告もみられ，視床性失語とよばれています．言語症状の特徴としては，①流暢性の発語障害，②比較的良好な言語の聴覚的理解，③呼称障害，④復唱障害は存在しても軽度，などがあげられています．視床梗塞で失語症が出現してくるのは確かです．特に視床灰白隆起動脈領域の梗塞で出現してくることが多いようです．しかし，視床に限局した梗塞の多くに失語症は認められません．視床の限局性梗塞による失語症に関しては検討の余地が残っています．一方，視床出血ではしばしば失語症状が認められます．この場合は線条体失語と同様に，周囲の白質や言語領野への直接的，間接的影響の有無について検討する必要があります．

　被殻出血と視床出血については，のちほど代表例を呈示します(56頁参照)．中大脳動脈の穿通枝梗塞と視床梗塞については，別項で述べることにします(線条体内包梗塞は194頁，視床梗塞は56，207頁参照)．

5 脳血管障害による失語症

　失語症をきたす原因疾患として最も頻度が高いのが脳血管障害です．そのなかでも脳梗塞によるものが多いと思います．脳出血やくも膜下出血でも出現してきます．

1 脳梗塞

　ブローカ領野もウェルニッケ領野も中大脳動脈の灌流域にあり，ウェルニッケ領野とともに後方言語野を形成する角回や縁上回，さらには，環シルビウス裂言語領域も同じく中大脳動脈の灌流域に存在します．したがって，脳血管障害を原因とする失語症は中大脳動脈領域の脳梗塞により出現してくる頻度が高くなります．

　しかし，言語活動は言語領野のみが担っているわけではありません．失語症も言語領野の障害のみで出現してくるわけではありません．言語領野と大脳皮質や皮質下の諸領域には多くの回路が形成されており，失語症の発症には中大脳動脈のみが関与しているわけではないと思います．前大脳動脈の閉塞に際しても，後大脳動脈の閉塞に際しても失語症が出現してくることがあります．

　また，梗塞巣の拡がりを考えるときには脳動脈の閉塞に伴う側副血行路の発達程度が重要となります．中大脳動脈閉塞症を考えると，中大脳動脈が閉塞したことが一次的な要因ではありますが，前大脳動脈や後大脳動脈からの側副血行路がいかに発達するかにより梗塞巣の範囲が決定されます．すなわち，前大脳動脈も後大脳動脈も梗塞巣の拡がりに二次的に関与していることを承知しておきたいものです．このことは，前大脳動脈閉塞症においても，後大脳動脈閉塞症においても，他の脳動脈領域からの側副血行路の発達が重要であることを意味しています．

　失語症は重要なテーマであり，失語症の項目で完結させておきたい気持ちがありますので，第3章の血管閉塞症候群と重複することがありますが，ご了承ください．

a 脳梗塞の臨床カテゴリーと失語症

　脳梗塞の発症機序は大きく血栓性と塞栓性に分類され，臨床カテゴリーからは，動脈硬化に基づく血栓性梗塞と心原性塞栓による梗塞，ラクナ梗塞に分類されています．なお，主幹動脈の動脈硬化性病変を基盤として生じる artery-to-artery の塞栓（動脈原性脳塞栓症）の臨床カテゴリーは動脈硬化に基づく血栓性梗塞に分類されますが，血管閉塞の機序は塞栓になります．

　脳梗塞による失語症は脳血栓でも脳塞栓でも出現してきますが，ラクナ梗塞は，大脳の深部の小さな穿通動脈領域に生じる小病巣であり，これにより失語症が出現してくることはありません．

　脳梗塞の発症機序により出現しやすい失語のタイプに多少の相違があります．

　典型的なブローカ失語やウェルニッケ失語を呈するのは，通常は塞栓性の脳梗塞です．典型例とは何ぞやということになれば，問題がないわけではありませんが，ブローカ失語がブローカ領野と中心前回の障害で，ウェルニッケ失語がウェルニッケ領野とその周辺の頭頂葉に拡がる病巣で出現するとするならば，その領域を灌流する脳動脈が塞栓性に閉塞したときに各失語症の典型像が出現してくると思います．換言すれば，脳塞栓により責任病巣が急激に生じたときに出てくる失語像が，そのタイプの失語症の典型像であるということができるのではないかと思います．別の観点からいえば，皮質下性失語で出てくるブローカ失語やウェルニッケ失語はそれに比較すると非定型であるといえるのではないで

しょうか．

　脳塞栓では，画像により脳動脈の灌流域に一致し，言語領野を含む大脳皮質へと及ぶ塞栓性梗塞の特徴を備えた梗塞巣を確認することができます．内頸動脈や中大脳動脈の基幹部で閉塞し，画像診断で中大脳動脈領域に広範な梗塞巣を生じ重篤な全失語を呈するのも塞栓性の閉塞です．

　主幹動脈の血栓性閉塞による脳梗塞でも種々のタイプの失語症を呈してきます．梗塞巣は側副血行路の発達程度にににより各症例で異なってきます．その病巣に応じた失語症状を呈してくることになります．このタイプの脳梗塞は境界域梗塞に関連する失語症を呈してくることがあります．

　超皮質性運動性失語の責任病巣はブローカ領野の周辺領域に求められています．中大脳動脈と前大脳動脈の境界域の梗塞により出現してくることがあります．ただし，この境界域に梗塞があれば，常に超皮質性運動性失語が出現してくるということではありません．主幹動脈閉塞に伴う脳血流代謝の障害が言語の関係する領域に及んで出現してくるものと思います．この機能画像の変化はPETやSPECTでなければ把握できないと思います．

　超皮質性感覚性失語の責任病巣は側頭，頭頂，後頭葉接合部を中心とした領域でウェルニッケ領野を取り囲むような部位が想定されています．この部位は中大脳動脈と後大脳動脈の境界域に相当しますので，この境界域の梗塞で超皮質性感覚性失語が出現してくることがあります．

　超皮質性混合性失語は前方の境界域と後方の境界域がともに障害されたときに出現することがあります．あるいは，広範な深部型の境界域梗塞でも出現してくることがあります．両者は主幹動脈の血栓性閉塞を原因として発現するものと考えられます．

　しかし，超皮質性運動性失語や超皮質性感覚性失語は境界域梗塞，すなわちアテローム血栓性脳梗塞のみで出現してくるわけでもありません．塞栓性梗塞でも出現してきます．超皮質性運動性失語の責任病巣として前大脳動脈領域にある補足運動野，あるいはその周辺領域をあげることができます．この領域の障害は前大脳動脈の塞栓性梗塞で生じることが多いと思います．また，塞栓性の後大脳動脈閉塞を原因として，梗塞巣が，側頭，頭頂，後頭葉接合部へと拡がることがあります．この場合，超皮質性感覚性失語を呈してくることもあります．なお，この側頭，頭頂，後頭葉接合部を中心とした病巣は，中大脳動脈の側頭葉や頭頂葉へと向かう皮質枝の最末梢部で塞栓性梗塞の好発部位でもあります．中大脳動脈の後方枝領域の塞栓症で，ウェルニッケ領野が存在する側頭葉後部が障害を免れた場合には，ウェルニッケ失語ではなく，超皮質性感覚性失語を呈することがあります．あるいは，当初，ウェルニッケ失語を呈していても，その経過中に超皮質性感覚性失語へと変化してきても，なんら不思議はありません．なお，ブローカ領野に限局した失語でも超皮質性感覚性失語を呈してくることがありますが，この場合，塞栓性梗塞の頻度が高いと思います．

　主幹動脈の血栓性閉塞による深部型の境界域梗塞が重度であれば大脳皮質部の障害も高度となり全失語を呈してくることもあります．この場合，CTによる病巣は皮質下白質に限局しているようにみえても，PETやSPECTによる機能画像では大脳皮質部を含め広範な脳血流代謝の障害を認めることになります．全失語は広範な脳塞栓ばかりで出現してくるわけではありません．

中大脳動脈穿通枝領域の梗塞，例えば線条体内包梗塞で出現してくる失語症は線条体失語とよばれたり，視床梗塞で出現してくる失語症は視床性失語とよばれたりしています．この場合，失語症の発症機序を線条体や視床のみに求めてよいものかどうかは議論の余地を残しています．

　一過性脳虚血発作(TIA)の症状として失語症が出現してくることもあります．一過性脳虚血発作の定義を持続が 24 時間以内の脳の虚血に基づく症状と定義すれば，言語野を灌流する脳動脈に塞栓性閉塞を生じても，比較的早期に血栓溶解を生じ再開通をきたしたために失語症が一過性であったということも理解できます．この場合，持続時間の定義からいえば一過性脳虚血発作となりますが，本態は脳塞栓と考えられます．また，hemodynamic な機序による一過性脳虚血発作(hemodynamic TIA)で失語症が出現することもありうると思います．しかし，一過性脳虚血発作の成因は多様です．その成因として，頻度が高い頸部の主幹動脈からの microembolus を原因とするのであれば，虚血巣は広くはありませんので，失語症を生じる余地は少ないと考えています．

b 血管閉塞症候群としての失語症

❶ 内頸動脈閉塞症

　心原性塞栓による内頸動脈閉塞で，前大脳動脈と中大脳動脈の両領域を含む広範な梗塞であれば，重度の全失語を呈してきます．梗塞巣が中大脳動脈領域に限局している場合はその領域に応じた失語症を呈することになります．

　内頸動脈の血栓性閉塞では塞栓性と比較し閉塞が徐々に進行するために，梗塞巣は側副血行路の発達の程度により，さまざまな分布を示すことになります．血栓性の内頸動脈閉塞症における特徴ある梗塞所見は境界域梗塞です．

　境界域梗塞は表層型と深部型に分類することができます．前方型の境界域梗塞では前大脳動脈と中大脳動脈の境界域の前頭葉に梗塞巣が出現し，超皮質性運動性失語を呈することがあります．後方型の境界域梗塞では中大脳動脈と後大脳動脈の境界域に梗塞が認められます．この領域は側頭，頭頂，後頭葉接合部に相当し，超皮質性感覚性失語をみることがあります．また，前方型と後方型の境界域がともに梗塞に陥れば超皮質性混合性失語が出現してくることがあります．

　深部型の境界域梗塞では全失語や超皮質性混合性失語などの重症の失語症をみることがあります．この場合，CT や MRI でみる形態学的病巣は大脳白質部に限局しているようにみえても，PET や SPECT による機能的病巣は大脳皮質部を含む広範囲に存在しているはずです．深部型境界域梗塞は内頸動脈の閉塞を原因とすることが多いですが，場合によっては中大脳動脈基幹部の閉塞でも生じることがあります．

❷ 中大脳動脈閉塞症

　ブローカ領野もウェルニッケ領野も中大脳動脈の灌流域にあり，ウェルニッケ領野とともに後方言語野を形成する角回や縁上回，さらには，環シルビウス裂言語領域も同じく中大脳動脈の灌流域に存在するため，失語症は中大脳動脈領域の脳梗塞により出現してくる頻度が圧倒的に高くなります．

中大脳動脈の皮質枝は通常，眼窩前頭動脈や前前頭動脈，前中心溝動脈，中心溝動脈，前頭頂動脈，後頭頂動脈，角回動脈，側頭後頭動脈，後側頭動脈，中側頭動脈，前側頭動脈，側頭極動脈などに分類されています[16]．言語領野との関連でみると，ブローカ領野は主として前中心溝動脈が灌流していますが，一部は前前頭動脈も灌流します．純粋語唖の責任病巣である中心前回は中心溝動脈の灌流域に存在します．ウェルニッケ領野は主として後側頭動脈が灌流します．角回は角回動脈，縁上回は後頭頂動脈が主として灌流することになります．しかし，脳回と中大脳動脈の分枝の灌流域が1対1の関係にあるわけではなく，それぞれオーバーラップしながら灌流しています．

中大脳動脈の皮質枝の梗塞と失語症のタイプとの関係をみてみたいと思います．ブローカ失語が出現するためには，ブローカ領域と中心前回が同時に障害されることが必要です．したがって，ブローカ失語が発症するためには，少なくとも前中心溝動脈と中心溝動脈が同時に障害されることになります．中心溝動脈領域の損傷により中心前回が障害されると純粋語唖が出現してきます．ブローカ領野に限局した病巣やブローカ領野を含みその前方に拡がる病巣では超皮質性感覚性失語が出現してきます．発語は非流暢にはなりません．前中心溝動脈の障害によりブローカ領野に限局した病巣が生じた場合には，単語の聴覚的理解は保たれますが，文の聴覚的理解のレベルになると障害を認め，さらに喚語障害を伴うような流暢性失語をきたしたと報告されています[7]．相馬芳明先生らは[6]そのタイプの失語症をブローカ領域失語とよんでいます．なお，前前頭動脈と前中心溝動脈領域の梗塞で，梗塞巣がブローカ領野を含み，その上前方の前頭葉に拡大した状態でも超皮質性感覚性失語の出現をみることがあります[8]．

前中心溝動脈や前前頭動脈の灌流域梗塞では，塞栓であれば超皮質性感覚性失語の病像を呈してくることのほうが多いように思います．しかし，ブローカ領野を取り囲むような部位の損傷では超皮質性運動性失語の病像を呈してくることも知られていますので，この動脈領域の血栓性の閉塞であれば，超皮質性運動性失語の病像を呈してくることもあるようです．

ウェルニッケ領野は主として後側頭動脈の灌流域に存在します．この領域の梗塞ではウェルニッケ失語を生じることになります．しかし，ウェルニッケ領野に限局した病巣ではウェルニッケ失語は比較的軽症であり，病巣が側頭葉後部から頭頂葉の角回や縁上回に拡がるときに，重度で持続するウェルニッケ失語をみることになります．側頭葉後部は側頭後頭動脈も灌流しており，角回は角回動脈，縁上回は後頭頂動脈が主として灌流しています．後側頭動脈に加え，側頭後頭動脈や角回動脈，後頭頂動脈などの灌流域の広範な梗塞で重度のウェルニッケ失語をみることになります．

通常，伝導性失語の責任病巣は縁上回に求められています．この領域は主として後頭頂動脈が灌流していますので，本動脈領域の限局性病巣は伝導性失語を生じることになります．伝導性失語は中心後回の梗塞でも出現することがあります．この領域は主として前頭頂動脈が灌流しています．

ウェルニッケ領野を取り囲むような領域の障害で超皮質性感覚性失語が出現してきます．この領域は側頭後頭動脈や後側頭動脈，中側頭動脈などの側頭葉へと向かう皮質枝や，後頭頂動脈や角回動脈などの頭頂葉へと向かう皮質枝の灌流域にあります．これらの皮質枝の梗塞によりウェルニッケ領野の周辺領域が障害されると，超皮質性感覚性失語の

出現をみることになります．

　ブローカ失語とウェルニッケ失語をきたす領域がともに障害されると全失語となります．通常，中大脳動脈が灌流する広範な領域に梗塞を認めます．広範な深部型境界域梗塞でも全失語を呈することがあります．

　中大脳動脈は島(insula)に島枝を分岐しています．島枝の選択的な障害による島梗塞は，まれでもあり，島の神経症候学については十分に解析されているわけではありませんが，最近になり島の症候が注目されています．失語症に関する記載もみられるようになってきました[17, 18]．

　中大脳動脈より分岐する外側線条体動脈領域の梗塞で失語症が出現してくることがあります．BladinとBerkovic[19]はラクナ梗塞より大きい外側線条体領域の脳梗塞の臨床的特徴を報告し，線条体内包梗塞とよびました．その後，同様症例報告が相次ぎ，やがて脳梗塞の一臨床型として日常臨床の場でよく用いられるようになってきました．本症では上肢に強い片麻痺に加え，失語症も出現してきます[20]．線条体失語とよばれる病態です．呈する失語症のタイプは多様です．ブローカ失語のこともあれば，超皮質性運動性失語，超皮質性感覚性失語，健忘性失語のこともありますし，回復過程でタイプが変化していくこともあります．本症による失語症の責任病巣についてみると，脳血流を測定した成績では皮質部の血流低下が観察されています[21, 22]．神経心理学的症状の発現に大脳皮質の障害を示唆する所見ではありますが，大脳基底核の回路は大脳皮質とも密接な関連を有していますので，大脳皮質の障害のみで症候の発現を説明することができるかどうかは今後の検討課題です．

❸ 前大脳動脈閉塞症

　超皮質性運動性失語の責任病巣は，前頭葉でブローカ領野の前部や上部，あるいは，補足運動野や近傍の運動前野の中部や上部に存在すると報告されています．補足運動野やその近傍は前大脳動脈領域に存在するため，前大脳動脈閉塞症により超皮質性運動性失語が出現してくることがあります．

❹ 後大脳動脈閉塞症

　超皮質性感覚性失語の責任病巣は，通常ウェルニッケ領野を取り囲む側頭，頭頂，後頭葉接合部を中心とした部位に想定されています．

　この領域は，いわば後方部の境界域に相当する場所でもあり，内頸動脈の血栓性閉塞に伴う境界域梗塞としても障害される部位ですが，中大脳動脈の閉塞でも，後大脳動脈の閉塞でも循環障害を生じうる場所であるともいえます．したがって，超皮質性感覚性失語は内頸動脈の閉塞でも，中大脳動脈後方枝領域の閉塞でも，後大脳動脈の閉塞[8, 23]でも出現してくることになります．

　一般的にいえば，後大脳動脈単独の閉塞で失語症を呈する頻度は低いと思います．また，失語症は後頭葉症候群に随伴して出現してくることになります．Servanら[24]の報告によると，左後大脳動脈閉塞症76例中8例に失語症が認められていました．3例は超皮質性感覚性失語で，5例は健忘性失語でした．後大脳動脈閉塞症で失語症が出現したとすれば，その病巣の拡がりからして，ウェルニッケ領野に多少の影響を及ぼす可能性がある急

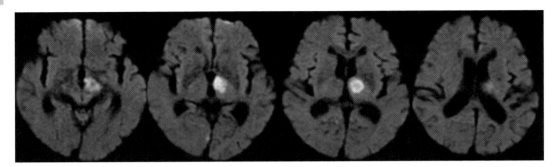

図 2-23　**超皮質性感覚性失語**　74歳，男性，右利き．MRI拡散強調画像で視床灰白隆起動脈領域に梗塞を認めた．

性期を除けば，超皮質性感覚性失語か健忘性失語のタイプをとるものと考えます．後大脳動脈閉塞症でウェルニッケ失語が続くようであれば，中大脳動脈領域にも梗塞巣が存在するものと考えたほうがよいでしょう．

❺ 視床梗塞

　左の視床出血ではよく失語症が出現してきます．しかし，多くの場合で血腫が外側へと進展しており，失語症の発症機序を視床のみに求めてよいか，議論の多いところでもあります．

　一方，視床梗塞により失語症状の出現をみた症例の報告もあり，視床の言語機能への関与について議論されています[25, 26]．その責任病巣としては，左の外側腹側核が指摘されていますが，この領域は視床灰白隆起動脈の灌流域にあります．しかし，視床核のどの部分がどのような言語症状と関連しているかについては，解決されていない問題が多いと思います．図2-23は74歳，右利きの男性で，超皮質性感覚性失語を呈していました．MRI拡散強調画像で梗塞巣は視床灰白隆起動脈領域にありました．純粋健忘も伴っていました．

　視床梗塞に出現してくる失語症は超皮質性感覚性失語の病像を呈してくるといわれています．視床性失語とよばれることもあります．一般に軽症で，予後も良好であり，中大脳動脈領域の塞栓性梗塞で認められるような，典型的なブローカ失語やウェルニッケ失語は発現してこないと思います．

　視床梗塞による失語症例が存在することから，視床は言語に何らかの関与を有しているものと考えられますが，失語症は特殊な状況において出現してくるのではないかと思います．その特殊な状況がいかなるものであるかについて，今後検討が進められることでしょう．しかし，ほとんどの視床梗塞では失語症を呈してこない事実も考慮しておかねばなりません．

❷ 脳出血

　脳出血では被殻出血や視床出血で失語症が出現してきます．また，言語野に障害を及ぼすような皮質下出血でも当然失語症を呈してきます．

　被殻出血が比較的被殻に限局していれば，失語症をきたすことはありません．しかし，

血腫が大きくなり周囲の大脳白質へと進展し，大脳皮質へ直接的，間接的影響を及ぼすような状況で失語症が出現してくるものと思われます．例外もありますが血腫量が多くなれば，当然のことながら失語症も重症になってくると思います．例外的な場合は，大脳の優位性を含め，その原因が何かを検討することが必要となります．

　左被殻出血と失語症について X 線 CT で考えてみたいと思います（図 2-24）．全例において，程度の差はあっても右の片麻痺や感覚鈍麻を伴っていました．a は 81 歳の右利きの男性です．右片麻痺に加え構音障害は認めますが，失語症は呈していませんでした．血腫量は約 5 mL でした．b は 83 歳，右利きの女性です．軽症のブローカ失語を呈していました．血腫量は約 11 mL でした．c は 59 歳，右利きの女性で，中等症のブローカ失語を認めました．血腫量は約 18 mL でした．d は 58 歳の右利き女性です．当初，意識障害，左への共同偏倚を伴い，重度のブローカ失語を呈していました．血腫量は約 30 mL でした．e は 64 歳，右利きの男性で最重症例です．意識障害や左への共同偏倚を伴い，ブローカ失語も重度でした．血腫量は約 66 mL でした．

　図 2-25 は重度のブローカ失語を呈した 54 歳，右利きの女性です．意識障害や左への共同偏倚，右片麻痺，右半身の感覚障害を伴っていました．一見したところ被殻出血のようで，確かに被殻にも出血巣はありますが，血腫は中心前回にも存在しているようです．どの血管が破綻したかは，何ともいえませんが血腫の拡がりからいえば，前頭葉の皮質下出血のようです．中心前回が重度に障害されていますので，発語の障害は著明になります．

　視床出血でも血腫が大きくなり周囲への影響が考えられる状況で失語症が出現してくるものと考えていますが，視床に限局した状況で失語症を呈したとする報告も多いと思います．視床の言語機能への関与を示唆するものでしょう．視床出血では内側部の出血でも，外側部の出血でも失語症が出現してくることがあります．図 2-26a は 70 歳，右利きの女性です．意識障害の改善とともに超皮質性感覚性失語を呈しました．図 2-26b は 62 歳，右利きの男性で，右片麻痺や右の感覚障害，失語症で発症し，軽度の意識障害を認めました．当初，軽度のウェルニッケ失語を呈していましたが，徐々に改善し，超皮質性感覚性失語の病像を示しながら，やがて，健忘性失語へと移行しました．

　しかし，限局型の視床出血で失語症を呈する頻度は高いものではありません．これらの症例で失語症が発現した機序について解明されなければならない問題は多いと思います．視床損傷における失語症は，視床内側部の障害で出現してくる記憶障害ほどには局在診断的な意義はないと考えています．

　被殻出血や視床出血で認められる失語症状は，脳塞栓症で出現してくる血管閉塞症候群としてのブローカ失語やウェルニッケ失語ほど典型的ではないと考えられます．これらの失語症は脳梗塞ですでに紹介しましたように線条体失語や視床性失語，皮質下性失語などとよばれることもあります．

　一方，皮質下出血では，血腫の存在部位により脳塞栓症でみるような典型的なブローカ失語やウェルニッケ失語を呈することがあります．ブローカ失語の症例は図 2-25 で紹介しました．図 2-27 は 80 歳，右利きの女性で，右不全片麻痺や右半側空間無視とともにウェルニッケ失語を呈しています．X 線 CT でウェルニッケ領野を中心に側頭葉，頭頂葉へと拡がる皮質下出血を認めました．

　画像診断の発展とともに，伝導性失語が失語症関連学会で報告されるようになったと

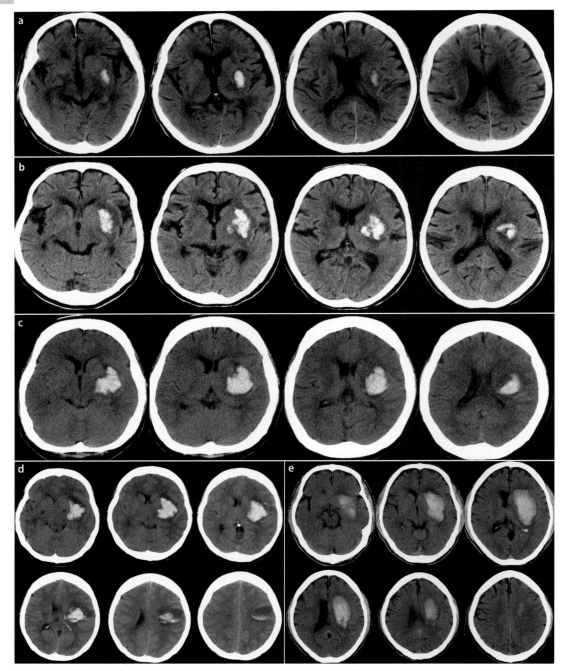

図 2-24 被殻出血とブローカ失語（X線CT）　a：81歳，男性，右利き．失語症は呈していない．血腫量は約 5 mL．b：83歳，女性，右利き．軽症のブローカ失語．血腫量は約 11 mL．c：59歳，女性，右利き．中等症のブローカ失語．血腫量は約 18 mL．d：58歳，女性，右利き．重症のブローカ失語．血腫量は約 30 mL．前者と比較して血腫は上方へと進展していた．e：64歳，男性，右利き．最重症例で，血腫量は約 66 mL．

き，その原因疾患の多くが縁上回を中心とした皮質下出血であったことを記憶しています．その後，脳梗塞を原因とする多くの伝導性失語が報告されて典型例を多く経験するようになりましたが，伝導性失語の典型的な症例を供覧するのには皮質下出血の症例のほう

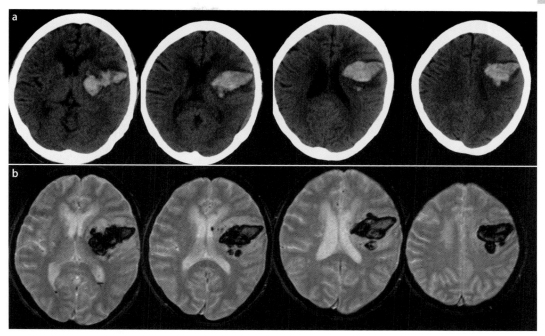

図2-25　前頭葉皮質下出血　54歳，女性，右利き．重度のブローカ失語．X線CT(a)で一見したところ被殻出血のようであるが，血腫は中心前回にも存在している．MRI T$_2$*画像(b)に示す．

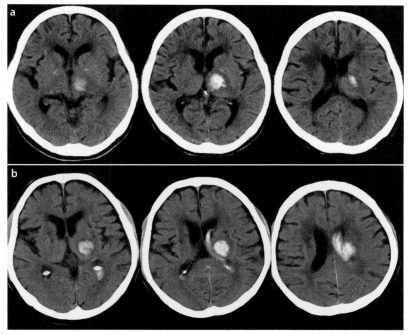

図2-26　視床出血と失語症(X線CT)　a：70歳，女性，右利き．超皮質性感覚性失語．b：62歳，男性，右利き．軽度のウェルニッケ失語から，超皮質性感覚性失語，健忘性失語へと改善した．

が好都合ではないかとすら考えた時期もありました．失語症に限らず特殊な状況下に出現してくる神経心理学的症状の責任病巣を同定するのに皮質下出血は重要な情報を与えてく

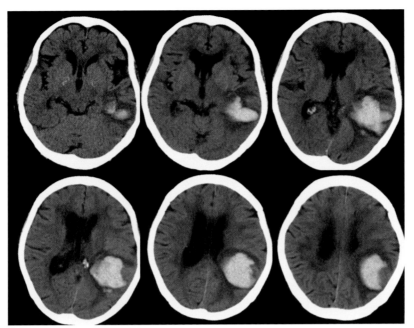

図 2-27 ウェルニッケ失語 80歳，女性，右利き．X線CTでウェルニッケ領野を中心に側頭葉，頭頂葉へと拡がる皮質下出血を認めた．

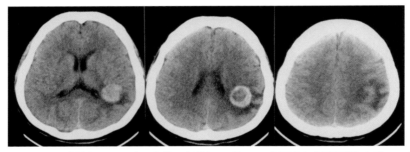

図 2-28 伝導性失語 48歳，女性，右利き．X線CTで側頭葉から頭頂葉にかけての皮質下出血．当初のウェルニッケ失語から，伝導性失語へと変化した．

れるものと思っています．図2-28は伝導性失語を呈した48歳，右利きの女性のX線CTです．側頭葉から頭頂葉にかけての皮質下出血と診断されました．当初，ウェルニッケ失語を呈していましたが，伝導性失語へと変化しました．失読失書や失計算も伴っていました．

6 失語症の周辺領域

1 構音障害

　構音障害（dysarthria）は発語に関係する筋肉，すなわち構音筋の障害によって生じる言

語障害です．音声言語や文字言語の障害である失語症とは異なりますが，失語症者にはしばしば構音障害を伴うこともありますので，鑑別は必要となります．

　構音に関係する部位は，口唇や舌，咽頭，喉頭などです．これらを構音器官とよびます．構音障害はこれらの器官の筋や，それを支配する神経系の障害により生じます．なお，構音障害は発声障害とも区別する必要があります．発声障害には声がかすれる状態の嗄声と全く声が出ない状態の失声(aphonia)があり，声帯の障害で出現してきます．

　構音障害は種々の疾患により出現します．脳血管障害では病巣と反対側の中枢性の顔面神経麻痺や舌下神経麻痺を呈することがありますので，構音障害が出現してきます．麻痺性構音障害とよばれています．通常，症状は軽度です．なぜなら，大脳皮質の運動野と顔面筋や構音筋を結ぶ皮質橋路や皮質延髄路とよばれている経路は，両側性に支配されるために，一側性の障害では症状は高度とはならないからです．麻痺性構音障害は一側性の内包や放線冠，さらには脳幹の障害などで出現してくることが多く，この場合，通常，片麻痺を伴っています．しかし，片麻痺が目立たず構音障害のみを呈することもあります(pure dysarthria)．責任病巣として，内包膝部から放線冠領域にかけての境界域が重要ですが，種々の病巣で出現してきます．pure dysarthria を呈した症例の画像を供覧しています．

　その前に運動系の経路を少し解説しておきたいと思います．随意運動のためには中心前回の運動野から脊髄の前核細胞に向かう神経線維が必要です．この経路は錐体路，あるいは皮質脊髄路とよばれています．なお，錐体路の一部の線維は脳幹の運動性神経核に向かっており構音や嚥下に関連してきます．この経路が皮質橋路や皮質延髄路とよばれるものです．そのシェーマを図2-29に呈示しております．顔面や口部を支配する領域から放線冠から内包，脳幹へと向かう経路がどこで障害されても構音障害が出現しうることになります．そして，上肢や下肢に線維が同時に障害されると，上下肢の脱力を伴うことになります．

　しかし，ここでひとつ解説を加えておきたいことがあります．図2-29は神経解剖書を参考に作成したものです．私の蔵書は古いものですから，最新の書籍ではどうなっているかわかりませんが，本図のように内包膝部から内包後脚にかけて顔面や口部に至る線維，上肢に行く線維，下肢に行く線維の順に並んでいるものが多いようです．しかし，本図のように，それぞれの線維が1/3ずつにわかれて走行しているのが本当かどうかはわかりません．脳卒中の臨床の場では，錐体路は内包後脚の後ろ1/3あたりを密に走るため顔面を含む上肢に著明な片麻痺が出現すると教わったように思います[27]．実際，錐体路は内包後脚の後半部の一部に限局した部位を走行するとして図示されていることもあります(図2-30)[28]．内包後脚の脳梗塞を診察しての印象からは同感することが多いと思います．内包後脚の症候についての問題については，後ほど第3章「血管閉塞症候群」の「中大脳動脈とその分枝」のなかで続けたいと思います(196頁参照)．本図をここで紹介するのには躊躇もあったのですが，参考図として掲載することにしました．教科書に書いてあることにもいろんな見解があるということを示したい気持ちもありましたし，本書では私の偏った臨床経験に基づく記載もありますから，批判的にとらえてほしいとの考えもありました．

　参考図の解説が長くなりましたが，ここで pure dysarthria の症例を紹介したいと思います．

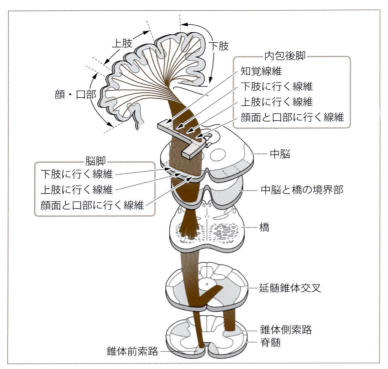

図 2-29 皮質延髄路，皮質橋路のシェーマ

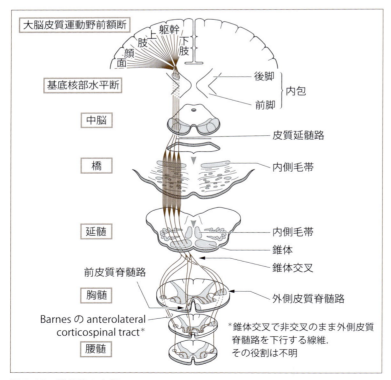

図 2-30 錐体路の走行
〔後藤文男，天野隆弘：錐体路．後藤文男，天野隆弘：臨床のための神経機能解剖学．中外医学社，1992，pp2-3 より一部改変〕

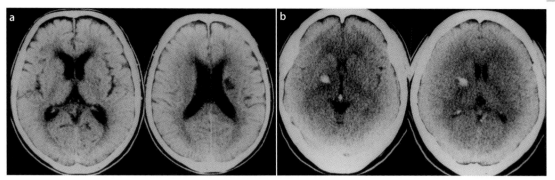

図 2-31　内包膝部から放線冠にかけての境界域の小病巣による pure dysarthria　a：72歳，男性．左の中大脳動脈穿通枝領域の梗塞．b：47歳，女性．右の被殻出血．

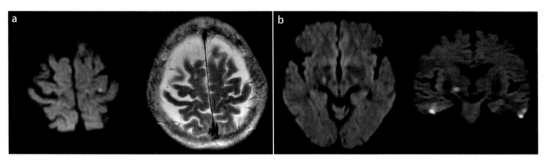

図 2-32　種々の領域の病巣による pure dysarthria　a：86歳，女性．MRI 拡散強調画像で左の中心前回の小梗塞．b：63歳，女性．MRI 拡散強調画像で右の中脳の大脳脚に小梗塞．

　図 2-31 は内包膝部から放線冠にかけての境界域の小病巣により pure dysarthria を呈した 2 症例です．a は 72 歳の男性で，左の中大脳動脈穿通枝領域の梗塞でした．b は 47 歳の女性で，右の小さな被殻出血でした．

　図 2-32 には，その他の領域の梗塞により pure dysarthria を呈した症例を紹介しています．a は 86 歳の女性の MRI 拡散強調画像です．左の中心前回に小梗塞を認めました．T_2 強調画像でも今回の病巣は確認できましたが，T_1 強調画像による同定は困難でした．b は 63 歳の女性の MRI 拡散強調画像です．右の中脳で大脳脚に小梗塞を確認しました．

　偽性球麻痺（pseudobulbar palsy）は両側性の皮質延髄路が障害されたときに出現し，重度の構音，嚥下障害を呈してきます．脳血管障害でみられる重度の構音や嚥下の障害は偽性球麻痺であることが多いと思います．また，偽性球麻痺患者は同時に錐体路症状（片麻痺や四肢麻痺）や錐体外路症状（不随意運動や筋固縮），感情失禁，知的機能障害，排尿障害などを伴うことが多いようです．通常は内包後脚や放線冠の両側性の病巣により出現する頻度が高いと思いますが，皮質延髄路や皮質橋路が両側性に障害されると出現してきます．必ずしも左右の対称部位が障害されるわけではありません．図 2-33 の呈示した症例は脳幹の両側性の障害により症状が出現してきました．a は 84 歳，女性で，両側の中脳の大脳脚障害を確認しています．まず右の梗塞で発症し，約 50 日後に左の病巣が加わりました．b は 75 歳の男性で，両側の脳橋障害です．まず右の脳橋梗塞で発症し，その 5 か月後に左の脳橋梗塞の再発をきたし重度の偽性球麻痺を呈しました．

　なお，pure dysarthria を呈する病巣が両側性に障害されると四肢麻痺を伴わない偽性

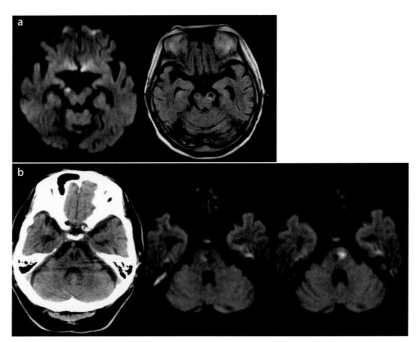

図 2-33 偽性球麻痺 a：84 歳，女性．両側の中脳の大脳脚障害．まず右の梗塞で発症し（左），約 50 日後に左病巣が加わった（右）．b：75 歳，男性．両側の脳橋障害（左）．まず右の脳橋梗塞で発症し（中），5 か月後に左の脳橋梗塞の再発をきたした（右）．

球麻痺を呈し，重度の構音障害や嚥下障害をきたすことがあります[29]．失語症とは全く異なる病態ではありますが，臨床の場で重症失語症と誤診されていることもあります．

2 吃音

　脳梗塞により吃音（stuttering）が生じることがあり，鑑別診断が必要です．
　脳梁の損傷では，左右半球の言語機能の連絡が断たれるために吃音をきたすことがあるといわれています[30, 31]．脳梁損傷以外でも，脳梗塞後に吃音を生じた症例が報告されています．Grant ら[32]が報告した脳梗塞 4 例の病巣は，それぞれ，左中大脳動脈領域の広範な領域，左側頭葉，右頭頂葉，左後頭葉であり，局在性に乏しいようです．皮質下病巣により生じることもありますが，Ciabarra ら[33]が報告した 3 例の病巣は，脳橋と左の大脳基底核，左の深部白質と多彩でした．病巣側についても，左が多いとの報告もありますが，右半球症例の報告もあります．病巣側を含め責任病巣は多様です．
　後天性吃音を生じた症例を紹介します．51 歳の男性，右利きの男性です．ことばが出にくい，吃るような感じがすると訴えて入院しました．約 1 年前に左の前頭葉に脳梗塞をきたしていますが，元の仕事に復帰していました．ある朝ことばのしゃべりにくさを自覚しております．吃音と診断しました．MRI（図 2-34）の拡散強調画像（上段）で右前大脳動脈が灌流する脳梁に新鮮梗塞を認めました．フレア画像（下段）でみますと，左の下前頭回に陳旧性の脳梗塞巣を認めました．三角部も含まれますのでブローカ領野にも損傷がありそうです．本例は脳梁性の吃音を呈したと考えていますが，言語野に陳旧性病巣がありま

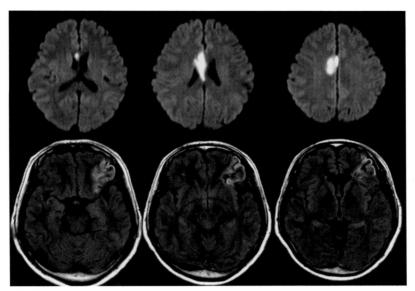

図2-34　後天性吃音　51歳，男性，右利き．吃音を発症する約1年前に左の前頭葉の脳梗塞の既往を有する．MRIの拡散強調画像（上段）で脳梁に新鮮梗塞を認めた．フレア画像（下段）では，左の下前頭回に陳旧性脳梗塞巣を認めた．

すので，この病巣の関与も考慮しておかねばなりません．

3 視覚性失語と触覚性失語

　後頭葉障害により種々の視覚性失認が出現してきます．物体失認（狭義の視覚性失認）は物品の視覚的認知障害であり，視力や視野に障害がないにもかかわらず，物品の視覚的認知が困難となります．

　この狭義の視覚性失認と鑑別を要するものとして視覚性失語（optic aphasia）をあげることができます．視覚性失語は物品の視覚的呼称の選択的障害です．物品の呼称はできなくとも，口頭命令による物品の指示は可能であり，物品の性状や使用法を書字やジェスチャーにより表現することができます．触ったり，それから出る音を聞いたりすることにより，何であるかをいうこともできます．視覚性失語は，まれな症状で，側頭葉の下外側部にまで及ぶような左の後大脳動脈領域の広範な梗塞により出現してくるといわれています[34]．視覚性失語は失語という用語が使用されているものの，内言語に障害があるわけではありません．視覚性の認知障害の一型と考えられます．

　触覚性失語（tactile aphasia）という概念もあります．触ったものが何であるかは理解していますが，それを言語化する段階で障害されるため物品の呼称ができなくなります．触覚性失認と触覚性失語の鑑別には，ジェスチャーによる物品の用途の説明が有用です．前者では物品の認知ができていないために，うまく説明できません．後者では認知そのものに障害はきたしていないので説明が可能となります．また，カテゴリー分類も可能です．

　触覚性失語は一側性に出現することもあれば，両側性に出現することもあります．両側性の触覚性失語は，Beauvoisら[35]により初めて記載されています．病巣は左の角回と中側頭回後部に存在していました．左手からの触覚情報は右半球の感覚野へ向かい，そこか

ら脳梁を経由して左半球へと情報が伝達されますが，その情報が左半球内で障害されると左手の触覚性失語が出現してきます．さらに，右手からきた左半球の触覚情報が，左半球内で角回の障害により遮断され，左の言語領野へ伝達できなくなると，右手の触覚性失語も出現してくることになります．しかし，触覚性失語は特殊な条件下で出現する，まれな症状であると思います．

4 緩徐進行性失語

緩徐進行性失語（slowly progressive aphasia）の基礎疾患は変性性認知症であり，脳梗塞で出現してくる病像ではありません．臨床経過も，失語像も脳梗塞を思わせるものはありません．しかし，本症の存在を知らなければ，初診時，脳梗塞と誤診される場合があります．臨床の場で脳梗塞と診断され抗血小板薬が投与されていた方を何度も経験しました．近年，変性性認知症性疾患の診断能力が向上しているとはいえ，脳血管障害と失語症の臨床現場では本症の鑑別診断的意義は大きいものと考えます．

1982年，Mesulam[36]により提唱された概念であり，"slowly progressive aphasia without generalized dementia（全般性認知症を伴わない緩徐進行性失語）"として報告されました．本症の病像は徐々に失語症のみが進行し，その他の高次脳機能障害や認知症を伴わないか，伴っても軽微であることが基本です．しかし，経過とともにやがて認知症が出現してくることになります．その後，本症について数多くの報告が続いており，最近では，緩徐進行性失語やprimary progressive aphasia（原発性進行性失語）とよばれることが多いようです．

概念が少しずつ変化しています．最近の考え方としては[37,38]，①最も顕著な臨床症状は言語の障害であること，②日常生活における主要な障害が言語にあること，③発症時や病初期において失語が最も目立つ症状であること，などを満たすことが基本条件と思います．さらに，非変性性神経疾患や精神神経疾患による障害が除外され，初期から顕著なエピソード記憶や顕著な行動障害は認めないことになると思います．

本症にみられる失語症のタイプは多種多様です．病巣の主座によりブローカ失語や超皮質性運動性失語，全失語などの非流暢型のこともあれば，ウェルニッケ失語や健忘性失語，超皮質性感覚性失語などの流暢型のこともあります．なお，わが国では語義失語[39]の様相を呈する症例の報告が散見されるのが特徴です．語義失語はまさに意味記憶の障害であり，その観点から，最近，意味性認知症（semantic dementia）とよばれています．意味性認知症は陳述記憶のなかで，エピソードの記憶は保たれていますが，意味記憶が選択的に障害されている状態です．言語や視覚，聴覚，触覚などのさまざまな感覚様式を超えた意味記憶の認知障害を有することから，認知症の名でよばれています．主病巣は左の前部側頭葉に求められています．

意味性認知症とよばれてはいますが，語義失語はわが国では重要な概念ですので，症例を紹介いたします．60歳の右利き女性が，ことばの意味がわからないという主訴で来院しました．発症から4年ほど経過し，徐々に症状は進行していましたが，日常生活には大きな問題はありませんでした．意味記憶の障害が目立ち，「○○って何ですか」と聞き返すことが目立ちました．それから5年ほど経過した時点でのMRI（図2-35）です．認知

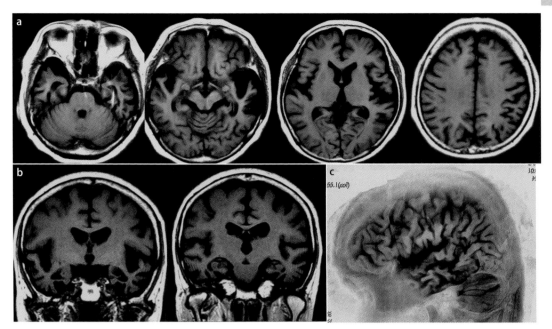

図 2-35　意味性認知症　60歳，女性，右利き．T_1 強調画像（a）で左優位に側頭葉の萎縮性変化を認める．冠状断層（b）でも高度の側頭葉の萎縮性変化が観察された．脳表の三次元表示（c）で，全般性の脳萎縮に加え，左側頭葉の前半部の萎縮性変化が著明であった．

症の諸症状も加わってきていました．T_1 強調画像（a）で左優位に側頭葉の萎縮性変化が著明に認められました．冠状断層（b）で高度の側頭葉の萎縮性変化が観察されました．脳表の三次元表示（c）でみますと，全般性の脳萎縮に加え，特に左側頭葉の前半部の萎縮性変化が著明でした．

　緩徐進行性失語の病理所見も集積されています．その病理学的診断名は前頭側頭葉変性症や，アルツハイマー型認知症，皮質基底核変性症などと多彩です．緩徐進行性失語は臨床的な概念として理解するとよいでしょう．

　前頭側頭葉変性症は前頭側頭型認知症と進行性非流暢性失語，意味性認知症に分類され論じられています．進行性非流暢性失語は左の前頭葉弁蓋部に，語義失語は左の側頭葉の前部に主病巣があります．両者とも緩徐進行性失語を呈してきます．

　なお，緩徐進行性失語の第3の亜型として，"logopenic"型原発性進行性失語が話題になっています．中核症状は自発語と呼称における喚語障害と文と句の復唱障害でしょう．自発話は速度が遅く，喚語困難のため，しばしばポーズをみます．明らかな失文法は認めません．神経画像でみると，病巣の主座は頭頂葉の角回や側頭葉の中側頭回と上側頭回の後方部にあるといわれています．病理所見ではアルツハイマー型認知症との関連が示唆されているようです．

C 読み書き障害

1 失読失書

　失読失書（alexia with agraphia）についての話題は，その責任病巣と漢字仮名問題であると思います．責任病巣は左ですので，以下，左は省略します．Dejerine の報告以来，失読失書の古典的な責任病巣は頭頂葉ではないかと考えられてきましたが，側頭葉後下部の病巣で仮名に比べ漢字の読み書きの障害が高度な症例が相次ぎました．

　岩田誠先生[40]は，漢字の読み書きは後頭葉と側頭葉の経路で処理されており，一方，仮名は後頭葉と頭頂葉の経路で処理されていると報告しました．このことは日本語の漢字仮名問題に大きな影響を与えることになりました．失読失書の主要な責任病巣は側頭葉後下部と角回であり，前者では漢字に強い障害が，角回病変では仮名に強い障害が出現するという問題提起になったわけです．側頭葉後下部型の失読失書では，例外もないわけではありませんが，漢字の障害が目立ってきます．

　側頭葉後下部型の失読失書の最初の経験例のCTを図2-36に示します[41]．60歳の右利き男性で漢字に著明な失読失書を呈していました．病巣は中大脳動脈からの側頭葉への分枝の障害と思いますが，この領域は中大脳動脈と後大脳動脈の境界域にも相当しているようです．図2-37は最初に経験した脳出血例です[42]．63歳，右利きの男性で，側頭葉後下部の皮質下出血により，失読失書をきたした方です．障害は必ずしも漢字に強かったわけではありません．この方の臨床経過を観察していましたところ，やがて書字の障害は改善し目立たなくなりました．しかし，読みの障害は続いております．経過中，なぞり読み（schreibendes Lesen）による読みの改善をみるようになりました．いわば，失読失書の病像が純粋失読へと変化したわけです．このような患者をみますと，いわゆる非古典型の純粋失読の方のなかには，当初は失読失書であったのに，失書が改善し，純粋失読へと変化した症例もあるのではないかと推測しています．急性期の症状の観察の必要性を感じました．

　失読失書で印象に残っているもう1例の画像を紹介したいと思います（図2-38）．63歳の右利き女性ですが，重度の失読失書を呈していました．漢字の障害が著明ですが，仮名の障害も重度でした．MRI（a）でみますと，梗塞巣は側頭葉後下部に認めました．なお，MRA（b）で両側性に中大脳動脈の水平部での閉塞を認めました．閉塞はあるものの側副血行路の発達により，形態画像でみれば，左の病巣は側頭葉後下部に比較的限局しており，右では明らかな梗塞巣はなかったようです．この方の読み書き障害は著明でしたので，機能画像で脳血流障害の状態を検索することにしました．SPECT（c）による脳血流の低下部位は広範でした．また，統計処理（d）を加えて検討したところ，左半球では，側頭葉後下

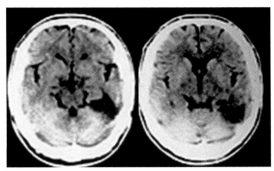

図 2-36　失読失書　60歳，男性，右利き．X線CTで側頭葉後下部に脳梗塞を認めた．

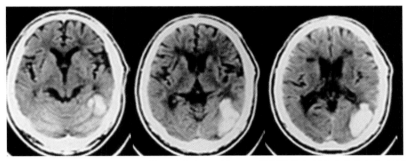

図 2-37　失読失書　63歳，男性，右利き．X線CTで側頭葉後下部を中心とした皮質下出血を認めた．

部のみならず，角回を含む頭頂葉領域，さらには，前頭葉の下前頭回から中前頭回へと拡がる脳血流の低下を確認することができました．角回は読み書きに重要な部位ですし，中前頭回も前頭葉性純粋失書の責任病巣として重要な部位ですので，脳血流が両領域にも拡がるような状態で重度の失読失書をきたしたように思います．読み書き障害の予後も不良でした．

　失読失書の責任病巣は中大脳動脈と後大脳動脈の境界域に相当しているようにも思います．通常，後大脳動脈領域の梗塞により出現してくる純粋失読では，ときどき漢字の書字にも障害をきたすことがあります．漢字の書字の障害は側頭葉後部の障害に起因しているのではないかと考えていますが，純粋失読のところで触れたいと思います．

　失読失書の古典的な責任病巣と考えられてきた角回の病巣による失読失書についても触れておきたいのですが，実はここで紹介できるような典型例に遭遇したことはありません．角回動脈の灌流域の角回障害では純粋失書を呈するように思います．角回動脈と上側頭動脈の領域の障害では，程度や臨床経過に差はあっても当初はウェルニッケ失語の様相を呈してくるのではないかと思いますし，角回動脈と後頭頂動脈の灌流域の障害では縁上回も障害され伝導性失語の様相が加味されるのではないかと思います．失語が加わりますと，読み書き障害は論じにくくなりますし，仮名の障害が著明となる角回の病巣を主座とする頭頂葉性の失読失書は存在するのであろうかと常々考えているところです．自分が経験していないからというわけではありませんが，再検討が必要ではないかと思っています．山鳥重先生[43]は失読失書の責任病巣について，角回のみを責任病巣として特定するには臨床データがいまだ十分でないと報告しています．画像診断で病巣をみると，角回近

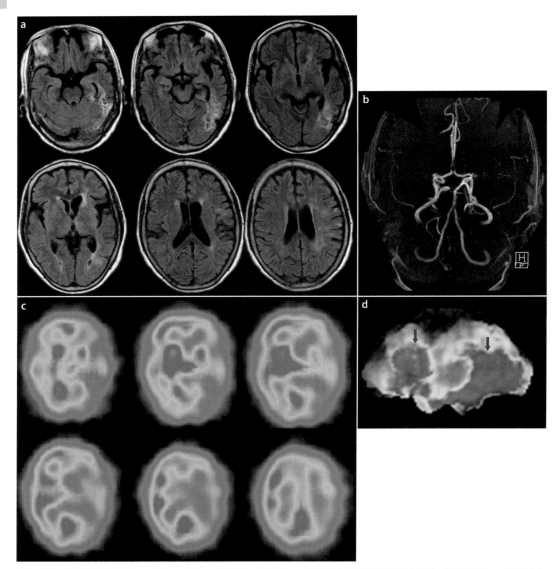

図 2-38 重度の失読失書 63 歳，女性，右利き．MRI フレア画像（a）で側頭葉後下部に梗塞を認めた．MRA（b）で両側中大脳動脈の水平部に閉塞を認める．SPECT（c）で左側頭葉下部での脳血流の低下が著明であるが，左半球では広範な血流低下を示していた．統計解析をする（d）と，下頭頂小葉や中前頭回など読み書きに関与する部位にも脳血流の低下が著明であった（矢印）．

傍に病巣があるとしても，いずれも深部であり，角回という特定の皮質に責任病巣を結びつけるより，むしろ下部頭頂葉，側頭葉後縁および後頭葉の中間部に位置する白質病変と考えるほうが自然であり，深部白質の連合線維障害に病巣を求めるべきかもしれないとする見解を述べています．だいぶ昔の報告であり，その後の症例の蓄積でその見解にどのような変化があったかはわかりませんが，私もこの意見に賛成いたします．そのなかで，病巣が前方へ動けば失語要因が加わり，上方へ動けば失書要因が強まり，後方へと偏位すれば失読要因が増すことも述べています．頭頂葉性の純粋な失読失書とは何だろうかと考えてしまいます．

なお，視床の障害による神経心理症候は多彩です．左半球損傷では失語が観察されるこ

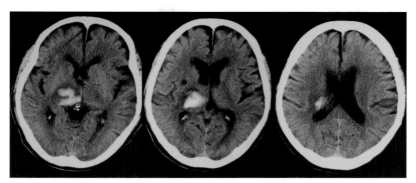

図 2-39　失読失書　60 歳，男性，右利き．X 線 CT で右の視床出血を認めた．左利きの素因を有していた．

とがありますし，読み書き障害が出現してくることもあります．図 2-39 は右の視床出血で失読失書を呈した 60 歳，右利き男性の X 線 CT です．兄弟姉妹は 8 人で，そのなかの 1 人が左利きであったようです．左利きの素因がありますので，側性化に問題はあるにしても，視床出血で失読失書をきたしていました．この方は漢字の障害のほうがより著明でした．

2　純粋失書

　純粋失書（pure agraphia）は書字の障害を主徴とし，自発書字や書き取りの障害が著明となります．写字は保たれているといわれていますが，筆順などを考えると全く問題はないとはいえません．純粋失書も左の病巣で出現し，その責任病巣は頭頂葉や前頭葉に求められています．それぞれ，頭頂葉性純粋失書や前頭葉性純粋失書とよばれています．

　頭頂葉では，下頭頂小葉の角回が重視されていますが，以前，角回は失読失書の責任病巣であり，純粋失書は上頭頂小葉の障害で出現するのではないかと議論されたこともあったように思います．左の角回症候群で有名なのは，Gerstmann 症候群です．失書はその 4 主徴の 1 つです．以前から角回損傷による純粋失書はよく知られていたわけです．しかし，一方では，角回は失読失書の古典的な責任病巣ともいわれていましたので，種々の議論を巻き起こしたのではないかと思います．現在，上頭頂小葉の障害で出現する書字障害は失行性失書や構成失書とよばれるような書字運動の障害によるものではないかと考えられています．

　脳梗塞による角回損傷を考えますと，中大脳動脈の分枝でいえば角回動脈の領域に障害が起きたものと考えられます．中大脳動脈の皮質枝の分枝は，二分岐したり，三分岐したりします．脳梗塞は角回動脈の単独の閉塞も起こりますが，角回動脈は後頭頂動脈や上側頭動脈と一緒に分岐したりしますので，同時に後頭頂動脈や上側頭動脈の領域にも梗塞を生じる場合が多いと思われます．病巣の拡がりによっては失語の要因が加わる可能性も高くなります．純粋な角回症候群として，純粋失書が単独に出現してくることが少ないのはこのためだと思います．また，失語を伴えば，文字言語のみの障害として分析するのが困難になってきます．角回型の失読失書では漢字に比べて仮名の障害が強くなることが多い

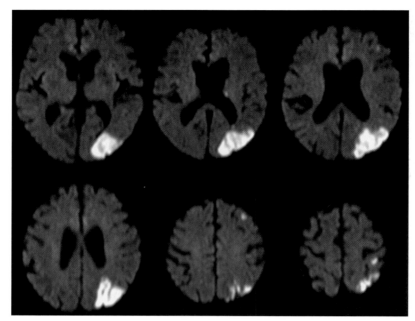

図 2-40　頭頂葉性純粋失書　74 歳，女性，右利き．MRI 拡散強調画像で中大脳動脈の分枝である角回動脈や側頭後頭動脈の領域の梗塞を認めた．

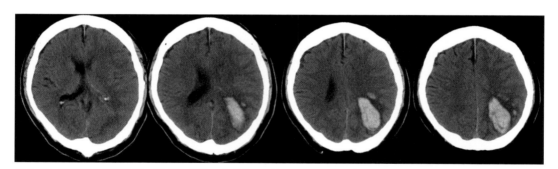

図 2-41　頭頂葉性純粋失書　58 歳，男性，右利き．X 線 CT で頭頂葉を中心とした皮質下出血を認めた．

といわれていますが，角回の損傷による純粋失書では仮名の障害よりも漢字の障害のほうが目立つ症例も多いように思います．

　図 2-40 は 74 歳，右利きの女性です．右下 1/4 盲や軽度の右半側空間無視とともに純粋失書や失計算を呈していました．MRI 拡散強調画像で中大脳動脈の分枝である角回動脈や側頭後頭動脈の領域の梗塞を認めました．本例では漢字の障害のほうが著明でした．

　図 2-41 は 58 歳の右利き男性です．右下 1/4 盲と純粋失書を認めました．頭頂葉を中心とした皮質下出血を認めました．本例も漢字の障害のほうが著明でした．

　純粋失書を呈した 48 歳の左利きの男性ですが，口頭言語と文字言語の側性化に解離をきたしたのではないかと考えられる症例を経験しましたので紹介します．ある日，軽度の片麻痺や感覚鈍麻で発症しました．神経学的検査で純粋失書と失計算を認めました．失語症は認めません．MRI フレア画像（図 2-42）で左中大脳動脈領域に広範な梗塞巣を認めました．梗塞巣は側頭葉，頭頂葉の皮質，皮質下に広範でした．ウェルニッケ領野を含みます

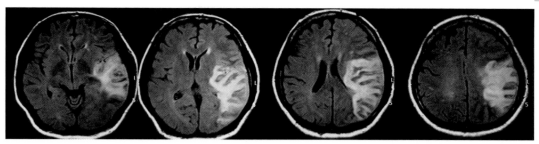

図 2-42　純粋失書　48 歳，男性，左利き．MRI フレア画像で左中大脳動脈領域に広範な梗塞巣を認める．ウェルニッケ失語を生じるような病巣であったが，失語は認めない．口頭言語と文字言語の側性化に解離をきたしたのではないかと考えられる症例であった．

ので，通常はウェルニッケ失語を生じるのではないかと考えますが，口頭言語の障害は認めません．もともと左利きですから，側性化に問題があるかもしれません．口頭言語と文字言語の側性化に解離をきたしたと考えられる症例でした．

　前頭葉性の純粋失書は中前頭回のいわゆる Exner の書字中枢の障害により出現します．この領域は中大脳動脈の分枝である前前頭動脈と前中心溝動脈の灌流域に存在します．しかし，この両領域が脳塞栓により広範に障害されますと，下前頭回のブローカ領域にも障害をきたすことになります．そうなれば，失語（超皮質性感覚性失語）が出現してきますので，もはや純粋失書としては論じられなくなります．このタイプの失語では，書字の障害がかなり目立ちます．それは中前頭回が病巣に含まれるためだと思われます（図 2-4，図 2-5 参照）．したがって，下前頭回の病巣を伴わず中前頭回に主座を有する前頭葉性の純粋失書の典型例は脳塞栓ではなかなか生じにくいのではないかと思っています．前頭葉性純粋失書と思われる脳梗塞症例は何例か経験しましたが，画像を紹介できるような症例はありませんでした．

　前頭葉性純粋失書の代表例として，前頭葉の皮質下出血の症例を供覧します（図 2-43）．a は 78 歳，右利きの女性です．仮名に強い純粋失書を呈していました．中前頭回を中心とする前頭葉の皮質下出血の症例で，ブローカ領野には影響は及ぼしていないと思います．純粋失書の責任病巣のイメージからすると，病巣はやや前方部にあり，かつ，上部にあるように思います．そのためか，純粋失書は徐々に改善し，大きな支障は残さなくなりました．b は 63 歳，右利きの男性です．本人は特に書字障害の自覚はありませんでしたが，神経心理の検査中に，書字の障害に気づきました．障害は仮名に著明でした．漢字に障害は認めませんでした．書字障害は徐々に改善しています．X 線 CT で前頭葉の皮質下出血が認められました．

3　純粋失読

　純粋失読（pure alexia）は"失書を伴わない失読（alexia without agraphia）"ともよばれています．本症の特徴は書字が良好であるのに，重度の読みの障害を呈することにあります．したがって，患者は自分が書いたものが読めなくなります．しかし，書字についても，全く正常であるとはいえず，しばしば，漢字の書字に障害が出現するといわれていま

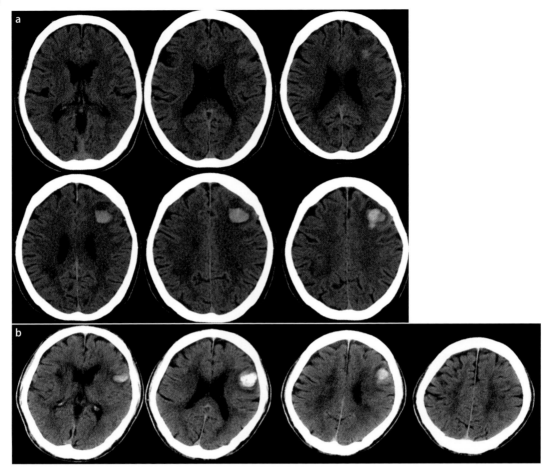

図 2-43　前頭葉性純粋失書　a：78歳，女性，右利き．b：63歳，男性，右利き．両例ともX線CTにて中前頭回を中心に皮質下出血をみた．ブローカ領野への影響は軽微であると考えられる．

す．また，写字もしばしば障害されています．通常，右の同名性半盲を伴っていますので，いわば，左視野での失読であるということができます．

　本症の発現には左の紡錘状回や舌状回，脳梁膨大部の障害が関与しています．これらの領域は左の後大脳動脈の灌流域に存在しますので，純粋失読は左の後大脳動脈閉塞症で出現し，梗塞部位が広範であれば，重度で持続すると考えられてきました[44]．すなわち，左の後大脳動脈閉塞症により後頭葉と脳梁膨大部に広範の梗塞を有する重症の純粋失読は右同名性半盲を伴うために，いわば，左視野での失読であり，漢字の書字にも障害をきたし，また，写字にも障害をみる脳梁離断症候群であると考えられてきました．いわゆる，"純粋失読症候群"として理解されてきた概念です．

　この病態は，岩田誠先生[45]の"純粋失読症候群"，すなわち"左後頭葉内側部に限局性病変を有する患者の呈する神経機能の異常の全体像に対して便宜的に与えられた名称"，あるいは鳥居方策先生[46]の"典型的な純粋失読"，すなわち"左後大脳動脈領域の梗塞によって発現し，極めて特徴的な一連の失読症状を呈し，完全にhomogeneousな1つのentityを形成している失読"と同様のものと考えられます．

本症はかつて視覚失認性失読とよばれていきましたように，文字を視覚的に認知できない視覚性失認の一型としての失認性失読と考えられていましたが，最近では，左視野の読みにおいて，右半球の情報が脳梁障害により左の言語野に到達できなくなったために出現する脳梁離断症候群とも考えられています．本症が離断症候群であることは，写字障害の成績からも説明できます．倉知正佳先生ら[47]は写字に際して，右手と左手の成績に解離をみる症例が存在することを指摘しました．すなわち，左手での写字は利き手ではないための拙劣さはあっても，良好であり，一画一画には問題はありません．左手の写字が可能であることは，視知覚に問題がないことを意味しています．右手の写字障害は，脳梁に損傷があるため右の後頭葉に入った左視野の文字をうまく左半球に伝達できないために出現した離断症候群であると説明することが可能となります．脳梁膨大部も後大脳動脈の灌流域にありますので，脳梁膨大部に損傷が加わることで，純粋失読は重度になり，かつ，持続するといわれています．

　左の後大脳動脈閉塞症による純粋失読では，以前より漢字の自発書字に障害をみることが指摘されていました．かつて，後大脳動脈閉塞症による古典的な純粋失読症候群は，"仮名の純粋失読"と"漢字の失読失書"からなるとの議論もあったことを記憶しています．失読失書のところで書いたのですが，漢字に著明な障害を呈する側頭葉後下部型の失読失書の責任病巣は，いわば中大脳動脈と後大脳動脈の境界域ともいうべき微妙な場所にあります．基本的には左中大脳動脈の灌流域ではないかと思っていますが，左の後大脳動脈閉塞症による広範な梗塞により，純粋失読に伴って高率に漢字の読み書き障害が認められることを考慮しますと，広範な後大脳動脈領域の梗塞では，側頭葉後下部にも循環障害を生じるために失読失書が出現してくる可能性があると考えています．梗塞巣の拡がりは側副血行路しだいであるということができます．このことから，後大脳動脈閉塞症により重度の持続する純粋失読をきたしたような場合は，漢字に著明な，いわゆる側頭葉後下部型の失読失書を生じうる部位にも障害を生じているということが示唆されると思います．

　純粋失読の症例を初めて経験したのは1973年のことだったと思います．50歳代の右利き，男性でした．右同名性半盲や色彩呼称障害などを伴っていました．まだCTもない時代でしたので，詳細な病巣部位は不明です．脳血管造影を行いますと，左の後大脳動脈はcrural segmentで閉塞していました．側副血行路の検索のため左の頸動脈造影を実施しましたところ中大脳動脈も起始部で閉塞していました．中大脳動脈領域には前大脳動脈領域からの豊富な側副血行路が存在していました．このことから無症候性に経過する主幹動脈閉塞症の存在を知ることができたわけですが，中大脳動脈の潜在性の閉塞があれば，閉塞した左の後大脳動脈領域への側副血行路をいよいよ貧弱であろうと考えたわけです．本例の純粋失読は重度で，予後も不良でした．

　1975年に秋田県立脳血管研究センターに移ったのですが，すぐに左後大脳動脈の閉塞による純粋失読の4例に遭遇しました．CTも1976年に導入されましたので，梗塞巣も確認することができました．4例中3例は純粋失読が重度で予後は不良でした．1例の予後は良好でした．予後不良例では，CTで左の後大脳動脈領域に広範な梗塞を認めました．脳血管造影を実施したところ2例で潜在性の左中大脳動脈の閉塞を認めました．九州での最初の経験例でも同様の所見を認めましたので，このように側副血行路の発達がきわめて不良な状態で予後が不良になるものと考えました．予後良好例は中大脳動脈からの側副

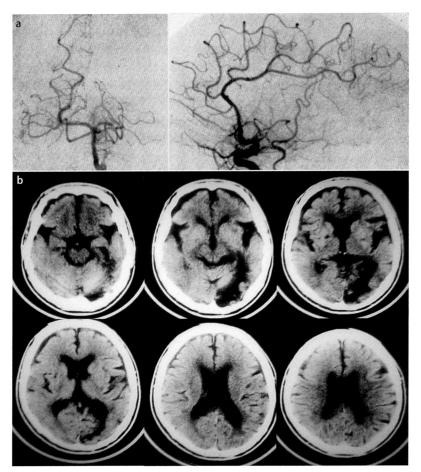

図 2-44　純粋失読　50歳，男性，右利き．脳血管造影(a)で左後大脳動脈と左の中大脳動脈の閉塞を認めた．X線CT(b)で左後大脳動脈領域の広範な梗塞を認めた．

血行路が発達しており，病巣は後頭葉内側部に比較的限局していたように思います．予後不良例では常に潜在性の中大脳動脈の閉塞があるわけではありません．閉塞がなくとも，広範に後大脳動脈領域に梗塞をみる重症例も存在します．しかし，中大脳動脈の基幹部や内頸動脈に閉塞や高度の狭窄をみれば，いよいよ側副血行路の発達は不良になり重度で予後不良な純粋失読を呈することになると考えられます．その後も，左の潜在性の内頸動脈の閉塞が存在した状態で左後大脳動脈に閉塞をきたし，予後不良な重度の純粋失読をきたした症例を経験しました．

　同側の中大脳動脈や内頸動脈に潜在性の閉塞をみた3例の画像を供覧いたします．1例目は，発症時50歳の右利き男性で，右同名性半盲とともに重度の純粋失読を認めました．画像は図2-44に示します．脳血管造影(a)で左後大脳動脈はcrural segmentで閉塞していました．また，左の中大脳動脈も起始部で閉塞していました．X線CT(b)はその約5年後に撮影していますが，広範な左後大脳動脈領域の梗塞を確認しています．

　2例目は59歳，右利きの男性で，同じく右同名性半盲と重度の純粋失読を呈していました．画像(図2-45)をみますと，脳血管造影(a)で左後大脳動脈のambient segmentでの

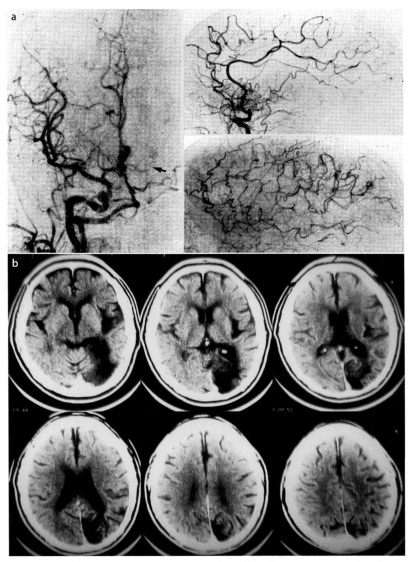

図 2-45　純粋失読　59 歳, 男性, 右利き. 脳血管造影(a)で左後大脳動脈の閉塞と左中大脳動脈の起始部の閉塞を認めた. X 線 CT(b)で左後大脳動脈の広範な梗塞巣を認めた.

閉塞と左中大脳動脈の起始部の閉塞を認めました. なお, 椎骨動脈系は右上腕動脈より逆行性に造影しています. X 線 CT(b)では, やはり左後大脳動脈の広範な梗塞巣を認めました. 両症例とも脳梁膨大後方部領域にも梗塞が認められています.

　3 例目は, ポジトロン CT も撮影しました. 66 歳の右利きの男性で, 当初は軽度のウェルニッケ失語も伴っていましたが, 失語症は急速に改善し, 右同名性半盲と重度の純粋失読を呈しました. 脳血管造影では, 左の後大脳動脈の閉塞と左内頸動脈の閉塞を認めました. 図 2-46 に X 線 CT(a)とポジトロン CT(b)を示します. X 線 CT では左後大脳動脈領域に梗塞巣を認めます. 左の大脳半球は右と比較し脳溝が拡大しており, 左内頸動脈の閉塞により慢性の乏血状態が続いたための萎縮性変化をきたしたものと考えました. 明確な梗塞巣はなく閉塞した内頸動脈領域には, 対側の内頸動脈系からの側副血行路が存在してい

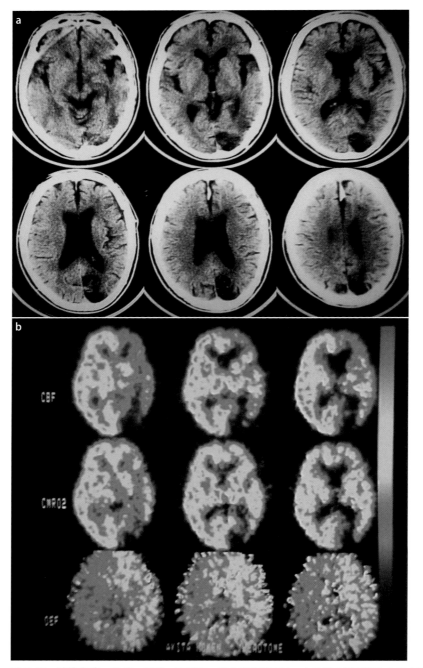

図 2-46　**純粋失読**　66 歳，男性，右利き．脳血管造影では，左の後大脳動脈と左の内頸動脈の閉塞を認めた．X 線 CT（a）で左後大脳動脈領域の梗塞を認め，左の大脳半球の萎縮性変化を認めた．ポジトロン CT（b）でみると左後大脳動脈領域の高度の脳血流代謝の障害とともに，左半球でも広範に血流や代謝が障害されていた．

たと考えられます．ポジトロン CT でみますと，左後大脳動脈領域の高度の脳血流代謝の障害とともに，左半球でも広範に血流や代謝が障害されていました．特に脳血流の低下が著明であり，いわゆる misery perfusion syndrome の像を呈していました．この状態であ

れば，いよいよ左後大脳動脈領域への側副血行路の発達は不良であったと思います．重度の純粋失読を呈した理由が説明できると考えました．

重度の純粋失読の多くの症例で左の中大脳動脈や内頸動脈の潜在性の閉塞を認めるわけではありません．もちろん，左後大脳動脈の基幹部の閉塞による後頭葉の広範な梗塞でも，重度の純粋失読は出現してきます．潜在性の閉塞が存在するほうが例外的であるかもしれませんが，予後不良例においては，他の領域からの側副血行路の発達が不良であることを示唆する象徴的な症例であると考えて3例を紹介いたしました．

古典型純粋失読とよばれる左の後大脳動脈閉塞症による重度の純粋失読は，通常右の同名性半盲を伴っていますので左視野での失読です．左の視野の情報は右の後頭葉に入るわけですが，脳梁膨大部にも損傷があるため，その情報は左半球に伝達できなくなりますので重度の障害が持続することになります．しかし，左の後大脳動脈閉塞症に伴って常に左の後頭葉や脳梁膨大部に広範な梗塞を生じるわけではありません．右の同名性半盲を必ず呈してくるわけでもありません．他の脳動脈領域からの側副血行路の発達が梗塞巣の拡がりに大きく関与してくると思います．後大脳動脈の基幹部の閉塞による後頭葉の障害部位はその灌流域の関連でみると，紡錘状回や舌状回が中心とすることが多いと思います．この場合，上1/4盲を呈することになりますので，右視野にも視覚情報は入ってきます．右の同名性半盲を呈するため左視野の読みを問題とする古典型純粋失読とは趣が異なってきます．

視覚情報の処理過程については，視覚性失認のところで論じたいと思いますが，文字の処理は左半球で処理されています．それも側頭葉へと向かう腹側の流れが関与しています．後頭葉に入った文字の情報は，左半球優位に側頭葉へ向かう流れで処理されるわけで，その流れには紡錘状回や舌状回の働きが関与してくるわけです．その障害により純粋失読が出現してくると思われます．左後大脳動脈の閉塞により脳梁を含む後大脳動脈の灌流する全域に梗塞を生じなくとも純粋失読は出現してきます．その重症度や予後は梗塞巣の拡がりに関与するわけです．側副血行路の発達が良好であれば，純粋失読は軽度で改善の経過をとることになります．左後大脳動脈閉塞症により生じる純粋失読は，重症で予後不良例から軽症で改善の経過を示す予後良好例まで幅広いスペクトラムを有するものと考えています．

純粋失読は古典型純粋失読と非古典型純粋失読に分類されることがあります．非古典型の純粋失読は角回直下型や後角下外側型の純粋失読として紹介されてきました[48,49]．角回直下型の病巣で出現する失読は，その病巣を考慮すると臨床像は失読失書に近いものを呈するのではないかと推測しています．最近では紡錘状回を中心とした病巣による純粋失読例の報告が話題を集めています[50,51]．この後角下外側型の純粋失読は櫻井のいう紡錘状型に相当していると考えられます[52]．仮名の失読や漢字の失読など失読の症候学的な差異の検討もなされており，失読の分類の再構築も提唱されています[52]．今後の検討を待たねばならないと思いますが，紡錘状回は後大脳動脈の灌流域に存在していることも考えると，左の後大脳動脈閉塞症により出現する純粋失読は，梗塞巣の主座による症候学的検討，あるいは重症度や予後などの臨床経過を考慮しながら血管閉塞症候群のスペクトラムを意識した再評価も必要であろうと考えています．

4　その他の読み書き障害

　失行性失書（構成失書）は左の上頭頂小葉の障害により生じると考えられています．
　空間性失書は右半球症状と考えられています．左半側空間無視に伴って出現しており，右頭頂葉病巣に起因すると考えられています．空間性失書は spatial dysgraphia とよばれており，左半球損傷による agraphia とは異なる概念となります[53]．その患者では，書字は大きく紙面の右方向へ偏位するとともに，余分な付加（extra stroke）や欠損（lacking stroke），垂直方向や水平方向への反復，余白や分離などが認められました．
　過書も右半球損傷で出現する症候です[54]が，責任病巣は頭頂葉のみに想定されているわけではありません．また，脳梗塞による症状と限ったものではなく，右の視床出血でも報告されています．

D　失認症

1　失認症とは

　後天的な脳の器質的障害による対象の認知障害を失認（症）とよびます．要素的な感覚には，その原因となるような機能障害は認められないことが前提となります．
　失認症は通常，視覚性失認や聴覚性失認，触覚性失認，身体失認に分類されています．
　出現頻度からみますと代表的な失認症状は半側空間無視であると思います．半側空間無視は視空間失認に位置づけられていますが，視空間失認は高次の視知覚障害ですので，通常，視覚性失認に含まれます．しかし，視覚情報処理の過程からみますと，後頭葉から側頭葉への経路と，後頭葉から頭頂葉への経路があります．責任病巣とその経路を考えるとき，その経路の差異が重要となりますので，本書では，視覚性失認と視空間失認を別々の群として扱うことにします．
　なお，代表的な失認症状につきましては，できるだけ本章で画像を紹介していきたいと思います．なお，第3章「血管閉塞症候群」や第4章「神経心理学の局在診断」で記載が重複している部分もあります．

2 視覚性失認

1 視覚認知の処理過程

　視覚性認知の神経学を論じるときは，視覚情報処理の4つの軸を常に考えておく必要があります．平山和美先生の総説からの引用となりますが[55]，解剖学的に，①左か右か，②腹側か背側か(「なに」と「どこ」)，③内側か外側か(進化上の旧と新)，④後ろから前(処理の進行)，の4つの軸が重要になります．

　まず，左か右かの問題ですが，左は「ことばにできる」ものの処理で，物品や文字の処理になります．一方，右は「ことばにできない」もので，風景や顔の処理になります．

　次に，背側か腹側かの問題です．腹側の流れは，側頭葉へと向かいます．「なに系」であり，形や色が何であるかの処理になります．背側の流れは，頭頂葉へと向かい，「どこ系」とよばれています．運動や位置の処理に関係してきます．この背側の流れは，背腹側と背背側の流れに分けることができます．背腹側の流れは，下頭頂小葉へと向かい，先ほどの「どこ系」になります．背背側の流れは，「いかに系」とよばれ，頭頂間溝へと向かいます．上頭頂小葉が関与する無意識の運動でこの流れが障害されてくると，視覚性運動失調(ataxie optique)が出現してくるといわれています．

　大脳辺縁系から内側か外側かは進化上の新旧に関係してきます．内側が古い流れで，左では物品の，右では風景の処理に関与します．外側はより新しい流れとなります．左では文字，右では顔の処理に関係してきます．

　最後は，後ろから前への流れであり，視野対応から，視覚限定，さらに感覚チャネルを超えるものの処理ということになります．感覚チャネルを超える症状ということになると，頭頂葉への流れの障害は半側空間無視になりますし，側頭葉への障害は意味記憶障害ということができます．

　視覚情報処理の障害により，種々の視覚性失認(visual agnosia)が出現してきます．要素的な視力や視野の障害そのものが原因となるものではありません．後頭葉損傷による高次脳機能障害は多彩であり，この場合，病巣が左か右か，両側の損傷か否かが関与してきます．詳細は各論で述べることとして，原則に触れておきたいと思います．左半球損傷により出現する代表的な症状は純粋失読や色彩呼称障害です．物品の視覚情報の処理は，左で行われますので，物体失認も左の一側性損傷により出現してくることが報告されていますが，通常は両側後頭葉病変を認めます．もちろん病巣は左側優位になると思います．右半球損傷により出現してくる症状としては，相貌失認や街並失認をあげることができます．相貌失認は右一側性病巣で出現してくることがありますが，通常は両側性の病巣で出現してくると思います．基本的には右半球損傷が優位となります．街並失認の責任病巣として右の海馬傍回や舌状回などの領域の障害が重視されていますが，そこに広範な病巣があれば常に出現してくるというわけではないようです．

　以上の症候は，後頭葉から側頭葉へと向かう「なに系」の障害により出現してくるもの

と考えられます．「どこ系」や「いかに系」の障害では，半側空間無視や視覚性運動失調などの視空間失認が出現してくることになります．この視空間失認は，視覚性の認知障害には変わりないのですが，主として頭頂葉の損傷が大きくかかわりますので，視空間失認として項を改めたいと思います．

　視覚性失認の項では，物品失認や相貌失認，色彩呼称障害を扱います．純粋失読は読み書き障害のところで記述しました．街並失認は，道順障害と一緒に地理的障害の項で解説します．なお，皮質盲や大脳性色盲，視覚性失語，変形視，視覚性保続などの諸症候は，視覚性失認の周辺症状として，そこで触れたいと思います．

2 物体失認

　視覚性失認の用語のことで多少の補足が必要と思われます．視覚性失認は広義と狭義に用いられることがあります．広義に用いるときは，物体失認(pragmatagnosia, object agnosia)(これが狭義の視覚性失認にあたります)や相貌失認，色彩失認などの視覚性失認症状を網羅した概念で使用されます．一方，狭義の視覚性失認は視覚性失認の一型である物体失認と同義的に用いられることがあります．

　物体失認は物品の視覚的な認知障害です．要素的な視力や視野に障害がないのに，物品の認知が困難となります．

　物品を触ると，あるいは，振ったときの音を聞くと，何であるかを認知することができるといわれてきました．しかし，物品を触ってもわからない場合があることが報告されており，多様式性失認(multimodal agnosia)の概念[56, 57]で語られています．開眼下で触認知に障害を認めた症例を経験したこともありありました[58]．触覚認知には，視覚イメージが大きな役割をはたしていると思われます．

　狭義の視覚性失認は知覚型(統覚型)視覚性失認と連合型視覚性失認に分類されています．知覚型視覚性失認では物品と物品のマッチングができず，物品や図形の模写，形態のことばでの表現ができなくなります．一方，連合型視覚性失認では物品の形態認知は保たれているために，マッチングや模写，形態の言語的記述は可能となります．しかし，視覚的な物品の認知が困難で，その物品が何であるかがわからないため，物品の呼称ができず，その性状や使用方法の説明も困難となります．その中間に位置するものを統合型視覚性失認とよぶことがあります．

　物体失認の責任病巣は左優位の両側後頭葉にあるのではないかと思っていますが，画像診断を根拠として左の後頭葉障害で出現する視覚性失認が報告されています．脳梗塞による物体失認は，まれなものと思っていました．しかし，画像診断の進歩もあり，両側の後大脳動脈領域の梗塞の診断も容易になりましたので，最近では，本症の臨床例に接することも多くなりました．

　症例を紹介します．図2-47は69歳，右利きの男性です．6年ほど前に右の同名性半盲や右の感覚障害，失読で発症し，X線CTで左後頭葉に梗塞巣を認めたとのことですが，症状は軽快し，職場に復帰していたようです．ある日，急に意識がぼんやりしてきたとのことで，入院しました．傾眠状態ではありましたが，意識はすぐに清明化しました．それとともに，左同名性半盲と右1/4盲，記憶障害，大脳性色盲，純粋失読とともに，物体

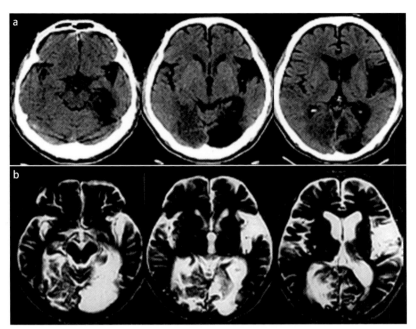

図 2-47　物体失認　69 歳，右利き，男性．両側後大脳動脈閉塞症．X 線 CT (a) で左後大脳動脈領域の陳旧性梗塞と右後大脳動脈領域の広範な新鮮梗塞を認めた．MRI T_2 強調画像 (b) でも同様の梗塞巣を確認した．

失認と相貌失認が明らかになりました．X 線 CT (a) で左後大脳動脈領域の陳旧性梗塞に加え，右後大脳動脈領域の広範な新鮮梗塞が認められました．MRI T_2 強調画像 (b) でも同様の所見を呈していました．左の前頭葉にも陳旧性の梗塞を認めましたが，これは今回の症状とは直接の関連はなさそうです．後大脳動脈が灌流する側頭葉内側部にも梗塞を認めますので，これが記憶障害の原因と思われます．本例の物体失認と相貌失認は重度で，持続性でした．

　物体失認も相貌失認も，原則的には両側の後頭葉の障害によって出現する症状と考えます．したがって，両者は同時に出現してくることも多いようです．しかし，物品の視覚情報は左半球優位で処理されますし，顔の視覚情報は右半球優位で処理されます．両側の障害で出現してくるとはいえ，物体失認は左半球が優位に障害されたとき，相貌失認は右半球がより優位に障害されたときに出現してくるのではないかと思います．両側後頭葉が重度に障害されますと，皮質盲の状態になります．この状態では，もはや視覚性失認は論じられなくなります．物体失認と相貌失認が同時に存在するということは，両側後頭葉が，特にその下部が広範に損傷されていることを意味しています．

　最近，画像診断を根拠として左の後頭葉障害で出現する視覚性失認が報告されています[34]．先ほど述べました，開眼下で触認知に障害を認めた症例[51]も，画像では左一側性の病巣しか確認できませんでした．一側性で出現してくる場合は，大脳優位性に特殊な問題でもあるのでしょうか．

　左一側性の障害により物体失認を呈した症例では，視覚性失語へ移行する症例が存在することも指摘されています[34]．私が知っている範囲ですが，視覚性失語へと移行する症例は，一側性の物体失認例ばかりです．両側性損傷による視覚性失認からの移行例が報告

されていないということは，両側性か一側性かで，重症度だけの問題ではない質的な差異があるかもしれないと考えています．

3 相貌失認

　相貌失認（prosopagnosia）は熟知相貌の認知障害です．よく知っているはずの身近な人や有名人の顔が識別できなくなります．相貌の認知における既知相貌と未知相貌の問題は種々に検討されていますが，相貌失認の基本はあくまでもよく知っている人の顔がわからなくなることにあると思います．

　本症の責任病巣や発現機序については，両側の後頭葉障害とする考え方と，一側性の右後頭葉障害によっても出現してくるとする考え方があります．かつては，病理学的検索が加えられた症例では，通常，両側後頭葉の内側部に損傷が見いだされており，特に紡錘状回の重要性が指摘されてきました[59]．図 2-47 に紹介した症例は，物体失認とともに相貌失認を呈しました．このような後頭葉を中心とした両側の後大脳動脈領域の梗塞を有する症例では相貌失認をきたす可能性があることを常に考慮しておく必要があります．

　一方，CT 所見を根拠に，相貌失認が一側性の右後頭葉病巣で出現してくるとの報告が多数続きました[60,61]．CT が広く普及してきた 1980 年半ばからです．それまで私が経験した相貌失認は 5 例程度でしたが，全例両側損傷例であったこともあり，顔の情報の視覚的処理は右の後頭葉から側頭葉への流れで処理されますから，相貌失認の発現に右後頭葉の関与が重要であることは認めるとしても，左病巣が画像診断でとらえられないほどの軽微なものである可能性については否定できないのではないかと，常々考えておりました．もちろん，右一側性の病変では相貌失認は出現しないとはならないわけですが．

　左病巣が軽微であった相貌失認例を紹介します（図 2-48）[62]．51 歳，右利きの男性で 1980 年に経験した方です．主訴は，人の顔の見分けがつかないということでした．約 2 年半前に，左の視野の異常が出現し，右の後大脳動脈閉塞症と診断されていました．CT で右後大脳動脈領域に広範な梗塞が認められています．ある日，何となく物がみえにくくなったようです．その数日後，人の顔の見分けがつかなくなったと訴え来院し，入院しました．神経学的検査で，以前の脳梗塞の後遺症である左同名性半盲や軽度の左不全片麻痺，左半身の感覚鈍麻に加え，右上 1/4 盲や相貌失認を認めました．相貌失認の症状でみると，人の顔の見分けがつかない，妻の顔もわからない，声を聞けばすぐにわかる，顔の輪郭や頭髪の感じはわかる，眼や鼻，眉の位置関係がわからない，時に「のっぺらぼう」な感じになる，また，ハレーションを起こしたようになる，などと訴えていました．自分や家族，著名人の写真の識別は不能で，年齢も不正確でした．

　CT は何度か撮影しましたが，陳旧性の右後大脳動脈領域の梗塞は認めるものの，当初，左半球病巣を見いだすことはできませんでした．しかし，右上 1/4 盲が存在するわけですから，左後頭葉の下部に障害があるはずだと追跡検査を実施したところ，発症（再発）して約 1 か月後に左の梗塞を確認することができました．後頭葉下部の小さな梗塞巣でした．これまで発見できなかったのは，fogging effect によるものかもしれません．なお，この頃には定量的な視野測定で，右上 1/4 盲の所見は改善しておりました．それこそ "旬" に画像や視野の検査をしなければ，左半球病巣は見逃していたかもしれないと考え

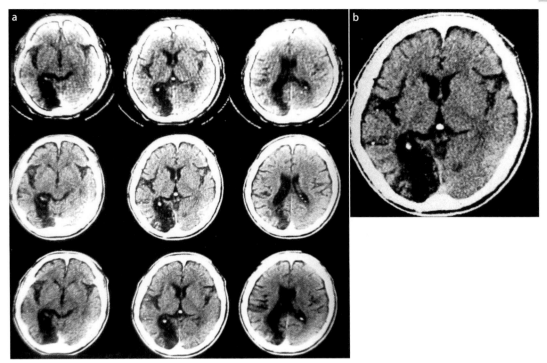

図 2-48　相貌失認　51歳，男性，右利き．X 線 CT（a）で右の後大脳動脈領域に陳旧性梗塞を認める（上段）．発症約 1 か月後に左の後頭葉下部に小さな梗塞巣を確認した（下段）．その拡大図を b に示したが，梗塞巣は小さなもので注意しないと見落とすかもしれない．

られる症例でした．

　このような症例を経験したものですから，右一側性の病巣で相貌失認が出現したとする報告例には，画像診断では左病巣を明確にすることができない症例もあるのではないかと考えたりもしていました．その後，右一側性病変による相貌失認の剖検例も報告されていますが，形態学的な変化は確認されなかったとしても，機能的な病変がなかったことの証明ははなはだ困難であろう，などと考えることもありました．

　なお，両側病巣例において，どちらの半球障害が発現に関与するかの問題を論じている報告もいくつかありました．陳旧性の左病巣があり，右病巣が加わったため相貌失認が出現した症例の報告をみたことがあります．新たな病巣が右半球病巣ですから，相貌失認の責任病巣は，右病巣であると主張していたように記憶しています．しかし，これは間違いだろうと思います．なぜなら，先ほど紹介した症例は，右の陳旧性病巣に，左の病巣が加わり相貌失認を生じました[62]．右の後大脳動脈閉塞症の経過中に，左の後頭葉下部の小梗塞により相貌失認を呈した症例ですが，左病巣はやがて画像診断では確認できなくなりました．この場合，左病巣が責任病巣と説明しても説得力がないように思います．やはり，両側病変により出現してきたと考えるべきでしょう．

　相貌失認の発現には，右の病巣が主要な役割を演じているのは間違いのない事実であると思います．画像所見でみた病巣の大きさや随伴症状を考慮しても，本症の発現には右後頭葉が左後頭葉に比較してより重要であることを認めざるを得ないと思っています．しかし，そのことと相貌失認は両側性病巣で生じるのか，一側性病巣でも生じるのかは，別の

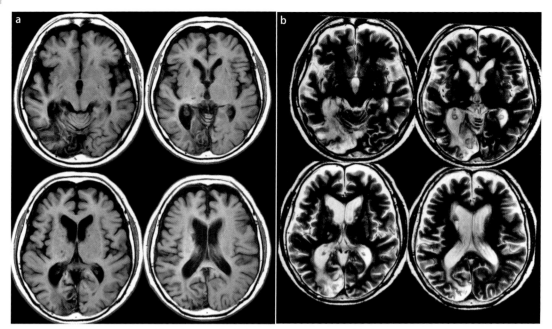

図 2-49　相貌失認　73 歳，男性，右利き．街並失認も伴っていた．形態学的には右の一側性の後頭葉の病巣であった．T_1 強調画像（a）と T_2 強調画像（b）を示した．

問題であり，いわば永遠の controversies といえそうです．今後の症例の蓄積とともに形態学的変化のみならず，機能的な変化をとらえるべき画像診断の発展が望まれるところです．

　その後，数例の相貌失認を経験したのち，右一側性病巣で出現したと実感できる症例に遭遇しました（図 2-49）．最初の経験例からすると 10 例目近くになっていました．症例は，73 歳，右利きの男性です．ある日，左のほうがみえにくいと訴え，第 4 病日に入院しました．神経学的検査では，左同名性半盲に加え，相貌失認と街並失認を認めました．MRI T_1 強調画像でみますと，梗塞巣は右後大脳動脈領域に広範に認められました．撮像条件を変えたり追跡検査を実施したりしてみましたが，左の後頭葉には病巣を見いだすことはできませんでした．右一側性病巣の場合，症状は一過性であるとの指摘もあります．しかし，本例では形態画像上の病巣は右半球のみと考えられますが，症候は 2 年を経過した現在も発病当初とは変化のない状態で経過しています．

　このような症例を経験してみますと，やはり右一側性病巣でも相貌失認が出現してくることを認めざるを得なくなります．大脳優位性の問題でしょうか．相貌の認知機能が右一側に強く偏位していたと考えるべきなのでしょうか．両側性の病変で相貌失認が出現する症例では，両側がともに相貌認知に関与し，右病変で出現する症例では，右一側性にその優位性が存在するということであれば，右一側性病変で相貌失認が出現してくることはよく理解できます．しかし，現時点で相貌認知の優位性が両側性に存在するのか，右一側性に存在するのかを証明する方法はないと思われます．すでに述べましたように，右一側性病巣の場合，症状が一過性であるとの指摘もありますが，本例での症状は持続性でした．

　本例には街並失認も認められました．相貌失認と街並失認の合併例も報告されています．相貌失認は右の紡錘状回を中心とした病巣でも出現してきます．街並失認は右の海馬

傍回や舌状回を中心とした病巣で出現してくるといわれています[63]．両領域が障害されると，相貌失認と街並失認を生じることになります．両領域は後大脳動脈の灌流域にありますので両症候が同時に出現してくることは理解できます．しかし，右の後大脳動脈領域の広範な梗塞は臨床の現場でよく遭遇しますが，この領域に広範な梗塞があるからといって高率に相貌失認や街並失認が出現してくるわけではありません．むしろ，特殊な条件下に出現する，まれな症候と考えています．

4 色名呼称障害

　以前，色彩失認（color agnosia）とよばれていましたが，症候の本質は色名呼称の障害です．色名呼称障害（color anomia）とよぶほうがよりふさわしいと考えられます．色覚の障害である大脳性色盲とは，全く異なる概念となります．

　患者は色名をいったり，色名から正しい色を選択したりするときに誤りを示します．色カードのマッチングやぬり絵には異常はないといわれており，色名の記憶は保たれています．

　色名呼称障害は左の後頭葉障害で出現してきます．通常，純粋失読に伴って出現してきます．色名呼称障害の発現機序は，脳梁膨大部の障害による disconnection 説で説明されています．

　しかし，色彩の認知障害は色名呼称障害か大脳性色盲かと二分できるものでもなさそうです．色名がいえない状態で，pointing ができない場合やマッチングができない場合は，種々のパターンがありそうです．色彩の意味記憶障害としてとらえたり，特異性色彩失認とよんだりといろいろな報告がありますから今後の検討が待たれます．

5 視覚性注意障害や画像失認

　部分部分の視覚的認知は保たれているのに，その部分部分の関連性がわからず，全体像がつかめない状態を，同時失認（simultanagnosia）とよんでいました．現在は視覚性注意障害とよばれているようです．状況画の説明を求めたとき，その部分部分は正しく認知しているにもかかわらず，状況の全体を認知することができないことになります．

　一方，図形や絵画，写真などの認知障害に対して画像失認（picture agnosia）というよび方があります．物体失認との異同が問題になってきますが，物体は三次元的で触認知が可能であり，画像は二次元的で触認知が不可能であることから両者を区別して考えるべきだとする意見があります．

　責任病巣をある特定の部位に想定することには困難も多いのですが，両症候ともに，左の後頭葉障害により出現してくる症候と考えられているようです．

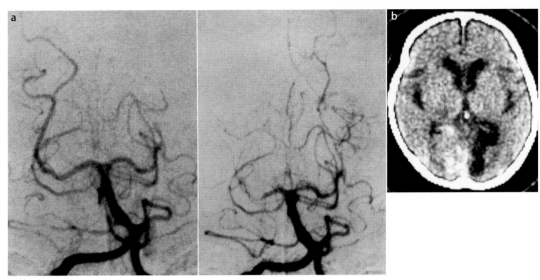

図2-50 皮質盲 72歳,男性,右利き.約2年前に左後大脳動脈の閉塞をきたした.その後,右の後大脳動脈閉塞症を再発し皮質盲やAnton症候群を呈した.脳血管造影(a).左は初発時の左後大脳動脈閉塞症,右は再発時の右後大脳動脈閉塞症.前回閉塞していた左後大脳動脈は再開通していた.X線CT(b)で両側の後大脳動脈領域の梗塞をみた.再発時の左の運動,感覚障害は右の視床膝状体動脈領域の梗塞によるものと考えられる.

6 視覚性失認の周辺症状

a 皮質盲

　両側性に後頭葉が広範に障害されると,皮質盲(cortical blindness)が出現してきます.皮質盲そのものは要素的な視野の障害と考えられますが,盲であることを否認することがあります.この否認はAnton症候群とよばれる病態失認の一型です.否認はしないものの盲であることに深刻さがなく,無関心であることもしばしばです.皮質盲の改善過程で,両側後頭葉損傷による物体失認や相貌失認が観察されることもあります.

　図2-50は私が初めて経験した皮質盲の患者の画像です.70歳のとき,右同名性半盲と純粋失読で発症しました.左後大脳動脈閉塞症と診断し経過を観察していましたが,純粋失読は重度でした.2年を経過したある日,左の上下肢に力が入りにくい,左手がしびれると電話がはいりました.家族にちゃんとみえているでしょうねと念を押したことを覚えていますが,目は何ともないといっていました.すぐに入院してもらいましたが,盲であることに気づきました.そのことを指摘しますと家族は驚いていましたが,本人は盲を否認していましたし,盲であることに無関心でした.脳血管造影(a)でみますと,左側は以前の左後大脳動脈の閉塞をきたしたときのもので,ambient segmentで閉塞しています.今回の所見は右側に示していますが,前回閉塞していた左の後大脳動脈には再開通をきたしており,右の後大脳動脈はcrural segmentで閉塞していました.塞栓性の脳梗塞と診断しています.35年以上前のX線CT(b)ですが,左の陳旧性梗塞と右の新鮮な出血性梗塞が確認されました.

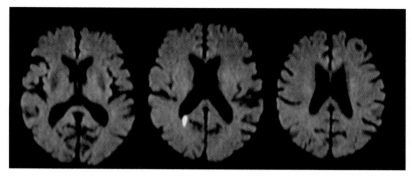

図 2-51　相貌の変形視と微視症　75歳，男性，右利き．MRI 拡散強調画像で右の脳梁膨大後部領域に新鮮梗塞．相貌の変形視と微視症は右視野で観察された．

　その後，何例かの持続する皮質盲を経験しました[64]．やはり多くの方で病態失認が観察されました．しかし，1例だけは盲を乗り越えるための点字に積極性を示しました．残念ながら点字の習得には至りませんでした．重度の純粋失読も存在していたものと考えています．

b 変形視や幻視，視覚保続

　対象が歪んでみえるのが変形視（metamorphopsia）で，存在しない対象が視覚的に知覚されるのが幻視（visual hallucination）です．後頭葉障害との関連性が論じられています．

　視覚対象が何であるかはわかりますが，形や大きさ，色，奥行きなどが，通常と違った印象でみえる症候を変形視とよんでいます．これが広義の変形視に相当します．みえ方の変化はさまざまで，実物よりも大きくみえる巨視や小さくみえる微視，2つあるいは多数にみえる多視，形が歪んでみえる変形視などに分類されています．この形が歪んでみえる変形視が狭義の変形視に相当します．変形視の対象は，文字や風景，相貌などであり，患者がその対象を注視したときに出現してくるといわれています．

　右の脳梁膨大後部領域の脳梗塞により，相貌の狭義の変形視と微視を呈した1例を紹介します[65]．75歳，右利きの男性が，テレビをみているとき，よくみかけるアナウンサーの顔がいつもと違ってみえたのに気づきました．左の眼や眉が下がっており，さらに，その部分が小さくみえると訴えています．すぐに，眼科を受診しましたが異常は指摘されませんでした．しかし，翌々日になっても症状に変化がないため受診しました．MRI 拡散画像（図2-51）にて，右の脳梁膨大後部領域に新鮮梗塞を認めました．

　変形視の責任病巣は多彩です．後頭葉底部や視交叉から後頭葉外側までの視覚路，後頭葉前下外側部，脳梁膨大部の近接部位[66]などがあげられています．脳梁膨大部には一側視覚領野から対側視覚領野への連絡線維があり，これを含む病変では，大脳半球間の視覚情報処理の統合が障害されるため，病巣と同側や反対側のどちらにも変形視が出現してくると説明されています[67,68]．右病巣では左の視野での変形視，微視の報告が多いように思いますが，本例では，右視野で症状が出現していました．

　なお，その後，左損傷で右視野での変形視の症例を経験しました．51歳，右利き女性が，顔の左半分が小さくみえる，遠くにみえる感じがすると訴え来院しました．前の症例と同様の相貌の狭義の変形視と微視を呈していました．MRI 拡散強調画像（図2-52）にて，

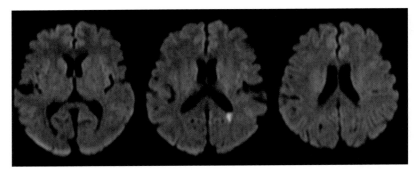

図 2-52 相貌の変形視と微視症 51歳，女性，右利き．MRI 拡散強調画像で左の脳梁膨大後部領域に新鮮梗塞．相貌の変形視と微視症は右視野で観察された．

左の脳梁膨大後部領域に新鮮梗塞を認めました．今度は左病巣で右視野の変形視でした．
　幻視は視野欠損部に出現してきます．幻視は要素性幻視と有形性幻視に分類できます．
　幻視とともに大脳性二重視を呈する症例の報告もあり[69]，二重視や三重視などの大脳性多重視の報告もあります[70]．梗塞例での報告は，まれと思われます．
　対象の視覚イメージが除去されているにもかかわらず，そのイメージが反復してみえる現象は反復視とよばれています[71]．視覚保続とよばれることもあります．この場合は時間的な保続ですが，視覚保続には，対象が空間的な保続を示すこともあります[72]．視覚の保続も後頭葉の関与が指摘されています．

c 視覚性失語

　物体失認（狭義の視覚性失認）は物品の視覚的認知障害です．一方，視覚性失語では物品の視覚的呼称の選択的障害をきたします．物品の呼称はできなくとも，口頭命令による物品の指示は可能であり，カテゴリー分類に問題はありません．物品の性状や使用法を書字やジェスチャーにより表現することができます．
　側頭葉の下外側部にまで及ぶような左の後大脳動脈領域の広範な梗塞により出現してくるといわれていますが[59]，視覚性失語は，まれな症状であると思います．当初，視覚性失認症状を呈し，経過とともに視覚性失語に移行した症例が報告されています．
　視覚性失語と考えた1例の画像を紹介します．92歳，右利きの女性です．当初，複雑な線画の模写が不良でしたので，視覚性失認かと考えましたが，徐々に改善し視覚性失語の様相を呈してきました．物品の指示やカテゴリー分類に問題はありませんでした．MRI 拡散強調画像（図 2-53）で左の後大脳動脈領域の広範な梗塞を認めました．
　しかし，左一側性の病巣で視覚性失認か視覚性失語の鑑別が困難で，結局は視覚性失認かと考えられた症例も報告されています[73]．移行例があることからも，両症候が混在することもあるでしょうし，混在する状況が持続する症例が存在しても不思議ではないと思っています．

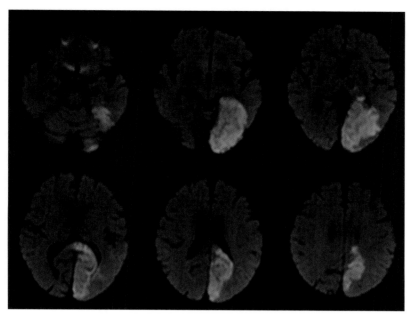

図 2-53　視覚性失語　92 歳，女性，右利き．MRI 拡散強調画像で左後大脳動脈灌流域に広範な梗塞を認めた．

3 視空間失認

　大橋先生の教科書では，視空間の認知障害として，①視空間知覚障害および変形視，②注視空間における障害，③地誌的障害の 3 項目があげられていました．②の注視空間における障害は Bálint 症候群と半側空間失認からなっていました．地誌的障害は道順障害と街並失認に分類され，概念が整理されてきましたので，別項で述べたいと思います．変形視は視覚性失認の周辺症状としてすでに述べました．半側空間失認は半側空間無視とよばれるようになりました．ここでは半側空間無視と Bálint 症候群を取り上げることにします．

　視覚情報処理過程については，4 つの軸，すなわち ①左か右か，②背側か腹側か，③内側か外側か，④後ろか前，が重要になることを述べてきました．

　視空間の認知過程におきましては，後頭葉から頭頂葉へと向かう背側の流れが重要になります．「どこ系」とよばれており，運動や位置の処理に関係してきます．なお，この背側の流れは，背腹側と背背側の流れに分けることができます．背腹側の流れは，下頭頂小葉へと向かいます．これが「どこ系」です．背背側の流れは，頭頂間溝へと向かい，「いかに系」とよばれています．上頭頂小葉が関与する，無意識の運動で，この流れが障害されてくると視覚性運動失調が出現してきます．この頭頂葉へ向かう視空間の認知障害の代表が半側空間無視と Bálint 症候群と思います．

1 半側空間無視

　半側空間無視(hemispatial neglect, unilateral spatial neglect)は右半球症状として最もよく観察できる症候ですが，1970年代後半までは，臨床の場でそれほど認知された症候でもなかったように思います．2013年，医学書院から『脳血管障害と神経心理学(第2版)』を発刊しました．国立循環器病研究センター副院長の峰松一夫先生に書評をいただきましたが，そのなかで，35年以上前(1970年代の後半になります)，左半側空間無視の患者を目の当たりにし強烈な印象をもったこと，指導医の勧めもあり地元の脳卒中勉強会で発表したことが記載されていました[74]．福岡での話ですが，当時の福岡は九州大学の第二内科を中心に日本の脳卒中研究のひとつの拠点であったわけですが，半側空間無視の認知度はそんなものであったろうと思っています．その頃，私は東北にいましたが，視野の障害ではないかと，かなりしつこく質問を受けた印象が残っています．視野の障害とは概念が異なること，視野は固視した状態で検査するが，本症を確認する検査は別に固視した状態でなくてよいこと，顔はいくら動かしてもよいと説明しても理解してもらえなかった思い出があります．

　当時は半側視空間失認(unilateral spatial agnosia)とよばれていました．略語はあまり好きではありませんが，USAとよばれていたようです．その後，半側空間無視(unilateral spatial neglect)，また，それを略してUSNとよばれるようになってきました．1993年に発刊された『精神科MOOK 29 神経心理学』[75]の目次には視空間失認としてあげられていました．故志田堅四朗先生が執筆されていましたが，視空間失認のなかで，半側視空間失認：半側空間無視として解説されています．そのなかで，「半側視空間内にある対象を無視する症状を半側視空間失認または半側空間無視という．最近はこの後者の用語を用いることが多い」と記載されていますので，広く半側空間無視とよばれるようになったのは，1990年代になってからではないかと思います．

a 半側空間無視の症候

　半側空間無視は視空間の半側にあるものを無視する症状です．大脳半球病巣の対側の刺激に反応せず，そちらを向こうとしない症状ともいえます．

　通常，半側空間無視は右半球損傷で出現し，左の視空間無視を呈します．左側のものに気づかなくなります．したがって，食事に際して左側にあるものを残したり，歩いていて左にある障害物にぶつかったりします．左にうまく曲がれませんので，右に右にと行こうとします．そのためにうまく部屋に戻れません．顔は右の方に傾いています．眼球も右へと偏位しており，左側の人に気づかないことがあります．

　半側空間無視は種々の検査で確認することができます．代表的な検査は線の二等分試験や線分抹消試験，絵や図形の模写，時計の文字盤の完成，読みや書字などがあげられます．また，地図上の都市の記入や迷路の検査なども有用で，これらの検査により左への注意障害を観察することができます．また，臨床経過を観察することができます．

　表象障害の症例で印象に残った症状があります．これはのちほど述べることにします．

b 半側空間無視の発現機序と責任病巣

半側空間無視の発症要因についていくつかの説があります．

大きく空間性要因と非空間性要因に分類できます．主要な空間性要因は方向性の注意障害といえそうです．運動面からみると方向性の運動障害といえるかもしれません．非空間性要因としては，発動性の低下や複数の方略の利用障害，フィードバックの利用障害などがあげられています．半側空間無視の症候に影響は与えるとしても，発動性の低下だけで半側空間無視が起こることもないと思います．同じように，方向性の注意障害が発症要因とはいえ，全般(汎)性の注意障害のみで半側空間無視が出現してくることもないと思います．

半側空間無視の発現には，方向性注意の考え方を理解しておかねばなりません．方向性があるから局在性があり，半球優位性が論じられることになります．左半球は右空間の方向性の注意に関与しています．一方，右半球は左空間への方向性が強いとはいえ左右両空間への注意に関与していると考えられています．したがって，左半球に損傷があっても，右空間への注意は右半球でカバーできることになります．しかし，右半球に損傷があれば，左空間をカバーできなくなり左半側空間無視を呈することになってきます．無視とはいっても，注意を左側へ向けられない，注意が右側の対象に強く引きつけられる，右側の対象から注意を解放できない，など種々に説明されています．

空間無視は，通常，右半球損傷で左半側空間無視の形をとることが多いのですが，臨床の場では左半球損傷による右半側空間無視を呈することもしばしばあります．失語症と右半側空間無視が同時に出現してくるわけです．この場合，以前は空間への大脳優位性が左にシフトしている，すなわち，言語の優位半球も空間認知の優位性も左にあるのではないかと考えられてきたように思います．実際そのようなケースも存在すると思います．しかし，右半側空間無視が急速に改善するようなケースも多く，左半球損傷で右半側空間無視を伴うときは，必ずしも方向性の注意の側性化が左に偏していると考えなくてもいいのではないかと思っています．

なお，発現機序のひとつに，表象障害によるものとの説があります．いわばイメージの障害です．Bisiachの報告例[76]は印象的です．患者はよく知っているミラノ大聖堂広場の情景を述べるよう指示されました．聖堂に向かったときと背にしたときの情景の説明を求められると，どちらの場合でも，左の情景の説明ができませんでした．向きを変えることにより，先ほど説明できたものが説明できなくなり，あるときには説明できなかったものが説明できたということになりました．心的表象の左側が認知できなくなったわけで，表象障害説とよばれています．

表象障害による半側空間無視の症例は，まれです．私が観察することができた症例を簡単に紹介しておきます[77]．48歳，左利きの女性です．大脳優位性に問題があり失語症も存在していましたが，左半側空間無視を呈していました．漢字の書き取りを指示しました．「偏」と「旁」からなる漢字を書いてもらいましたところ，「偏」を書くことができないことがしばしば認められました．例えば，時が寺，仏がム，住が主，読が売になりました．失語症もあり書字障害も合併していますので，「旁」の部分を間違えたこともありますが，この書き取りの障害は表象障害によるものと考えました．次に逆転模写の課題を行っても

らいました．モデルをみながらの施行には全く問題はありません．しかし，モデルがないとき，例えば，イヌを描くようにいいますと，紙面の右側に，胴体の右よりからしっぽにかけての絵を描きました．次に，このイヌを裏側からみた絵を描くように指示しましたところ，今度は紙面の右側に頭の部分を描きました．胴体の部分からしっぽにかけては描くことができませんでした．まさにイメージの障害と考えた症例でした．本例はアテローム血栓性脳梗塞の症例で，MRIによる病巣は右の頭頂葉後部を中心に側頭葉や後頭葉接合部に拡がっていました．また，右の大脳基底核や放線冠にも梗塞巣を認めました．

　左半側空間無視は右半球の損傷により出現してきますが，その責任病巣はどこに求めたらよいでしょうか．視覚情報処理過程でみますと，視空間認知では後頭葉から頭頂葉へと向かう背側の流れが重要になります．左半側空間無視の発現には頭頂葉が重要な役割を演じることになり，その古典的な責任病巣は，右の頭頂葉後部，特に下頭頂小葉が重視されてきました．しかし，頭頂葉と前頭葉の関係をみてみますと，頭頂葉は，注意や知覚，認知の面での役割が大きく，前頭葉は運動や反応面での役割を演じることになります．頭頂葉は入力面，前頭葉は出力面を担うといってよいでしょう．ということは半側空間無視の発現には，多くの部位が関与しうるといえそうです．古典的責任病巣は右の下頭頂小葉を中心とした頭頂葉領域に想定されてはいますが，前頭葉性無視の概念もあり，必ずしも特定の領域に求めることはできないかもしれません．半側空間無視の機序を考えるとき，頭頂葉は入力面，認知面で関与し，前頭葉は出力面，運動面で関与するといえそうです．両領域にまたがる病巣では，障害は重度となってきます．

c 脳血管障害による半側空間無視

　半側空間無視を生じる脳血管障害は多彩です．脳梗塞でも脳出血でも出現してきます．
　古典的な責任病巣と考えられている右頭頂葉後部は右中大脳動脈の灌流域にあります．したがって，右の中大脳動脈領域の梗塞によって出現してくる頻度が最も高いものと考えられます．
　片麻痺も目立たず症候学的に半側空間無視が前景に出現してくるような病巣のイメージに合った画像を図2-54に示します．78歳の右利きの男性で，感覚，運動障害はごく軽微で半側空間無視を主徴としていました．右中大脳動脈の頭頂葉や側頭葉を灌流する分枝に塞栓性梗塞を認めました．本例のような場合，半側空間無視の予後は悪くないように思います．頭頂葉の限局性病巣による半側空間無視は改善性の経過を示すものが多いようです．
　永続する重度の左半側空間無視は，前頭葉を含む右中大脳動脈領域の広範な梗塞で認められることが多いと思います．この場合，左片麻痺や左感覚障害も重度で，片麻痺を否認する，あるいは，無関心である病態失認を伴うことが多いようです．入力面である頭頂葉，出力面である前頭葉がともに障害されると予後は不良であるということでしょうか．図2-55は重度で持続する半側空間無視を呈した59歳，右利きの男性のX線CTです．右中大脳動脈領域の梗塞巣は広範です．この患者は左の片麻痺や感覚障害も重度で，左片麻痺の否認も認められました．眼球や頭部はいつも右へと偏位しております．左半身にも注意が向かないようで，左の鼻からは鼻毛がはみ出していました．私はこの徴候を鼻毛徴候とよんでいましたが，左への視空間に対する注意も身体に対する注意も重度に障害され，かつ，それが持続しました．

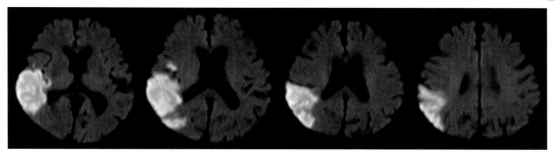

図 2-54　左半側空間無視　78 歳，男性，右利き．MRI 拡散強調画像で右の頭頂葉や側頭葉を中心とした塞栓性梗塞を認めた．

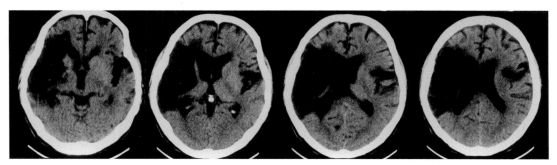

図 2-55　左半側空間無視，重症例　59 歳，男性，右利き．X 線 CT で広範な右中大脳動脈領域の梗塞を認めた．

　なお，脳梗塞による半側空間無視は中大脳動脈領域の梗塞のみならず，後大脳動脈領域や前脈絡叢動脈領域の梗塞でも出現してくることがあります．視床梗塞による報告もあります．

　図 2-56 は 63 歳，右利きの男性です．MRI 拡散強調画像で広範な後大脳動脈領域の梗塞を認めました．左同名性半盲や左の軽度の片麻痺，感覚鈍麻とともに左半側空間無視を認めました．右の後大脳動脈領域の広範な梗塞では，軽症例を含めると高率に半側空間無視が出現してくると思います．図 2-57 は 64 歳，右利きの女性の X 線 CT です．右の前脈絡叢動脈領域に梗塞を認めます．右の前脈絡叢動脈の広範な梗塞は，比較的高率に半側空間無視を呈するようです．

　責任病巣についての議論はたくさんあります．いずれにしても，視空間認知における情報は後頭葉から頭頂葉へと向かう背側の流れで処理されますから，その経路で直接的，間接的に障害が起これば半側空間無視が出現することになります．そのような観点からも，頭頂葉後部，特に下頭頂小葉が重視されてきたのでしょうが，中大脳動脈領域の梗塞でも，他の部位に注目した報告もあります．例えば，頭頂葉後部より上側頭回中部を重視[78]した報告もあります．しかし，その報告を意識しながらも，中大脳動脈領域での責任病巣としては，やはり下頭頂小葉の角回が重要であることを強調しているものもあります[79]．何をいいたいかといえば，中大脳動脈の皮質枝は，頭頂葉への角回動脈や後頭頂動脈と側頭葉への上側頭動脈は一緒に分岐することが多いわけで，同時に障害されることも多いと思います．そこに梗塞巣があることと，そこが責任病巣であることはすぐに結びつかない症例が存在しても不思議ではありません．

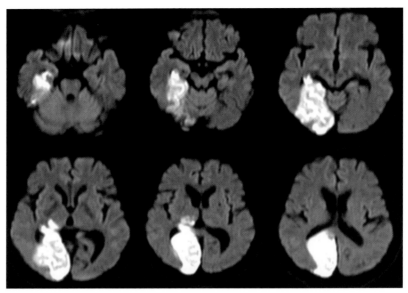

図 2-56　左半側空間無視　63 歳，男性，右利き．MRI 拡散強調画像で右後大脳動脈領域に広範な梗塞巣を認めた．

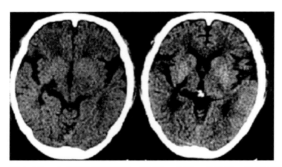

図 2-57　左半側空間無視　64 歳，女性，右利き．X 線 CT で右前脈絡叢動脈領域に梗塞を認めた．

　　右後大脳動脈閉塞症で左半側空間無視をみることがあります．広範な梗塞では出現頻度は高率です．しかし，本症が右後大脳動脈閉塞症で出現することから後頭葉病巣の関与が論じられることもありました．あるいは，後大脳動脈閉塞症により視床と後頭葉が同時に障害されることが本症の発現に関係すると議論されたこともありました．しかし，なかなか結論は得られておりません．後大脳動脈閉塞症による本症は，梗塞巣の拡がりが中大脳動脈との境界域へと拡がった状況，すなわち頭頂葉後頭葉接合部へと拡がった状況で出現してくるのではないかと考えたこともありますが，必ずしも意見の一致があるわけではありません．最近，後大脳動脈閉塞症による半側空間無視の責任病巣として，側頭葉の海馬傍回と頭頂葉の角回を結ぶ白質内の経路が後頭葉皮質下白質病巣で障害されることにより出現するとの報告もあります[80]．後大脳動脈閉塞症で出現する半側空間無視の責任病巣として，側頭葉内側面の海馬傍回の関与を強調する報告もあります[79]．しかし，海馬傍回は側頭葉内側部に存在し，視覚情報の処理過程からすると，後頭葉から側頭葉へと向かう，いわゆる「なに系」に関与する部位ですから，視空間認知にどれほど関与しているか

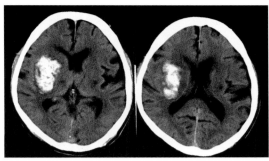

図 2-58　左半側空間無視　62 歳，男性，右利き．X 線 CT で右被殻出血．

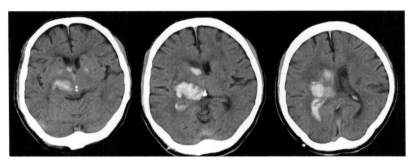

図 2-59　左半側空間無視　78 歳，女性，右利き．X 線 CT で右視床出血．血腫は外側へと進展していた．

は疑問が多いようです．しかし，いずれにしても後頭葉から頭頂葉へと向かう空間認知の処理機構は存在しているわけですから，広範な後大脳動脈領域の梗塞により，処理過程のいずれかの部位が損傷されたために起こってくるのでしょう．

　なお，脳出血でも半側空間無視は出現してきます．小出血では出現しないと思いますが，中等度以上の被殻出血や視床出血ではよく観察されます．もちろん，頭頂葉を中心とする皮質下出血でも出現してきます．図2-58 は右被殻出血で左半側空間無視を呈した 62 歳の右利き男性の X 線 CT です．左の片麻痺や感覚鈍麻，左片麻痺の否認も伴っていました．図 2-59 は，78 歳，右利きの女性で右視床出血の X 線 CT です．左の片麻痺や感覚鈍麻とともに左半側空間無視を呈していました．視床出血では本例のように外側に血腫が進展した状況でよく半側空間無視が観察されますが，視床の内部に限局しているようにみえても，半側空間無視が出現してくることもあります．図 2-60 は，このようなタイプの視床出血でした．58 歳，右利きの男性で，左の片麻痺や感覚鈍麻，左半側空間無視を呈していました．X 線 CT で右の視床出血が確認されました．当然のことながら，頭頂葉を含む皮質下出血でも半側空間無視は出現してきます．図 2-61 は 74 歳，右利きの男性で，X 線 CT により右の頭頂葉や側頭葉を中心とする皮質下出血を認めました．左の片麻痺や感覚障害とともに左半側空間無視を認めました．片麻痺は軽度でしたが，当初，左半側空間無視は重度でした．

d 前頭葉性無視

　前頭葉性無視（frontal neglect）という概念もあります．半側空間無視の発現機序を考え

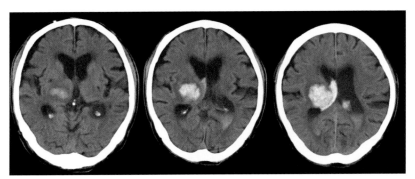

図 2-60　左半側空間無視　58 歳，男性，右利き．X 線 CT で右視床出血．血腫は比較的視床内に限局していた．

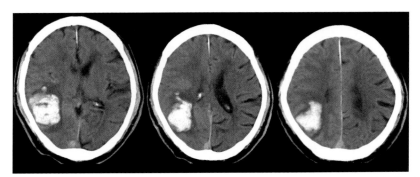

図 2-61　左半側空間無視　74 歳，女性，右利き．X 線 CT で右頭頂葉，側頭葉皮質下出血．

ると，頭頂葉は知覚面，あるいは，入力面に関連し，前頭葉は運動面，出力面に関与すると思われます．頭頂葉性の無視は半側視空間における入力面での障害で出現し，前頭葉性無視は半側視空間における出力面での障害により生じると説明されています．この両者が障害されると半側空間無視は重度になってきます．

　前頭葉性無視の最初の症例[81]は脳腫瘍であったと記憶しています．以前は，脳梗塞による前頭葉性無視はそれほど多いものとは考えられていませんでしたが，半側空間無視への関心が高まったこと，半側空間無視の検査システムが確立したことなどが要因となり，脳梗塞による前頭葉損傷で半側空間無視を呈する症例も数多く存在することが知られてきました．

　症例は 83 歳，右利きの女性です．ある日，急性の左片麻痺で発症しました．構音障害や左不全片麻痺とともに，半側空間無視を認めました．左半側空間無視は軽度で急速に改善しました．MRI 拡散強調画像（図 2-62）により，右の中大脳動脈の灌流する前頭葉外側部に梗塞を認めました．しかし，急性期から観察したからといって，常に半側空間無視をみるわけでもありません．68 歳，右利きの男性が，特に運動麻痺があるわけではありませんが，右の眼の奥のほうが痛むと訴え，何となく反応がいつもとは違うということで，翌日，受診してきました．左半側空間無視も認めません．MRI 拡散強調画像（図 2-63）では，右の中大脳動脈の灌流する前頭葉外側部に比較的大きな梗塞を認めています．この場合，空間認知の優位性が右ではなかったのではないかといってしまえば，それまでですが，前頭葉にかなりの拡がりをもつ梗塞が存在しても，必ずしも半側空間無視を伴うものではな

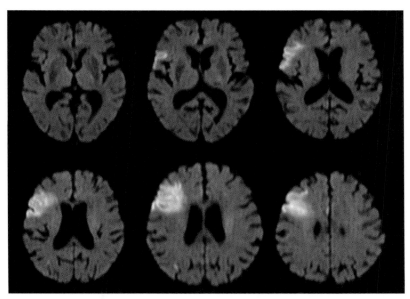

図 2-62　前頭葉性無視　83 歳，女性，右利き．右中大脳動脈の灌流する前頭葉外側部の障害により左半側空間無視を呈した．

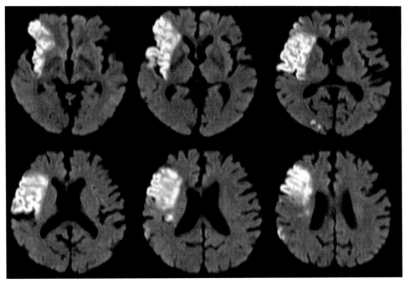

図 2-63　前頭葉性無視　68 歳，男性，右利き．右中大脳動脈の灌流する前頭葉外側部に広範な梗塞巣を認めたが左半側空間無視は認めなかった．

いということでしょう．

　前頭葉の梗塞で重度な半側空間無視を呈した 2 症例を紹介します．最初の症例は 79 歳，右利きの女性です．ある日，左片麻痺で発症しています．約 1 か月半を経過してリハビリテーションを目的に入院してきました．見当識や注意の障害，遂行機能障害に加え，左の不全片麻痺，左の強制把握，左半側空間無視を認めました．半側空間無視は重度でした．X 線 CT を図 2-64 に示します．右半球で中大脳動脈が灌流する前頭葉外側部と前大脳動脈が灌流する前頭葉内側部に梗塞巣を認めました．第 2 例は 73 歳の右利き女性で

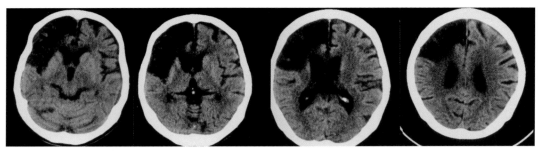

図 2-64　**前頭葉性無視**　79歳，女性，右利き．右の中大脳動脈が灌流する前頭葉外側部と前大脳動脈が灌流する前頭葉内側部に梗塞巣を認めた．左半側空間無視は重度で持続した．

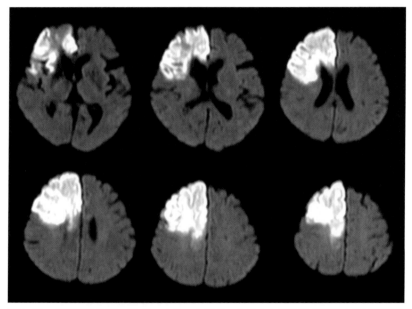

図 2-65　**前頭葉性無視**　73歳，女性，右利き．右の中大脳動脈が灌流する前頭葉外側部と前大脳動脈が灌流する前頭葉内側部に梗塞巣は広範であった．左半側空間無視も重度で持続した．

す．ある朝，家族が電話をかけましたが，電話に出ませんでした．訪ねたところ，左片麻痺を生じており，動けなくなっていました．左の片麻痺は重度で，感覚障害も認めました．左半側空間無視は重度で，顔や眼球は右へと偏位していました．MRI 拡散強調画像（図2-65）で前例と同様，右半球で中大脳動脈と前大脳動脈が灌流する前頭葉に広範な梗塞巣を認めました．

　前頭葉損傷により左半側空間無視を呈する症例は確かに存在します．通常，中大脳動脈が灌流する前頭葉外側部の損傷例に出現する半側空間無視は改善性の経過をとるように思います．しかし，中大脳動脈領域に加え，前大脳動脈領域，すなわち前頭葉内側部にも障害をきたしますと予後不良の半側空間無視を呈することがあります．前頭葉運動連合野や，前頭眼野を含むような病巣では，無視が重度となり，予後が不良になるのではないかと考えています．また，補足運動野の障害では運動の発動性が低下し，行動面での障害がより著明に出てくるかもしれません．

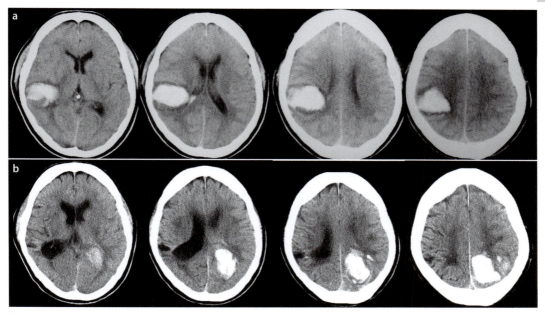

図 2-66　Bálint 症候群　69歳，男性，右利き．初回発作は右の側頭葉頭頂葉皮質下出血であった(a)．再発時(b)に左の頭頂葉後頭葉皮質下出血を認めている．右の側頭葉頭頂葉には陳旧性の脳出血巣を認めた．

2 Bálint 症候群と視覚性運動失調

　Bálint 症候群は両側の頭頂葉後部の障害により出現し，視覚性運動失調(optische Ataxie)や精神性注視麻痺，視覚性注意障害を呈してきます．視覚性運動失調とは，手指に運動失調や脱力はなく，対象物を認知しているにもかかわらず，うまく対象物をつかむことができない状態です．精神性注視麻痺とは，眼球運動に制限はありませんが，随意的に視線を移動させ，対象物を注視することができない状態をいいます．視覚性注意障害は，ひとつの対象物に注意が注がれたとき，他の対象物に全く注意が向かない現象をいいます．

　脳血管障害による Bálint 症候群はこれまで 3 例ほど経験しましたが，すべて両側の頭頂葉を中心とする皮質下出血の症例でした．時期を異にした出血で，アミロイドアンジオパチーによる出血と考えた症例もありました．

　代表例を紹介します．69歳，右利きの男性です．7 年以上前になりますが，右の側頭葉頭頂葉皮質下出血の診断を受けています．左半側空間無視を認めましたが，徐々に改善し，日常生活には支障のない状態に復していました．ある日，「方向がわからなくなった」と訴え，入院しました．左の頭頂葉後頭葉皮質下出血と診断され，開頭血腫除去術を受けています．回復後，Bálint 症候群を呈しております．X 線 CT（図 2-66）では，初回発作(a)で，右の側頭葉頭頂葉皮質下出血を，再発時(b)に左の頭頂葉後頭葉皮質下出血を認めています．右の側頭葉頭頂葉には陳旧性の脳出血巣を認めました．両側の頭頂葉の障害により，Bálint 症候群を呈したものと結論しました．その後，症状は多少の改善は示しましたが，3 年以上を経過した現在も，視覚性運動失調や視覚性注意障害，精神性注視麻痺を残して

います．

　視覚性運動失調とは，対象に対し正確に手を伸ばすことができない現象です．Bálint 症候群にみられる視覚性運動失調は，optische Ataxie とよばれており，注視した物体に正確に手を伸ばせない現象です．一方，注視点より離れた周辺視野で対象をうまくとらえられない状態も視覚性運動失調とよばれており，この場合はフランス語で ataxie optique といわれています．日本語では，optische Ataxie も ataxie optique も視覚性運動失調と訳されますので，どのような意味で使用されているかの確認が必要です．

　頭頂間溝の内壁やや後方寄りから上頭頂小葉の損傷で視覚性運動失調が生じます．この部位での障害は，視覚にも体性感覚にも依存していますが，視覚への依存がより強いと思われます．そのため，ずれの程度は，病巣と反対側の視野の対象に反対側の手を伸ばしたときが最も大きくなります．順に，反対側の視野に同側の手，同側の視野に反対側の手で障害は減少し，同側の視野に同側の手では，ずれはないと考えられています．

　視覚の情報処理を考えますと，頭頂葉への経路は「どこ」系になります．意識にあがるのは，下頭頂小葉への流れで，意識にあがらないのが上頭頂小葉への流れです．「いかに」系とよばれています．

　視覚性運動失調は頭頂間溝内壁やや後方寄りから上頭頂小葉の損傷で生じるといわれています．内側頭頂間溝の MIP（middle intraparietal area）の関与が考えられています[82]．なお，頭頂間溝とその近辺の症候学としては，視覚性運動失調のみならず，遠近の認知や傾きの認知，スピードの認知，自己身体の定位などにも，注目しておきたいと思っています．

　比較的限局した病巣で視覚性運動失調をきたした症例を紹介します．59 歳の右利き男性が浮動性めまいで発症し，漢字の書字障害に気づいています．右のほうがみえにくいと訴えていました．第 10 病日に初診しました．神経学的所見では，右下 1/4 盲や純粋失書，失算，軽度の右半側空間無視とともに視覚性運動失調を認めました．MRI 拡散強調画像（図 2-67）で左の頭頂葉で頭頂間溝に沿って下頭頂葉と上頭頂小葉に拡がる新鮮梗塞を認めました．右視野での右手の障害が最も重度で，右視野での左手の障害は中等度，左視野での右手の障害は軽度でした．左手の視覚性運動失調は認めませんでした．

4 地誌的障害

1 地誌的障害とは

　地誌的能力については，これまで，実地の行動面での障害（道順障害）と，地誌的関係の表象能力（地誌的記憶能力）の障害の両面から検討されることが多かったように思います[83]．

　しかし，実地の行動面だけをみると道順障害は種々の要因で出現してきます．実際，左半側空間無視においても，左への注意が向かないため，そちらに曲がることができず，右へ右へと行ってしまうために道に迷ってしまいます．また，建物のもつ個別的な特徴が認

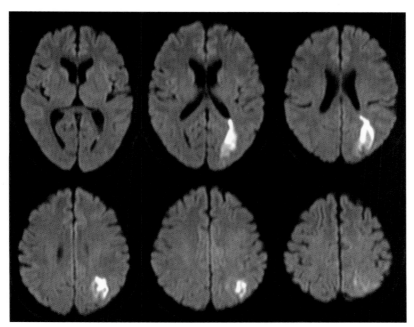

図 2-67　視覚性運動失調　59歳，男性，右利き．左の頭頂間溝に沿っての梗塞を認めた．

知できないための視覚性失認に基づくこともあるかもしれません．その責任病巣は，右の頭頂葉後頭葉に求められることもあれば，視覚性失認を原因とする場合には両側の後頭葉病変に求められるなど，さまざまに論じられてきました．

　一方，地誌的記憶障害とはよく知っているはずの道順や自宅の間取り，都市の位置関係などを述べること，あるいは図示することができない状態と考えられてきました．地図障害や地理表象障害という用語が妥当であろうとする見解もあったように思います[83]．その責任病巣は両側の後頭葉側頭葉接合部に求められることもありましたが，右半球損傷のみで出現するとの報告もみられています．

　地誌的障害として語られてきた古典的な道順障害や地誌的記憶障害の責任病巣は，頭頂葉後頭葉病変や後頭葉病変，後頭葉側頭葉病変などがあげられています．また，両側性の障害の重要性や右の一側性病巣で出現してくる可能性なども論じられてきました．

　しかし，1990年代になり，高橋伸佳先生や河村満先生のグループの努力により，地誌的障害は道順障害と街並失認という概念で，その症候や責任病巣が簡潔にまとめられてきました[63,84,85]．これまでの業績は，神経心理学コレクション『街を歩く神経心理学』としてまとめられています[86]．なお，地誌的障害は地理的障害や地理的失認，地理的失見当，地誌的失見当などともよばれているようです．

　地誌的障害とは「熟知しているはずの場所で道に迷う」[85]というのが基本的な症状だと思います．道順障害では「目の前の建物が何であるかはわかるが，その角をどちらに行けばよいかわからないために道に迷い」，街並失認では「熟知している家屋や街並が初めてのように感じるために道に迷う」[85]ということになります．旧知の場所か，新規の場所か，当然問題とはなってきますが，知らないところで迷うのはすぐには地誌的障害といえないことになります．

2 道順障害と街並失認

　道順障害の責任病巣は右の脳梁膨大後方部領域（retrosplenial region）から頭頂葉内側部にかけての病巣が指摘されています[86]．頭頂葉では楔前部や後部帯状回，あるいは皮質下の帯状回峡などが関与すると考えられています．当初，頭頂葉皮質下出血による症例が続いておりましたが[86]，脳梁膨大後方部領域や頭頂葉内側部は後大脳動脈の分枝が灌流していますので，後大脳動脈閉塞症により出現することも報告されました[87]．その後，多くの症例が追加報告されています．

　私が最初に経験した道順障害の症例[88]は，53歳の右利きの男性でした．ある日，会社から自宅へ車を運転して帰る途中で道に迷っています．生まれ育った熟知した場所での出来事でした．画像を図2-68に示します．CTスキャン(a)で右の脳梁膨大後方部領域から頭頂葉内側部にかけての皮質下出血が確認されました．MRI T_1強調画像の矢状断(b)でみますと，皮質下出血は頭頂後頭溝より前方にあり頭頂葉の内側部に主座があることがわかります．脳梗塞でも道順障害は出現してきます．のちほど道順障害と街並失認を同時に呈した症例の画像を紹介いたします（図2-70）．

　街並失認は風景の視覚的認知障害であり，視覚性失認の一型と考えられます．視覚情報の処理の経路を考えますと，風景は右の後頭葉から側頭葉へと向かう流れで処理されます．その流れが障害されると，街並失認が出現してくることになります．

　その責任病巣は右の海馬傍回を中心に舌状回や紡錘状回に拡がる領域が想定されています．側頭葉内側部を中心とした病巣になりますが，このような障害を生じるのは，通常，後大脳動脈閉塞症でしょうから後頭葉内側下部にも病巣が拡がっているようです．この場合，相貌失認を合併している報告例もあります[63]（図2-49）．

　地誌的障害では，概念や発現機序，責任病巣に関して種々の議論があります．その事情は欧米圏でも同じとみえ，地誌的障害の用語は多種多様です．topographic disorientationを広く地誌的障害とするならば，AguirreとD'Esposito[89]はegocentric disorientationとheading disorientation, landmark agnosia, antegrade disorientationの4型に分けています．このなかで，heading disorientationは高橋のいう道順障害に相当し，landmark agnosiaは街並失認に相当するものと考えられます．その責任病巣をみますと，heading disorientationの病巣は帯状回後部に想定していますので，高橋の見解と一致します．一方，landmark agnosiaは舌状回に想定しており，環境情報についての新しいイメージを形成することの障害であるantegrade disorientationの責任病巣として海馬傍回を考えています．両者を合わせたような概念が，街並失認に相当するのでしょう．

　地誌的障害の基本は見慣れた場所，熟知した場所で道に迷うことにあると思います．旧知の場所で迷うことになります．では，新規の場所ではどうでしょうか．方向や方角がわからないのには，旧知も新規もありません．街並の視覚的認知に障害があるのにも，旧知も新規もありません．知っている場所でも，間違えるのですから，新規の場所では，間違えて当然ということになります．では，旧知の場所では迷わないが，新規の場所でのみ，迷う場合をどう考えたらよいでしょうか．方向音痴かもしれないし，認知症かもしれないし，健忘症候群のひとつの症状かも，あるいはその他の原因があるかもしれません．しか

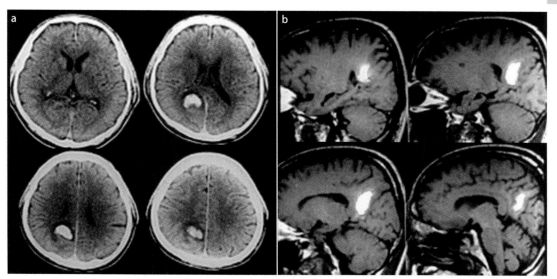

図 2-68 道順障害 53歳，男性，右利き．X線CT（a）で右の脳梁膨大後方部領域から頭頂葉内側部にかけての皮質下出血を認めた．MRI T₁強調画像の矢状断（b）でみると，出血は頭頂葉内側部に留まっていた．

し，新規の場所でのみ迷う場合は，軽症の地誌的障害である可能性はないのでしょうか．

　地誌的障害の患者の経過をみてみますと，旧知の場所でも新規の場所でも間違えていた方が，旧知の場所では障害が改善し，新規の場所でのみ呈してくるようなことがあります．それならば，軽症例では新規の場所のみの障害があってもいいのではないかと思えるわけです．しかし，地誌的障害というためには，やはり地誌的障害を生じうる可能性のある部位に何らかの病変があることが原則だと思っています．

　地誌的障害の症候学や責任病巣については，検討すべき問題が多いと思っています．

　右の後大脳動脈閉塞症で海馬傍回や舌状回，紡錘状回を含む広範な梗塞例は少ないとも思いません．しかし，定型的な街並失認を呈する症例は少ないように思います．むしろ，まれといってもよいと思います．大脳優位性と関係しているのでしょうか．道順障害を呈した症例は，「通いなれた道で迷ってしまった」という主訴で来院しました．街並失認の患者はどのように訴えてくるのでしょうか．訴えになりにくいのでしょうか．あるいは，検査により初めて把握できる症状なのでしょうか．今後，注意しておきたいと考えています．街並失認は，ただ単に右の海馬傍回を中心とした領域が障害されると出現するというほど単純なものではないと思いますし，何か特殊な状況下に出現してくる症候と考えています．

　道順障害が右の脳梁膨大後方部領域から頭頂葉内側部にかけての限局した病巣で出現するのは確実であり，道順障害の責任病巣であることには異論はありません．しかし，右の側頭葉障害で，これまで道順障害と考えられている症候と全く同様の症状を呈した症例を経験したことがあります[90]．81歳の右利き女性が，右側頭葉の皮質下出血の術後に道順障害を呈しました（図2-69）．当初は道に迷うものですから，血管性認知症と診断されていました．症候は通常の道順障害の責任病巣と思われる部位には損傷がなく，右の側頭葉皮質下出血が発症の要因と考えざるを得なかった症例です．

　その後，同様の症例を経験したことがありませんので，この1例だけの経験ですが，

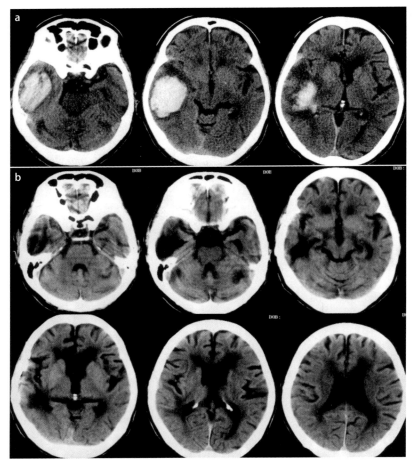

図 2-69 道順障害 81 歳，女性，右利き．X 線 CT (a) で右側頭葉の皮質下出血を認めた．b は術後の X 線 CT．病巣は頭頂葉内側部には拡がっていないようであった．

道順障害の責任病巣は多様である可能性があるようにも思っています．

　街並失認の責任病巣である右の海馬傍回や舌状回，紡錘状回は右後大脳動脈の灌流域にあります．また，道順障害の責任病巣である右の脳梁膨大後方部領域や，頭頂葉の内側部にある楔前部や帯状回峡も右の後大脳動脈の灌流域にあります．したがって，右の後大脳動脈閉塞症により，同時に街並失認と道順障害を呈する可能性があります．街並失認そのものが，まれな症状ですし，後大脳動脈閉塞による道順障害もよく観察できる症状とも思っておりませんが，同時に，街並失認と道順障害を呈した 2 症例を経験しましたので紹介します．

　症例 1 は 64 歳，右利きの男性です．ある日，左のほうがみえにくくなり，左上下肢に軽度の脱力が出現し，翌日，入院しました．左不全片麻痺や左感覚鈍麻とともに，左同名性半盲や左半側空間無視，街並失認，道順障害を認めました．MRI 拡散強調画像（図 2-70a）で右の視床外側部から側頭葉内側部の海馬傍回を中心として，舌状回や紡錘状回から後頭葉全域にかけて，さらに脳梁膨大後方部領域や頭頂葉内側部にかけて，右後大脳動脈領域に広範な塞栓性梗塞を認めました．症例 2 は 60 歳，右利きの男性です．ある日の起床時，左のほうがみえにくく，左手がしびれるのに気づきました．同日，入院しまし

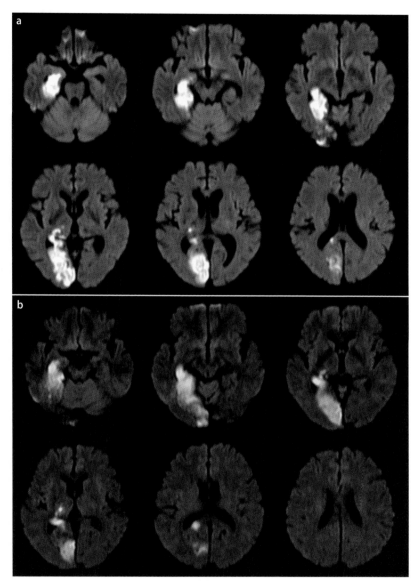

図2-70 地誌的障害　街並失認と道順障害を同時に呈した症例．a：64歳，男性，右利き．b：60歳，男性，右利き．両症例ともに MRI 拡散強調画像にて右の後大脳動脈領域に広範な塞栓性梗塞巣を認めた．

た．左半身の軽度の感覚障害と運動障害を認め，左同名性半盲や左半側空間無視，街並失認，道順障害を呈していました．MRI 拡散強調画像（図2-70b）で，症例1と同じような右の後大脳動脈領域の塞栓性梗塞を認めました．地誌的障害は症例1より軽度で，旧知の場所での障害は，比較的急速に改善したようです．この2例の詳細については，いずれ報告したいと思っています．

5 聴覚性失認

　横側頭回(Heschl 回)から側頭平面，上側頭回にかけての領域は聴覚や聴覚性認知に関与する領域です．中枢性の聴覚の障害は，皮質聾(cortical deafness)や聴覚性失認(auditory agnosia)として知られています．

　しかし，左の側頭葉後部に病巣が存在しますと，ウェルニッケ失語を伴うことになります．この場合，聴覚性失認を正しく評価するのに困難が多いのではないかと思われます．失語も伴わない聴覚性失認の定型例は特殊な条件下で出現する，まれな症状と考えています．脳梗塞のように病巣の範囲が動脈灌流域に影響される場合に，純粋例はなかなか生じにくいような気がします．いわゆる皮質聾の症例や環境音失認は両側の被殻出血例で経験したことがありました．

1 皮質聾

　一次聴覚野である横側頭回の両側性の障害では皮質聾を生じます．この場合，皮質盲と同様に聾を否認する Anton 症候群をみることも知られています．横側頭回は中大脳動脈の灌流域にありますので，両側の中大脳動脈領域の梗塞により皮質聾を生じることがあると思いますが，両側の中大脳動脈の閉塞では，多彩な神経症候が出現してきますので，皮質聾のみを呈する典型例に遭遇する機会は非常に少ないのではないかと思います．しかし，永続する聾は横側頭回の両側性の障害のみではなく，側頭葉皮質下の聴放線や内側膝状体の両側性病変によっても生じることがあります．「いわゆる皮質聾[91]」とよばれる状態です．両側の被殻出血例で，血腫により側頭葉皮質に損傷が及んだ状態で出現してきた症例を経験したことがあります．

　54歳，右利きの男性です．まず，左の被殻出血を発症しました．右片麻痺と失語症が出現しましたが，後遺症なく改善していました．13年以上が経過したのち，右の被殻出血をきたしました(図2-71)．本例は純音聴力検査で高度の障害を呈し，言語音や環境音，音楽の認知は重度に障害されていました．永続するいわゆる皮質聾を呈していました．本例は聾であることを否認していましたので，というよりは，家族も聾であることに気づいていませんでしたので，最初の病院でコミュニケーション面でのトラブルを生じて転院してきました．言語面でいうと，自分の意思は口頭で伝達することは可能ですが，他人のことばは理解できませんのでコミュニケーションには筆談を用いることになります．まれな状態とは思いますが，両側の被殻出血で血腫が内側膝状体を含む両側側頭葉皮質下を障害し，聴放線を切断するようなことがあれば，大脳損傷を原因とする永続的聾状態をきたしてくる可能性があります[92]．なお，本例では聴性脳幹反応に異常はありませんでした．

2 聴覚性失認

　横側頭回から側頭平面，上側頭回にかけての領域は聴覚や聴覚性認知に関与する領域で

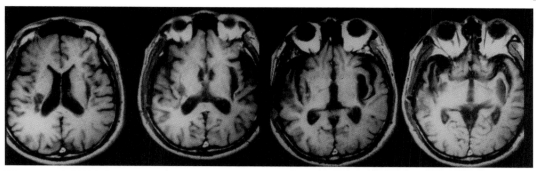

図 2-71　両側被殻出血　いわゆる皮質聾. 54 歳, 男性, 右利き. MRI T_1 強調画像で両側性の陳旧性脳出血を認めた.

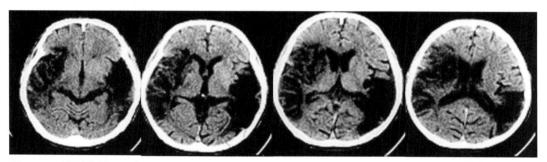

図 2-72　聴覚性失認　51 歳, 男性, 右利き. MRI T_1 強調画像で側頭葉を含む両側の中大脳動脈灌流域の広範な梗塞巣を認めた.

す．中枢性の聴覚の障害は，皮質聾や聴覚性失認として知られています．

聴力そのものには障害はないのに，言語的，あるいは非言語的聴覚刺激が理解できない状態を聴覚性失認とよんでいます．具体的な表現型としては純粋語聾や環境音失認，失音楽などを呈してくることになります．しかし，左の側頭葉後部に病巣が存在しますと，ウェルニッケ失語を伴うことになります．この場合，聴覚性失認を正しく評価するのに困難が多いのではないかと思われます．失語も伴わない聴覚性失認の定型例は特殊な条件下で出現する，まれな症状と考えています．脳梗塞のように病巣の範囲が動脈灌流域に影響される場合に，聴覚性失認の純粋例はなかなか生じにくいような気がします(図 2-72).

いわゆる皮質聾の症例や環境音失認は両側の被殻出血例で経験したことがありました．

a 純粋語聾

純粋語聾(pure word deafness)の特徴は聴覚を介する言語の入力の障害です．したがって，語音の認知が選択的に障害されます．自発語には障害はなく，聴覚を介するものでなければ呼称や読み書きに障害はありません．筆談も保たれています．責任病巣は左ないしは両側の上側頭回に求められています．ウェルニッケ失語では，言語の聴覚的理解が障害されてきます．しかし，純粋な純粋語聾で発症し，それがある程度持続するような症例は，まれであろうと思っています．一側性の左側頭葉損傷で生じるとの報告はありますが，そうであれば，もっと経験してもよいのではないかと思うのですが．左の中心前回の限局性の梗塞による純粋語唖は，しばしば経験します．しかし，一側性の上側頭回の限局

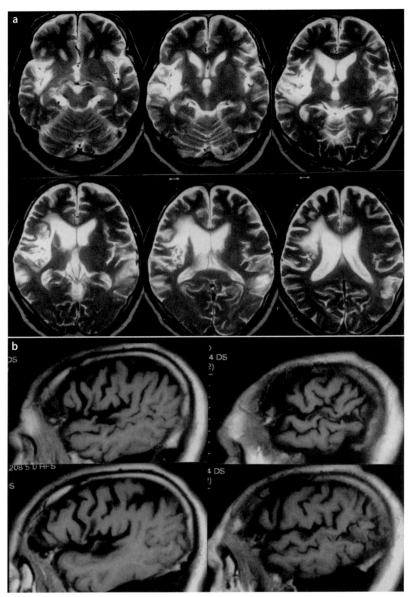

図 2-73　純粋語聾　66歳，男性，右利き．MRI T$_2$ 強調画像(a)で両側の中大脳動脈灌流域に梗塞巣を認めた．MRI T$_1$ 強調画像の矢状断(b)で両側の上側頭回の梗塞巣が確認された(上段は右，下段は左)．

性病巣による純粋語聾の経験はありません．

　脳梗塞の再発例で，「耳が聞こえなくなった」と訴え，耳鼻科を受診することを勧められた患者がいました．66歳，右利きの男性です．15年以上前に左の片麻痺や構音障害で発症し，脳梗塞と診断されましたが，順調に経過し社会復帰しました．ある日，突然，耳が聞こえなくなったと訴えました．当初は，語音も環境音も，音楽も理解できなかったと思います．しかし，徐々に環境音や音楽を理解できるようになり，やがて純粋語聾の状態を呈するようになりました．聴覚的理解は障害されていましたが，筆談でのコミュニケーションは可能でした．MRI T$_2$ 強調画像(図 2-73a)では，両側性に梗塞を認めています．右

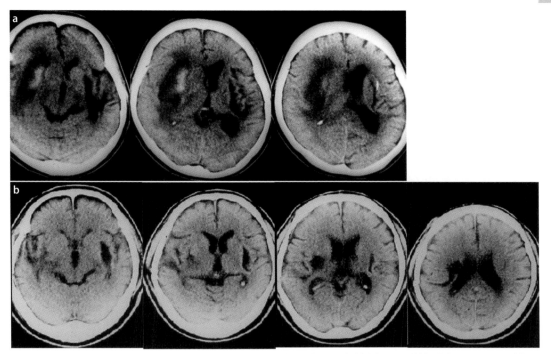

図 2-74　環境音失認　46 歳，女性，右利き．X 線 CT（a：初診時，b：慢性期）で両側被殻出血を認めた．被殻出血は前後に進展しており，両側性に側頭葉皮質下の聴放線に影響を及ぼしていたのではないかと考えた．

の病巣は陳旧性の梗塞によるものですが，中大脳動脈の灌流する側頭葉や大脳基底核，放線冠などに病巣を認めました．左では中大脳動脈領域で側頭葉から頭頂葉にかけての梗塞巣を認めました．両側の側頭葉の病変により純粋語聾をきたしたものと考えています．MRI T_1 強調画像の矢状断（図 2-73b）でみますと，両側の上側頭回に梗塞巣が確認されます．ウェルニッケ領野そのものの障害は目立ちませんでした．

b 環境音失認

　語音の認知が保たれているのに環境音の認知が障害されている状態が環境音失認です．電話や目覚まし時計の音，動物や鳥の鳴き声，自動車のクラクション，川のせせらぎ，波の音などの認知を検査します．責任病巣をみますと，側頭葉に求めるものが多く，右の側頭葉[93]や両側の側頭葉[94]損傷の報告があります．両側の聴放線を損傷する皮質下病変でも出現してくることがあります．

　環境音失認も，まれな症候だと思います．環境音失認で発症し，それが持続したという症例は経験したことがありません．脳梗塞例での経験もありません．語聾とともに，比較的重度な聴覚性失認を呈しながら，やがて語聾は改善し，環境音失認の状態へと移行した被殻出血の再発例を経験したことがあります．46 歳，右利きの女性です．左被殻出血のため右片麻痺と失語症を生じましたが，症状は改善していました．右被殻出血の再発により左片麻痺と聴覚性失認を呈することになりました．当初は重度の語聾を示していましたが，急速に改善しました．一方，環境音の認知には高度の障害を残していました．X 線 CT で経過を観察してみました（図 2-74）．初診時（a）は，右の被殻出血ではまだ X 線高吸収

域を一部残しておりました．前後に伸びる出血でした．左は陳旧性の被殻出血です．こちらも前後に伸びる出血で，側頭葉皮質下に影響を与えるような所見を認めました．慢性期(b)になりますと，両側の陳旧性の被殻出血ですが，右でも聴放線に何らかの影響を与えるような病巣を認めました．なお，本例では環境音失認にも改善がみられ，発症1年後には日常生活に支障のない状態になりました．音楽の評価に関しましては協力が得られませんでしたが，障害はあったように思います．

c 失音楽

音楽能力の障害は失音楽(amusia)とよばれます．親しんでいる曲目がわからなくなったり，歌えなくなったりします．音楽能力については個人差が多く，また，音楽に関する大脳優位性については議論も多いところです．また，患者の協力が得られないこともあり，失音楽者の音楽能力の評価については，なかなか困難であると思っています．

音楽の素養が一般的レベルであれば，右の側頭葉優位であるが，プロになれば左が優位となるとの見解があります．

最近，健忘性失音楽を呈した症例[95]を経験しましたので，失音楽について改めて勉強する機会を得ることができました[96,97]．

失音楽は後天的な脳損傷によって生じた音楽能力の障害，もしくは喪失と定義されています．音楽の能力は，音楽を受容する能力と音楽を表出する能力に分けることができます．

音楽を受容する能力は，①メロディやリズムなど音楽を構成する要素の知覚，②既知の音楽か否かを判別する能力，③楽譜を読む能力からなります．メロディやリズムなど音楽を構成する要素の知覚の認知障害は，狭義の受容性失音楽に相当します．既知の音楽か否かを判別する能力の障害は，健忘性失音楽や音楽性健忘とよばれています．楽譜を読む能力の障害は音楽性失読です．

音楽を表出する能力は，①歌唱や楽器演奏の能力や ②楽譜を書く能力です．歌唱の障害は歌唱性失音楽であり，楽器演奏の障害は器楽性失音楽や音楽性失行とよばれます．また，楽譜を書く能力の障害は音楽性失書といわれています．

健忘性失音楽の症例は64歳の右利き，男性です．ある日，右上下肢の脱力に気づきました．このときは，5分ほどで消失しています．一過性脳虚血発作と思います．しかし，その日の夕方になり，再び軽度の右片麻痺が出現し，構音も障害されてきました．同日入院し，MRI（図2-75）で左中大脳動脈の穿通枝領域に梗塞を認めました．拡散強調画像(a)とフレア画像(b)を示していますが，梗塞巣は大脳基底核領域から放線冠に限局していました．右の不全片麻痺や構音障害はこの病巣で説明できると思います．その後，順調に経過し約2週間の経過で退院しました．退院1週間後に外来を受診しましたが，そのとき「カラオケに行ったが，曲のタイトルが思い出せない，歌の歌い出しがわからない」と訴えました．読み書き障害なども，読んだり書いたりしないと本人は障害に気づいていないようです．健忘性失音楽も実際に歌おうとしたり，曲を聴いたりしないとわからないようです．実は，この方はセミプロ歌手でした．レパートリーは約300曲で，その1/3程度は，歌詞も暗記していました．十八番はある演歌歌手の歌ですが，歌いだしがわからないといいます．曲名を想起することも困難でした．時には，しばらく聴くと曲名はわかるこ

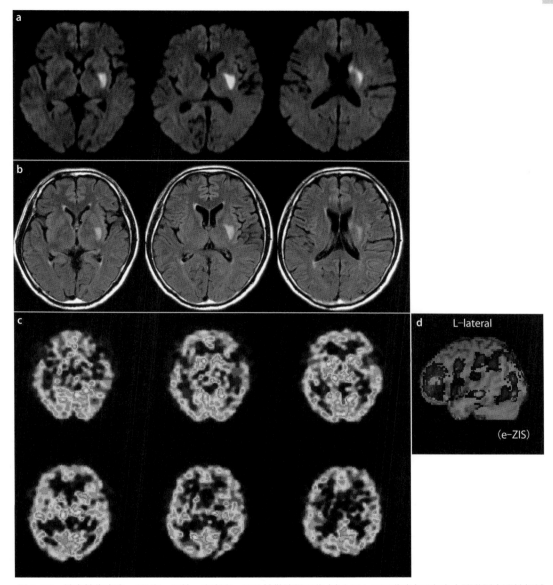

図 2-75 健忘性失音楽　64歳，男性，右利き．MRI 拡散強調画像(a)とフレア画像(b)で左中大脳動脈穿通枝領域に梗塞を認めた．SPECT(c)では，大脳基底核から上側頭回，下前頭回弁蓋部に血流低下を認め，統計処理(d)を加えたところ，左中側頭回にも血流低下が存在するよう思われた．

ともある，一度わかってしまえば最後まで歌えるといっていました．環境音や言語音の認知には全く問題はありませんでした．以上の所見から健忘性失音楽の症例と考えました．

　左の中大脳動脈の穿通枝の領域の梗塞は最もありふれたものです．しかし，その病巣で健忘性失音楽をきたすなど経験したことはありません．そこで SPECT(c)を実施してみました．左のレンズ核や上側頭回，下前頭回弁蓋部などに血流低下が認められるようです．統計処理(d)を加えてみたところ，左中側頭回にも血流低下が疑われました．この所見がどれほどの意味をもつものかはわかりませんが，所見として指摘しておきたいと思っています．

6 触覚性失認

　頭頂葉の障害では要素的な感覚障害（触覚や温度覚，痛覚，位置覚）とともに，多彩な中枢性の感覚障害が出現してきます．また，触覚性失認（tactile agnosia）とよばれる触覚の認知障害も出現してきます．

1 中枢性感覚障害

　中枢性感覚障害は中心後回の障害で出現してきます．皮質性感覚障害ともよばれることがあります．
　触覚定位の障害や二点識別の障害，皮膚に書かれた文字や図形の認知障害，重量の差異の識別の障害などが中枢性の感覚障害に相当します．
　身体の左右2か所に，同時に同じ性状の知覚刺激が与えられたとき，一方を認知できない現象を身体感覚の消去現象（sensory extinction）とよんでいます．要素的感覚障害と失認の中間に位置する徴候であり，右頭頂葉損傷で観察されやすい症状と考えています．しかし，この場合，要素的な感覚障害との鑑別が重要となってきます[98]．
　一側に刺激を与えたとき，反対側の対称部位に刺激が与えられたと答えることがあります．この現象は allesthesia（alloesthesia），あるいは知覚転位症とよばれています[99]．河村満先生は中等度の意識障害を伴う被殻出血でしばしば認められることを報告しています．中等度の意識障害を伴う中大脳動脈領域の脳梗塞でも出現してきます．右の頭頂葉障害を有する症例で観察される症状と思います．

2 触覚性失認

　要素的な感覚障害では説明できない触覚性の認知障害を触覚性失認とよんでいます．物体の素材や形態の弁別が不能となり，物品そのものの認知ができなくなったりします．触覚性失認は astereognosia ともよばれています．
　astereognosia は一次性失認と二次性失認に分類できます．なお，一次性失認は素材の認知障害である素材失認と，大小や形態の認知障害である形態失認に分類されています．素材失認では，表面の粗滑や弾力性，温度感，重量感などの評価で障害を認めます．形態失認では，二次元形態（shape）の認知や三次元形態（form）の認知，さらには具体物の認知の評価が必要となります．二次性失認は tactile asymbolia ともよばれ，狭義の触覚性失認に相当します．物体の素材や形態の認知は保たれていますが，触るだけでは具体物の命名が困難となってきます．
　触覚性失認をみる手と反対側の頭頂葉が責任病巣と考えられています．左半球優位の障害であるとの見解もあります．しかし，頭頂葉が損傷されると必ず出現してくる症状ではなさそうです．ある特殊な条件下で出現する，まれな失認症状と思います．脳梗塞例でここに紹介できるような症例に遭遇したことはありません．右の頭頂葉の中心後回に病巣を

有する皮質下出血で触覚性失認を呈した症例を経験しましたので紹介します．
　71歳，右利きの男性が，左上肢の感覚障害と脱力感で発症し，翌日，入院しました．ポケットにあるものを左手で探し出すことができないとも訴えていました．神経学的所見では，ごく軽度の左の感覚障害や左手の触覚性失認，左上肢の肢節運動失行を認めました．伊藤による[100]触覚性失認の評価に準じて，検査を実施しましたところ，要素的体性感覚の障害はごく軽度で，識別性体性感覚や複雑な識別性体性感覚に問題は認められませんでした．しかし，二次元形態や三次元形態の認知，具体物の認知が困難であり，触覚性失認と診断しました．画像(図2-76)をみますと，X線CT(a)で右の頭頂葉中心後回に皮質下出血を認めました．MRI T_2 強調画像で水平断(b)を，T_1 強調画像で矢状断(c)と冠状断(d)を示します．出血は右の中心後回を中心に存在することが描出されていました．本例の詳細は別の機会に報告したいと思っています．
　触覚性失認の純粋例は少ないようです．責任病巣も中心後回に求められることがありますし，身体知覚の連合野としての頭頂葉へ求められたりしています．しかし，特定の部位に想定されているわけでもなさそうです．左右どちらでも出現し，対側の手に失認症状が出現するといわれていますが，半球優位性に関しても，まだまだ議論があるところで，結論は得られていません．脳梁離断症候群で左手の触覚性呼名障害をみることがあります．左手の失行や失書と同様，基本的には左半球優位性に起因する障害と考えられています．ということは，触覚性の認知は左半球優位と考えてよいのかもしれません．その場合，右手のみに出現してくるのでしょうか．多くの高次脳機能障害でみるように，両側性に出現してくることはないのでしょうか．頭頂葉を含む脳梗塞の症例は多数存在しますが，触覚性失認の純粋例の経験はありません．

3 触覚性失語

　触覚性失認と似ている症候に触覚性失語(tactile aphasia)があります．触ったものが何であるかは理解していますが，それを言語化する段階で障害されるため物品の呼称ができなくなります．触覚性失認と触覚性失語の鑑別には，物品の用途を説明してもらうとよいと思います．前者では物品の認知ができていないために，うまく説明できません．後者では認知そのものに障害はきたしていませんので，説明が可能です．カテゴリー分類も正確にできるはずです．触覚性失語は一側性に出現することもあれば，両側性に出現することもあります．両側性の触覚性失語はBeauvoisら[35]により初めて記載されており，病巣は左の角回と中側頭回後部に存在していたようです．

7　身体失認

　身体失認は身体図式の障害，身体部位の認知障害で，患者自身や検者の身体部位の呼称や指示に障害をきたします．身体認知(somatognosis)の障害が身体失認(somatagnosia)であり，自己身体認知(autosomatognosis)の障害が身体部位失認(autotopagnosia)とよばれています．

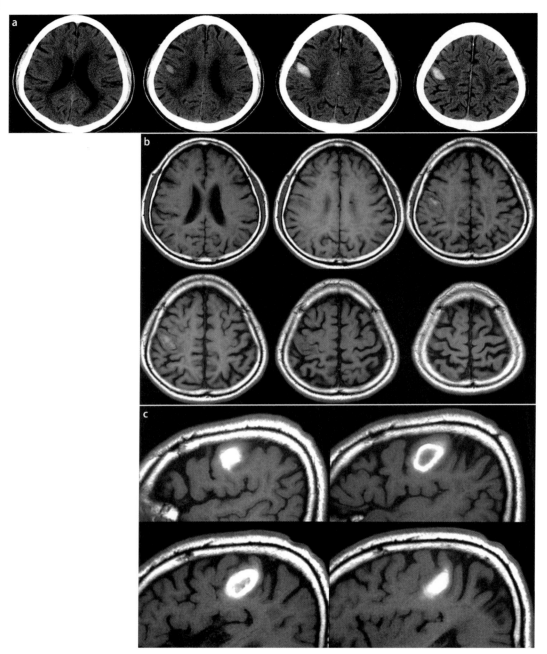

図 2-76　触覚性失認　71 歳, 男性, 右利き. X 線 CT (a) で右の頭頂葉中心後回に皮質下出血を認めた. MRI の水平断 (b) と矢状断 (c), 冠状断 (d) で血腫部位が明確に描出されている.

身体失認は主として頭頂葉の障害により生じ, 原則として, 左損傷では両側性に, 右損傷では対側に出現してきます.

1 Gerstmann 症候群

Gerstmann 症候群は手指失認と左右障害, 失書, 失算を主徴としています. 通常, 構

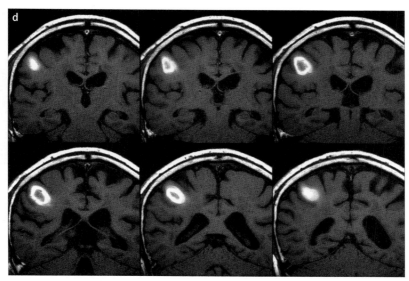

図 2-76　触覚性失認（つづき）

成障害を伴います．左の頭頂葉後部の角回を中心とする病巣によって出現してきますが，病巣が広範になれば失語症や他の神経心理症候を伴うことになります．その場合は評価が正確にできなくなってきます．そのこともあり本症候群の典型例は少ないように思います．

　これまで経験したなかで最も典型例であったのは，46歳の右利き男性でした[101]．まさに右，左がわからないと訴えていました．神経学的検査では，手指失認や左右障害，失書，失算を認めましたが，失語や運動，感覚は認めませんでした．典型的な Gerstmann 症候群と診断しました．脳血管造影で左の内頸動脈の閉塞は確認しましたが，X線CTは導入前であり詳細な病巣は検討できませんでした．アテローム血栓性脳梗塞の臨床経過でしたので，後方部の境界域にでも梗塞をきたしていたのではないかと推測しています．その後も本症候群に注目していますが，このような純粋例に遭遇することはありません．

　しかし，急性期に失語症を呈していましたが，急速に改善し比較的純粋な Gerstmann 症候群へと移行した症例は何度か経験しました．症例は71歳，右利きの女性です．ある日，突然の不整脈とともに，軽度の右片麻痺，右の感覚鈍麻で発症しました．右下1/4盲や軽度の右の片麻痺と感覚鈍麻，軽度のウェルニッケ失語に加え Gerstmann 症候群を認めました．失語症は急速に改善しました．運動や感覚の障害も消失し，Gerstmann 症候群を残しました．X線CTを図2-77に示します．左の中大脳動脈の灌流域で頭頂葉や側頭葉に拡がる出血性梗塞を認めました．中大脳動脈の分枝でいえば，後側頭動脈や後頭頂動脈，角回動脈の領域の心原性脳塞栓症です．上側頭回を含みますので，当初ウェルニッケ失語を呈していましたが，幸い急速に改善しました．

　失書や計算障害は前頭葉の障害によっても出現してきます．それに手指の認知や左右の認知の障害が加われば，Gerstmann 症候群類似の症候を呈してくることになります．前頭葉性 Gerstmann 症候群とよばれ，ときどき研究会で発表されているようです．前頭葉性の失書や計算障害は空間における位置関係の把握の障害を原因とするといわれています．前頭葉損傷により出現する手指や左右の認知の障害は，同じような位置関係の把握障

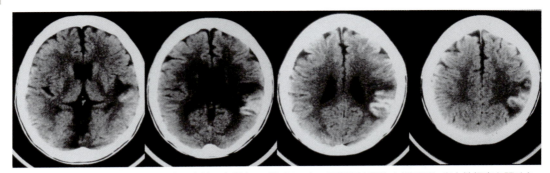

図 2-77　Gerstmann 症候群　71 歳，女性，右利き．X 線 CT で左の下頭頂小葉や上側頭回に出血性梗塞を認めた．

害に基づくものではないかと考えられており，頭頂葉損傷に基づく身体図式の障害によるものではないと考えられています．頭頂葉症候群と前頭葉症候群の発現機序には，常に，「認知」と「運動」，あるいは「入力」と「出力」の関係が論じられています．したがって，半側空間無視が頭頂葉損傷でも前頭葉損傷でも出現してくることになります．しかし，Gerstmann 症候群のような身体図式の障害が「運動」面，あるいは「出力」面のみの障害で出現するとすれば，説明にはかなりの無理が生じてくるのではないかと考えられます．前頭葉損傷で出現する Gerstmann 症候群類似の症候は，あくまでも pseudo-Gerstmann 症候群であり，見せかけ上の，偽りの Gerstmann 症候群であると思っています．

2 身体部位失認

　視覚的に自己の身体部位を指示したり，呼称したりすることができなくなります．両側，ないし左の頭頂葉の広範な病巣で出現するといわれていますが，まれな症状と思います．

3 半側身体失認

　身体失認が半側に認められるとき半側身体失認とよびます．半側身体失認は，通常，①片麻痺の否認，②身体半側の忘却や不使用，③身体喪失感の三型に分けられています[102]．
　片麻痺の否認は盲や聾の否認（Anton 症候群）とともに病態失認（anosognosia）の一型です．通常，左片麻痺の否認として現れ，Babinski 型の病態失認とよばれています．右の中大脳動脈領域の広範な梗塞や比較的大きな右の被殻出血などの脳血管障害急性期において，重症片麻痺患者でよく観察される症候です．責任病巣は右頭頂葉と考えられますが，重度の片麻痺が存在することも必要であり，本症を呈する患者の右半球病巣は広範となります．なお，片麻痺を否認するだけではなく，「よく動く，不自由はない」と主張することもあります．なお，片麻痺の存在を積極的に否認するわけではありませんが，その存在に無関心なこともあります．病態無関心（疾病無関心 anosodiaphoria）とよび区別することもあります．
　身体半側の存在を無視する，使用しないなどの症状をみることがあります．身体半側の

忘却や不使用などとよばれています．まれではありますが，身体の半側や一部の喪失感や変形感を訴えることもあります．

身体パラフレニー（somatoparaphrenia）は片麻痺の否認をみるときに，麻痺した上下肢は自分のものではなく，他人のものであると訴える現象をいいます．自分の手を，家族や医師，看護師などの「他人の手」ということが多いようです．「自分の手ではない」と非所属感を訴えることもあります．「他人の手が身体に乗っており重たい，取ってほしい」と訴えることもあります．病態失認に妄想が加わった状態であり，麻痺を否定する抑圧反応ともみられています．右半球からの刺激の遮断による，左半球の作話反応と考える見解もあります．

身体パラフレニーは比較的急性期に起こる症状と考えられてきたように思っていましたが，最近，発症から数か月を経過しても症状が持続する症例を何例か経験しました．VallarとRonchiによる56例のレビューによると[103]，51例は左の身体パラフレニーで，左手が自分のものではないという身体の非所属感(a sense of disownership)を訴えていました．随伴症状として，左半身の運動感覚障害や左半側空間無視，左視野障害が認められており，彼らは，特に位置覚の障害を強調していました．今回紹介したいのは，症状の持続期間です．56例中14例には記載がありませんでした．残りの42例でみますと，一過性であったもの3例，1週間以内に消失したもの8例，2週間以内が9例，1か月以内が9例，2か月以内が3例となっています．しかし，8例は2か月以上6か月まで持続し，2例ではさらにそれ以上持続しており，最長2年間観察されていました．必ずしも急性期の症状ではなさそうです．

身体パラフレニーは麻痺した上下肢は自分のものではなく，他人のものであると訴えます．一方，余剰幻肢は麻痺した上(下)肢とは別に上(下)肢があると訴えます．末梢神経や脊髄の障害でも出現してきますが，脳卒中での発症が多いようです．遠藤は脳卒中による自験7例の病巣と病型をみています[104]．視床病変が4例で，そのうち3例が出血で，1例が梗塞でした．左病巣が3例で右病巣が1例です．右病巣の1例は脳出血でした．脳橋病変は3例で，出血の2例は左病巣，梗塞の1例は右病巣でした．

発現機序として身体図式の障害，すなわち病態失認の関連症状としてとらえる向きもありますが，遠藤の症例からもわかるように，右半球病巣が多いわけではありません．末梢神経や脊髄の障害で生じることもあり，すぐには病態失認と結びつけるわけにはいかないようです．なお，遠藤の症例では全例重度の表在，深部感覚障害を有していました．重度の深部感覚障害の存在が余剰幻視に関与している可能性が示唆されます[104]．

用語についての補足

本書で使用する用語は，原則として日本神経学会用語委員会の編集による神経学用語集（改訂第3版）に準拠しています．自身の立ち位置は日本神経学会にあると思いますので，視覚性失認や聴覚性失認という用語を使用しています．しかし，学会発表や論文では視覚失認や聴覚失認が使用されていることも多いように思います．視覚性失認はvisual agnosiaであり，形容詞＋名詞の型をとることから視覚性失認とされているのでしょう．一方，anosognosiaやprosopagnosiaは1つの単語ですので病態失認や相貌失認とよばれています．身体性失認や相貌性失認とされることはありません．

左右障害や同時失認に相当する症候は，神経学用語集では左右識別障害や視覚性同時認知障害となっています．しかし，この用語は臨床の場では，あまりなじんでいないようです．同時失認という用語が使用されることは少なくなり，視覚性注意障害といわれることが多いとも記載してきました．このように神経心理学領域の用語は使用者によって異なることがあり，必ずしも統一されているわけではありません．使用者が立ち位置を明らかにして一貫性をもって使用することが望ましいと思っています．

　しかし，このことと一般的に使用されている用語が妥当か否かは別の問題です．失語症のところで発語失行という用語を取り上げましたが，失語の最も基本的な症候である非流暢性の発語の障害を失行の観点から論じることには違和感を拭うことができません．ことばは時代とともに変わり，多くの人々が使用するうちにそれが定着していくことはよくあることですが，その用語の本来の概念から変化させていくことは慎まなければならないと思っています．

E　失行症

　脳血管障害では行為と行動に種々の障害が出現してきます．後天的な脳の器質的障害による高次の運動機能障害のひとつに失行症がありますが，その概念や定義にはなかなか難しいものがあると思います．

　高次動作性障害を評価する検査に日本高次脳機能障害学会が作成した標準高次動作性検査があります[105]．そのなかで，高次動作性障害の概念と検査作成方針が述べられており，高次動作性障害とは失行症の概念を中核とした錐体路性，錐体外路性，末梢神経性の運動障害，要素的感覚障害，失語，失認，意識障害，知能障害，情意障害などのいずれにも還元できない運動障害である，と記載されています．脳血管障害では片麻痺や感覚障害はありふれた症状です．失語や失認もしばしば出現してきます．ある程度の大きさの脳梗塞や脳出血では意識障害や注意障害，知能障害，情意障害は存在してあたり前です．ということは，失行症を正しく評価することはなかなか難しいものであるといっているようなものでしょう．失行が存在することと，失行を正しく評価することは別の問題であると思います．行為の障害を評価するのに，影響があるような状況はないほうが望ましいわけです．

　しかし，脳血管障害では，急性期や慢性期を問わず，意識の障害や意識野の変容，注意障害や前頭葉症状，前頭葉性行動障害，失語症や失認症，運動麻痺や協調運動障害，筋トーヌスの異常，不随意運動などの各種運動障害などは，合併しているのが普通であり，いわゆる失行症が単独に出現してくるほうが，まれだと考えるべきだと思います．

　そのような理由で，私は失行症を診断するのは苦手ですし，局在診断的な意義は他の諸症状に求めたほうがよいと考えていますので，失行症については，簡単に触れることにします．なお，失行症以外の行為や行動の異常についてもここで概説しておきたいと思います．

1 古典的な失行論

　熟知した運動ができなくなる肢節運動失行は中心前回や中心後回など一次運動野や感覚野の障害で出現してくると考えられています[106]．拙劣症ともよばれることがあり，要素的な運動障害との明確な違いが指摘しにくいことがあります．両者の中間に位置するものなどと表現されることがありますが，曖昧な表現だと思います．左右どちらの障害でも出現し，対側で観察されますが，中心前回や中心後回に病巣があれば常に出現してくる症候ではなさそうです．

　観念運動性失行とは，自発的な行為に障害を認めませんが，要求されると簡単な動作ができない状態をいいます．口頭や書字命令による敬礼や手招き，バイバイ，櫛やはさみを使用する動作の模倣ができなくなります．責任病巣は左の頭頂葉後部の角回に想定されています．縁上回や上頭頂小葉などの大脳皮質や頭頂葉皮質下白質の関与も指摘されることもありますが，細かい局在はよくわかりません．通常，症状は両側性に出現してきます．なお，左手の一側性の観念運動性失行は脳梁の障害による離断症候群として出現してきます．

　観念性失行は行為の企画性が障害されるために複雑な動作ができなくなる状態をいいます．例えば，マッチ箱からマッチを取り出し，それを擦ってタバコに火をつける，ポットのお湯を急須に注ぎ，それを湯飲みにいれる，などの一連の動作ができなくなります．責任病巣は左の頭頂葉後部で角回を中心とした領域に想定されています．症状は両側性に出現してきます．

　しかし，観念運動性失行や観念性失行の責任病巣については議論が多いところです．観念運動性失行にしても，観念性失行にしても純粋な単独の神経心理学的症状として出現してくることは，まれであり，通常，他の神経症状や神経心理学的症状と合併して出現してきます．責任病巣を特定の部位に想定することには困難が多いと考えられます．

　なお，口部（口腔）顔面失行は口部顔面筋に出現する観念運動性失行です．唇をなめたり，舌を挺出したり，口笛を吹いたり，火を吹き消したり，咳ばらいをするなどが，口頭命令や模倣によりできなくなる状態です．通常，左半球損傷で出現する症状と考えられています．本失行はブローカ失語に伴って出現することが多く，責任病巣は左の中心前回弁蓋部が重視されています．なお，観念運動性失行の責任病巣と同様に縁上回を重視する報告もあります[107]．

　構成失行は構成行為の障害であり，積木の組み立てや，字や図形のコピーなどに障害をみます．左右いずれの頭頂葉の障害でも出現してきますが，その質的差異の有無が論じられています．一般に右半球損傷では視空間認知の障害に基づき，左半球損傷では行為のプランニングの障害に基づき構成行為が障害されると考えられています．なお，構成失行を古典的な失行症の"失行"と同次元で語ることを避けて，構成障害とよぶことも多いようです[108, 109]．

　着衣失行とは，着衣できない他の理由が見いだせないにもかかわらず，着衣ができない状態をよびます．本症は右の頭頂葉障害で出現してきます．

2 失行症の診断の問題点

　失行症のタイプの分類は簡単なものではありません．最近，行為の障害を道具使用の障害とパントマイムの障害に分類する考え方があります[110, 111]．
　道具使用の障害は古典的には観念性失行に属し，パントマイム能力の障害は観念運動性失行の一種とされてきましたが，概念に混乱もあるようです．例えば，道具使用の障害（使用失行）を単数道具と複数道具の使用により検討することの必要性も提唱されています．また，道具使用やパントマイムとは異なる行為の障害として，古典的失行のカテゴリーにおさまらない指パターンの模倣障害，さらには，系列運動の模倣障害などについても解説が加えられています．
　概念失行という概念もあります[112]．行為を行為の概念系と行為の産生系の2つの要素に分け，行為の概念系の障害を観念性失行，行為の産生系の障害を観念運動性失行とよんでいます．しかし，観念性失行は定義上多くの問題を抱えるので概念失行とよぼうとする考え方のようにも思えます．このように名称を変えても，観念性失行と観念運動性失行の具体像がイメージできるわけではありません．使用する立場により，この両者の概念が必ずしも同一ではないことの裏返しであると思われます．自分が使用している失行という用語が，他人がいう失行と同じである保証はありません．換言すれば，失行の診断はそれほどに容易ではないということだろうと思います．
　行為の障害を行為の内容から分類しようとする考え方もあります[113]．行為を到達動作や把握動作と模倣，身振り，物品使用，構成，着衣に分け，それぞれの障害内容を行為のみならず，認知障害や前頭葉障害，記憶障害などとの関連で症候と責任病巣について言及しています．古典的な失行のとらえ方では説明ができない，あるいは，不十分である症候について臨床神経学的立場から解説しており，行為障害の多様性を理解するのに有用と思います．
　失行を考えるとき，意図性と自動性の解離が問題になってきます．刺激条件が異なることが原因で生じることが多いという考えもありますが，自動的な動作には障害がないが，指示されるとできなくなるのが，失行の基本であるとの考え方が主流ではないかと思います．観念運動性失行は，まさにこの意図性と自動性の解離が顕著となります．当然，検査場面で検出されることが多くなります．自動的な動作で障害がないのですから，観念運動性失行が存在しても本人は何も気にしていません．
　一方，観念性失行は観念運動性失行ほどに解離は目立ちません．日常生活面で道具の使用に障害をきたすために，周囲に気づかれることになります．しかし，この道具使用の障害にはさまざまな因子が関与してきますので正しい評価が困難となってきます．
　観念性失行や観念運動性失行は，通常，左半球の損傷で両側に出現してきます．ここで左手にみられる失行について考えてみたいと思います．
　まず，脳梁離断症候群による左手の一側性の観念運動性失行があります．脳梁損傷により左優位の機能を右半球に伝えることができないために出現してきます．この場合，右手と左手での行為の障害を比較できますから，左の一側性の失行の診断は確実なものとなり

ます．次に，肢節運動失行は，病巣と反対側の上肢に失行が出現してきます．要素的な運動障害がなければ，この行為の障害も左右で比較することができますから，診断は容易であると考えます．さらに，右上肢の運動麻痺のため，左手のみに失行が観察されることもあります．左半球病巣で左右の手に失行が出現しているはずなのですが，右手の運動麻痺のために，左手の失行だけが明らかになる場合です．左右で比較することが困難ですので，左手の行為の障害が失行によるものかどうかの判定には慎重さが必要であると思います．画像診断が進歩した現在，この場合にはそれに見合う責任病巣の検出が重要であると思っています．

3 着衣失行

　日常臨床の場で，着衣が障害されることは多いと思います．しかし，その要因は多彩で，教科書的に書くとすれば，片麻痺による着衣障害，半側空間無視による着衣障害，観念性失行による着衣障害，構成障害による着衣障害などをあげることができますし，さらに，純粋な着衣失行（dressing apraxia）の場合もあると思います．着衣失行というためには，着衣ができないその他の理由がないことが重要です．

　着衣の障害は身体の一側に出現することもありますし，両側に出現することもあります．一側性の着衣障害は半側空間無視によることが多いと考えられます．しかし，両側性の障害であっても，二次性の着衣障害の可能性もあると思われます．

　着衣の障害は種々の高次脳機能障害に基づく二次的なものが多いと思います．その場合，着衣の障害は背景に存在する高次脳機能障害の特徴を反映することになります．すなわち，左半側空間無視によるものであれば，左の視空間を無視するために着衣が障害されていることを思わせる症候が存在することになります．しかし，着衣の障害を生じうる高次脳機能障害が出現したからといって，常に着衣が障害されるわけでもありません．左半側空間無視が存在するから，いつも着衣が障害されるわけではありません．その他，意識や情動の障害，知的機能の障害は失行を論じるときには常に考慮しておきたいものです．要素的な視覚や高次の視知覚障害，身体の運動機能や感覚の障害，半側空間無視以外にも身体の認知機能に関する無視症候群，観念性失行や観念運動性失行，構成行為の障害，あるいは，失語症の存在などがあれば評価しにくいことになります．

　しかし，着衣失行の責任病巣は右頭頂葉と考えられています．観念性失行や観念運動性失行，失語症などは基本的には左半球症状ですので，同時に存在することは，通常はありえないことと考えるべきでしょう．着衣失行は右半球症状ではありますが，無視症候群ではありません．

　純粋な着衣失行としての要件をあげれば[114]，①他の脳機能障害では着衣の障害が説明できないこと，②着衣動作においてのみ障害が認められること，③衣服の違うところへ身体を挿入すること，④衣服と自己身体の関係が混乱すること，⑤障害は両側性にみられること，⑥衣服の前後や裏表，左右の関係がわからないこと，などになると思います．

　さて，着衣失行の責任病巣ですが，なかなか単純ではなさそうです．通常は右の頭頂葉に想定されています．角回や上頭頂小葉，頭頂後頭葉病変，後頭葉皮質，半卵円中心など

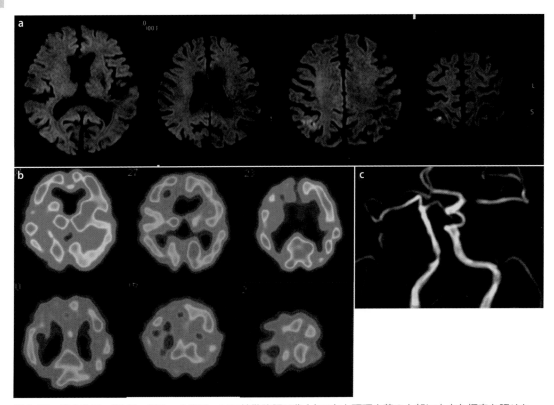

図 2-78　着衣失行　70 歳，男性，右利き．MRI 拡散強調画像（a）で右上頭頂小葉の上部に小さな梗塞を認めた．SPECT（b）では，右半球に広範な脳血流の低下が確認された．MRA（c）で右の内頚動脈の閉塞を確認した．

の病巣が報告されていますが，そこに病巣があれば高頻度に出現してくるというものでもなさそうです．脳血管障害で右頭頂葉病巣として局在を論じるのには，脳塞栓症か，頭頂葉の皮質下出血が最適でしょうが，これらの症例で着衣失行の典型例に遭遇するのは，ないとはいえませんが，例外的であると考えています．半側空間無視が前景に出てくるからかもしれませんが，頭頂葉を含む脳血管障害の頻度からすると，着衣失行は，まれな病態であると考えています．半側空間無視が目立つといっても，やがて改善する可能性がある症候ですので，着衣失行が持続するのであれば観察する機会がもっとあってもよいように思います．

　印象に残る着衣失行の 2 症例について画像を紹介し，発現機序を考えてみます．第 1 例は 70 歳の右利き男性です[115]（図 2-78）．ある日，左上下肢の脱力が出現し入院しています．右中大脳動脈領域のアテローム血栓性脳梗塞と診断されました．MRI 拡散強調画像（a）で右上頭頂小葉の上部に小さな梗塞を認めるのみでした．軽度の左片麻痺を認めましたが，症状は徐々に軽減しています．その後，大腸の悪性腫瘍が発見され，手術を受けています．入院中，更衣は看護師が手伝っていましたので，着衣失行には気づかれていません．いつ発症したかもわかりません．約 1 か月の経過で退院していますが，退院後，妻が「服がうまく着られない」のに気づきました．第 45 病日に外来を受診しました．神経学的検査では左の上下肢の麻痺はごく軽度で，着衣失行を認めました．左半側空間無視は認めませんでした．実は第 18 病日に ^{123}I-IMP による SPECT（b）が施行されていました．

右半球に広範な脳血流の低下が確認されています．なお，入院時のMRAでは，明らかな血管の閉塞は確認されていませんでした．しかし，家族が着衣の障害に気づいた後のMRA(c)で右の内頸動脈の閉塞が確認されました．MRIによる梗塞巣に拡大はありませんでした．その後，外来的にリハビリテーションを施行しております．着衣失行は徐々に改善し，ひとりで着ることができるようになりました．

　このような場合，発現機序や責任病巣を考えることには難しい問題があります．実際，いつ発症したかもわからないのですから．しかし，少なくとも塞栓性の脳梗塞でいきなり着衣失行が出現したのではなさそうです．頭頂葉を中心とする塞栓性梗塞は側頭葉への分枝も一緒に障害されることもありますが，中大脳動脈の分枝である前頭頂動脈や後頭頂動脈，角回動脈の閉塞により発現してきます．右の病巣であれば，最も目立つ症状は半側空間無視といえるでしょう．このような梗塞で着衣失行が前景に出ることは，まれなものだと思います．本例はアテローム血栓性脳梗塞の症例です．右の下頭頂小葉に小さな梗塞は認めますが，右半球の広範な脳血流低下を認めますので，ある特定の部位を責任病巣としてあげることは困難であると考えています．着衣失行は本例のように病巣をすっきり同定できないような状況で出現してくるのかもしれません．

　しかし，脳塞栓症で着衣失行を呈した方もいました．症例は79歳，右利きの女性です．ある日，軽度の意識障害で発症しました．左半側空間無視が存在していたようです．MRIを図2-79に示します．拡散強調画像(a)やT$_2$強調画像(b)で，右中大脳動脈灌流域で頭頂葉や側頭葉を中心とした塞栓性梗塞を認めました．MRAで右の内頸動脈の閉塞が認められていました．この閉塞は追跡検査で再開通をきたしていましたので，塞栓源ははっきりしませんが，塞栓性の閉塞と考えています．意識障害は急速に改善しました．左の運動や感覚の障害はありません．半側空間無視は確かに存在していました．それとともに着衣の障害が認められました．半側空間無視もあり，二次性の着衣障害かとも考えましたが，特に左に強い着衣障害でもありません．右から着てもやはり困難です．前後や裏表を間違います．衣服の違うところへ身体を突っ込みます．障害は両側性に認められ，行為の障害は着衣動作においてのみ認められました．やはり着衣失行と考えたほうがよいと結論しました．その後，着衣の障害に対し積極的にリハビリテーションに取り組んでいます．約1か月の経過で，着衣は可能となりました．

　本例で強調したいのは病巣と発現機序の問題です．右の中大脳動脈の後方枝領域の塞栓性梗塞で頭頂葉や側頭葉を中心に病巣を認めました．半側空間無視のため純粋な着衣失行か否かの判断が難しいかもしれませんが，本例は半側空間無視による二次性の着衣障害では説明しにくい着衣障害を呈していました．着衣失行の責任病巣としてあげられています右の頭頂葉は含まれてはいますが，臨床の場でこの分布を示す脳梗塞は多数存在しています．しかし，この分布を示す脳塞栓症で着衣失行を示す症例は，まれであると思っています．同じような病巣であるのに出現したりしなかったりする機序については，大きな謎が横たわっています．

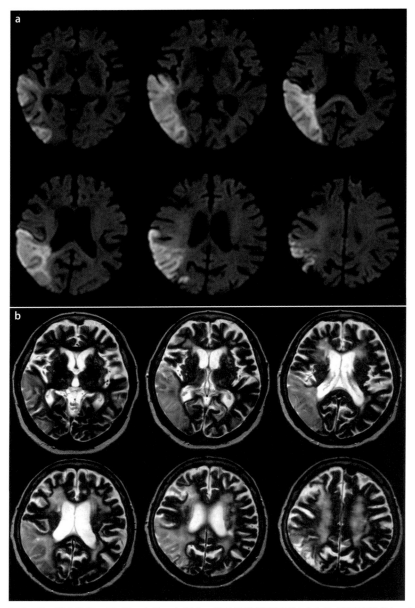

図2-79　**着衣失行**　79歳，女性，右利き．MRI拡散強調画像(a)とT$_2$強調画像(b)．右中大脳動脈灌流域の頭頂葉や側頭葉に塞栓性梗塞を認めた．

4 行為や行動の異常

1 前頭葉障害による行為や行動の障害

中心前回(運動野)は随意運動の中枢であり，その障害により要素的な運動麻痺が出現し

てきます．しかし，前頭葉障害では運動連合野の障害による多彩な高次機能障害としての運動障害も出現してきます．運動連合野とよばれている領域には，運動前野や補足運動野，前頭眼野などが含まれています．前大脳動脈閉塞症では補足運動野（6野の内側部）の障害による種々の運動障害が出現してきます．補足運動野は前頭葉内側部で中心前回の前方，かつ帯状回の上部に位置しています．この部分の障害は運動の発動性の低下や運動開始の困難，病的把握現象などと関連しています．

なお，前大脳動脈閉塞症による運動の高次脳機能障害を論じるときは，同時に障害される可能性がある脳梁の損傷の有無について考慮する必要があります．

また，前頭葉損傷による行為障害は抑制機能の障害として出現する抑制解放現象としてとらえられる症状もありますし，運動の開始や維持など運動の遂行過程の障害による症状も出現してくることになります．

ここで紹介する症例の画像は前大脳動脈閉塞症のところで供覧することにします．

a 病的把握現象

前頭葉内側面の障害により抑制解放現象として対側に種々の病的把握現象が出現してきます．

把握反射（grasp reflex）は手掌への触覚刺激により誘発される常同的な把握運動です．触覚刺激により誘発される把握運動で，刺激を取り去ろうとするとますます強く握ってしまう，開くように命じてもうまく開くことができない現象は，強制把握（forced grasping）とよばれています．視覚性刺激によっても把握現象が引き起こされます．眼前に物を示すと，それをつかもうとしますし，遠ざけようとすると，それを手で追いかけます．強制模索（forced groping）や探索反応などともよばれています．強制把握は触覚性の把握現象であり，強制模索は視覚性の探索現象といえます．探索して把握することもありますし，追いかけるだけで必ずしも把握するものではありません．強制把握は単独で出現してきます．しかし，強制模索は単独で出現することはないといわれています．

なお，把握反射と対比させ，非常同的な本能的な探索行動を伴うものを，本能性把握反応（instinctive grasp reaction）とよんでいます．軽く手に触れておくと，手でそれを包み込もうとする closing reaction，手や物品をみえるところに置くとそれをつかもうとする visual groping，つかむ前にそれを遠ざけようとすると，磁力で引きつけられるように追いかける magnet reaction が観察されます．

把握反射の責任病巣は対側の前頭葉内側部の補足運動野が重視されています．帯状回前部の関与も指摘されています．本能性把握反応も前頭葉内側部の補足運動野や帯状回前部の病巣が重視されています．この領域は前大脳動脈の灌流域にありますので，前大脳動脈閉塞症で出現する頻度が高くなります．

なお，本能性把握反応は右中大脳動脈領域の梗塞により同側に出現することがあると報告されています[116]．同側性本能性把握反射とよばれていますが，この場合，把握反射は伴っていないようです．

b 道具の強迫的使用

道具の強迫的使用（compulsive manipulation of tools）は物に触れたり，物が目に入った

りすると，本人の意思とは関係なしにそれを使用してしまう現象をいいます[117]．この症例のムービーを日本神経心理学会総会でみせてもらったときは，度肝を抜かれたものでした．

本現象は右手のみに出現し，左手は右手の行為を制止しようとします．把握反射や本能性把握反応を合併しています．左の前頭葉内側部や脳梁膝の病巣で出現してくるといわれています．運動の抑制機構の障害により出現する症候と考えられています．

C 環境依存型の異常行動

特に模倣するように指示していないにもかかわらず，検者の動作を模倣する現象を模倣行動（imitation behavior）とよんでいます．

使用行動（utilization behavior）とは道具を前に置くと，命令されないのにそれをつかみ使用してしまう現象です．道具の強迫的使用とは異なり強迫性はなく，命令による抑制が可能です．

Lhermitte らは，模倣行動や使用行動の責任病巣を，一側，ないしは両側の前頭葉底部の眼窩面に想定しています[118]．前頭葉内側部の損傷を重視する報告も認められます[119]．いずれにしても，前頭葉内側部の抑制の障害により出現すると考えられています．

脳梗塞により出現した模倣行動や使用行動は経験したことはありません．使用行動が線条体内包梗塞で出現してきたとの報告があります[120]．線条体内包梗塞は臨床の場でしばしば遭遇します．大脳基底核と前頭葉には，密な線維連絡がありますので，それを介して前頭葉に影響が及び出現する可能性はあるかとも思いますので注目していますが，まだ経験したことはありません．両側前大脳動脈閉塞症による症例が報告されています[121]．なお，模倣行動や使用行動は変性性認知症で記載されることが多いように思います．

究極の環境依存型の症候は環境依存症候群（environmental dependency syndrome）と思われます．Lhermitte は日常生活場面でみられる外的刺激に即応して行動してしまう現象を環境依存症候群とよびました[122]．周囲の状況や話しかけに反応して行動します．彼の報告例は左の前頭葉の脳腫瘍でした．前頭側頭葉変性症での報告もあるようです．最近，脳梗塞による環境依存症候群を経験しました[123]．91歳，右利きの男性です．湯船を見ると服を脱ごうとし，空の湯船に入ろうとするような行動が観察されました．ただし，本例は右の前大脳動脈の梗塞でした．なお，右の頭頂葉にも梗塞巣を認めました．本症候の責任病巣は主に前頭葉前下部に求められています．大脳の後方領域の頭頂葉が前頭葉による抑制から解放された現象であるとの仮説があります．本例は頭頂葉にも病巣があり，発現機序をどう考えるかについては難しい問題ですが，環境依存症候群は前頭葉下部に病巣があってもいつもみられる症状ではなく，むしろ，ごく，まれな症候ですので，あるいは頭頂葉病巣の存在が関係しているかもしれないと考えています．

d 他人の手徴候

他人の手徴候（alien hand sign）は右の前頭葉病変により左手に生じる症状で，左手を他人の手のように不随意に無目的に動かす現象です[124]．左手に本能性把握反応がみられ，行為の完成度は低いようです．右手の制止行動をみますが穏やかです．なお，左手の失行や失書，触覚性呼称障害などの脳梁離断症候群を伴っており，責任病巣は右の前頭葉内側

面と脳梁に想定されています.

　通常，他人の手徴候は左手でみられる現象ですが，右手に出現した症例の報告もあります．また，随伴症状も道具の強迫的使用を伴うもの，拮抗性失行を伴うもの，脳梁離断症候群と本能性把握反応を伴うものなど，さまざまです．前大脳動脈領域の梗塞によるものが多数を占めると思います．病巣の拡がりにより，随伴症状は異なってくるものと思われます．

　森と山鳥は総説のなかで[125]，狭義の他人の手徴候は，「左手が不随意に，ある程度まとまりのある運動を起す．この運動は意思で停止できず，止めるためには右手が左手を抑制しなければならない．勝手に動く左手について患者は非所属感を言語的に表現することが多い」と述べています．また，他人の手徴候と報告された異常運動を検討しますと，狭義の他人の手徴候以外にも，無目的で単純な運動であったり，拮抗性失行や道具の強迫的使用，本能性把握反応，運動保続であったりする症例が存在していることを指摘しています．したがって，他人の手徴候は発表者により解釈に差異があることに留意しておかねばなりません．本症候については，名称をめぐっての問題を含めて多くの議論があるところです．

　他人の手徴候は，左手が勝手に不随意に動くこと，勝手に動く左手について患者は非所属感を有することが特徴と思われます．しかし，非所属感は感覚障害や半側身体失認においても認められる症状です．最近，他人の手徴候の多様性が論じられており，sensory alien hand syndrome[126]や，posterior alien hand syndrome[127]として多くの報告がみられます．右の頭頂葉の梗塞例や右の視床梗塞例も報告されています．重度の感覚障害や無視症候群が存在すれば，他人の手徴候の画一性は論じにくくなります．

e 拮抗性失行

　右手の随意的な運動に対して，左手が患者の意思とは裏腹に非協力的な動きをしたり，場合によっては反対の動きをとったりすることにより，運動が中断したり遂行できなくなったりすることがあります．この現象を拮抗性失行（diagonistic apraxia）とよんでいます．

　責任病巣として脳梁の膝や幹の病巣と両側の前頭葉内側部，特に帯状回の障害が重視されています．本症は脳梁の切断術後にも起こっており，脳梁損傷のみでも出現しうる症候と考えられています．本症は前大脳動脈閉塞症により出現してきますが，前交通動脈や前大脳動脈領域のくも膜下出血，頭部外傷，脳梁切除術後による症例などが報告されています[128]．脳梗塞による拮抗性失行を呈した症例を図3-16（172頁）に供覧しています．55歳，男性でカッターシャツを着ようとするとき右手はズボンに入れようとしますが，左手がそれを引っ張り出そうとすると訴えています．

f 運動開始や遂行過程の障害

　今まで述べてきた行為障害は，抑制機能の障害として出現する抑制解放現象として説明されていますが，運動の開始や遂行過程での障害と位置づけられる症候もあります．

　大槻ら[129]は右手が何かに接触したのちに，すなわち触覚刺激後に運動開始が困難となる左前大脳動脈領域の梗塞例を報告しています．病巣は前頭葉内側面の補足運動野や帯状

回と脳梁幹の前半部に存在していました．福井ら[130]は1つの動作から他の動作に移ろうとしたときに左手に出現する間欠性の運動開始困難をみた症例を報告しています．責任病巣は脳梁膝にあり，脳梁幹前部や右前頭葉内側部の関与も考えられていますが，本例は前大脳動脈閉塞症ではなく，右前大脳動脈動脈瘤破裂によるくも膜下出血の術後の症例で脳梁内の血腫を伴っていました．

　運動保続(motor perseveration)という概念もあります．無目的な単純動作を不随意的に繰り返し，意図的には止められない状態から，かなり高度の動作の繰り返しまでのさまざまな運動の保続が記載されています[131]．運動をやめること，あるいは，次々に切り替えていくことの障害と考えられており，把握反射や本能性把握反応を伴っていました．責任病巣は前頭葉内側面であり，脳梁が関与している可能性もあります．

　なお，運動維持困難(motor impersistence)という概念もあります[132]．開口や閉眼，挺舌，などの動作を指示したとき，その状態を維持することができなくなります．本症は通常，右の前頭葉外側部やその皮質下の障害が関与する症候と考えられており，中大脳動脈領域の脳梗塞により出現する頻度が高いようです．

　運動無視(motor neglect)[133]は運動麻痺や失行，不随意運動，感覚障害，身体失認などが存在しないのにもかかわらず，一側の上下肢を使おうとしない現象です．注意を喚起すると使用するようになります．前頭葉や頭頂葉，視床などの障害で出現しており，無視症候群として右半球損傷との関連で語られることが多いと思われます．

g 歩行失行

　前大脳動脈閉塞症では，種々の原因で歩行障害が出現してくることになります．

　通常，下肢に重度の運動麻痺が出現してきますので，このためにも歩行が障害されてきます．両側性に前頭葉内側面が障害されると，大脳性の対麻痺が出現してくることもあります．

　前頭葉性運動失調の概念もあります．失調症状としての歩行障害であり，前頭葉と大脳基底核や小脳を結ぶ経路の障害が関連するのでしょう．

　しかし，それとは別に歩行失行(gait apraxia, apraxia of gait)という概念もあります．すくみ足を特徴とし，足が床に張り付いたようになり，第一歩がなかなか踏み出せないことになります．すくみ足はパーキンソン病に代表される錐体外路疾患によくみられる症状で，大脳基底核の障害により出現してくる症状ですが，同様の症状が脳梗塞においても出現してくることがあります．失行とよぶべきか，否かは別として，このような状態が前大脳動脈閉塞症で記載されています．本症の責任病巣として，補足運動野の重要性が報告されています[134]．病巣は両側性のことが多いようですが，一側性のこともあり，一側性の場合は左側の障害例の報告が多いようです．脳梁の関与については，結論は得られていないようです．

　粗大力は保たれているのに，また，失調症状も認めないのに，歩行ができないと訴える患者に遭遇したことがあります．病巣は左前大脳動脈領域に広範で，脳梁も膝から幹にかけて重度に障害されていました〔図3-18(175頁)参照〕．

F 記憶障害

　情動や記憶は大脳辺縁系の機能と深く関連しています．この大脳辺縁系の中心を占めるのは海馬と扁桃体と思います．この辺縁系は視床前角群とも強い関連性を有しています．この間には複雑な求心性，遠心性線維が存在しますが，代表的な回路は，Papezの回路（medial limbic circuit）とYakovlevの回路（basolateral limbic circuit）です．Papezの回路は海馬から脳弓，乳頭体，乳頭体視床束，視床前核群，帯状回，海馬傍回を経て海馬へと戻る閉鎖回路です．Yakovlevの回路には扁桃核や視床背内側核，前頭葉眼窩部，鉤状束，側頭葉先端部などが関与しており，それぞれの部位との連絡があります．この回路は記憶や情動の回路として重要であり，各部位の障害により記憶障害が出現してきます．

　記憶の分類は複雑です．まず，記憶の内容からは陳述記憶と非陳述記憶に分類できます．陳述記憶はエピソード記憶と意味記憶よりなっています．エピソード記憶は，出来事の記憶ともよばれます．「○○を覚えていますか」の形で問うことができる記憶です．意味記憶は，「○○を知っていますか」と問えるような記憶ですので，知識のようなものです．一方，非陳述記憶の代表は手続き記憶で，「○○をできますか」と問えるような身体で覚えた記憶です．

　記憶は即時記憶や近時記憶，遠隔記憶に分類されることもあります．時間の経過からの分類です．即時記憶は7けたの電話番号を覚えておくような記憶です．心理学の立場でいう短期記憶は，この即時記憶に相当するものです．近時記憶や遠隔記憶は，長期記憶に相当しますが，近時記憶を短期記憶として使用していることがありますので注意が必要です．

　前向性記憶と逆向性記憶とに分類することがあります．また，記憶の過程を考えると記銘し，それを保持し，再生することが重要となります．新しいことを記銘できないは前向性の記憶障害になります．記憶の評価からみると，言語性記憶や視覚性記憶とよばれることもあります．また，作業記憶（working memory）という用語もあります．行動や判断，課題の遂行などに必要な情報を一次的，かつ能動的に保持しながら操作する機能ですので，新たな行動や判断を生み出すための機能，記憶というより思考そのものといったほうがよいかもしれません．この機能がいわば遂行機能であり，前頭葉連合野が関与する前頭葉機能と考えられます．

　脳血管障害により種々の記憶障害が出現してくることになりますが，ここでは記憶の回路の障害による純粋健忘（健忘症候群）について述べたいと思います．純粋健忘では近時記憶の障害が著明であり，記銘が困難になります．前向性の記憶障害をみることになります．しかし，原則的に即時記憶や手続き記憶，意味記憶は保たれています．

　脳梗塞による純粋健忘は，視床性（間脳性）記憶障害と海馬性（側頭葉性）記憶障害が代表的です．その他，retrosplenial amnesiaや脳弓性記憶障害なども出現してきます．前脳基底部健忘は前交通動脈動脈瘤の破裂によるくも膜下出血との関連性が深い記憶障害です．

純粋健忘を生じる責任病巣をみていきたいと思います．しかし，視床性や間脳性の記憶障害，retrosplenial amnesia は，後大脳動脈閉塞症のところで，脳弓性記憶障害は前大脳動脈閉塞症で，尾状核障害によると考えられる記憶障害は中大脳動脈閉塞症のところでも紹介することにします．

記憶障害の大脳優位性についてみますと，言語と同様に左が優位と考えられていますが，言語ほど左に側性化しているわけではないようです．一側性では左損傷例での報告が多いと思いますが，右損傷により記憶障害をきたした症例の報告も多くみられます．一般的には一側性障害による記憶障害は軽度で，かつ，改善性の経過を示すといわれています．しかし，両側性に記憶の回路が障害されますと，記憶障害は重度で，かつ，永続することがあります．

1 視床性（間脳性）記憶障害

視床や乳頭体の障害による記憶障害は間脳性記憶障害ともよばれます．海馬性記憶障害と比較し，作話が多く，病識を欠くことがあります．

健忘症候群を主徴とする限局性の脳梗塞の検討から，健忘の責任病巣が明らかにされてきました．間脳障害と関連する病態では，前内側視床梗塞[135]や傍正中視床中脳梗塞[136]，内包膝（視床前外方）型梗塞[137]がよく知られています．症候は病巣の拡がりにより異なってきますが，過傾眠状態や意欲の低下，純粋健忘などを主徴としてきます．

前内側視床梗塞では視床前核や乳頭体視床束，視床背内側核，下視床脚などが障害され，急性期の過睡眠状態や自発性低下を伴うことがあります．視床灰白隆起動脈（thalamotuberal artery）の閉塞により生じます．

視床内側部の神経症候学に興味をもつようになった発端例の X 線 CT を図 2-80 に示します[138]．30 年以上も前に経験した 62 歳，右利きの女性です．ある日の昼過ぎから眠くなり，そのまま眠りこんでしまったということですが，食事のときやトイレに行くときは，普通の状態とは変わりません．第 6 病日に初診しました．当初は脳血管障害であるとは思いつかず，薬剤の問題や内科的な疾患を考えました．スクリーニング検査で実施したX 線 CT で右視床前内側部に梗塞を認めました．本領域は視床灰白隆起動脈の灌流域にあります．運動麻痺や失語症などがあれば，といっても本例は右半球損傷ですので失語症は生じないのですが，すぐに頭蓋内の疾患を考えるのですが，それが存在しないときには，なかなかその存在を考えにくい場合があります．本例は，いわば過傾眠状態を呈していました．よく聴いてみますと軽度の記憶障害も存在していました．その後，このような過傾眠状態を呈する症例に何度も遭遇しました．傍正中視床中脳梗塞や内包膝梗塞を含めると視床内側部の梗塞で，過傾眠状態や発動性低下，記憶障害を呈する症例はかなりの頻度になるのではないかと考えています．本例は私にとって，非常に教訓的な症例でした．記憶障害は右半球損傷であったため軽度であったと考えています．

傍正中視床中脳梗塞では中脳被蓋や視床髄板内核群，乳頭体視床束などの障害を生じ，急性期の過傾眠状態や意識障害，垂直性注視障害などを伴います．傍正中視床動脈（視床穿通動脈）領域の障害で生じます．

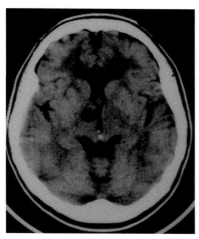

図 2-80　前視床内側梗塞　62 歳，女性，右利き．X 線 CT で右の視床灰白隆起動脈領域に梗塞を認めた．

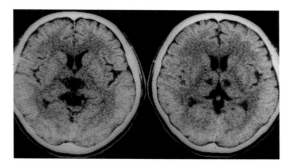

図 2-81　傍正中視床中脳梗塞　47 歳，女性，右利き．X 線 CT で両側の傍正中視床動脈領域に梗塞を認めた．

　傍正中視床中脳梗塞を意識した 47 歳の右利きの女性の X 線 CT を図 2-81 に示します．急にうとうと状態が出現し，1 か月程度持続しました．発動性も低下しており，記憶障害は重度でした．X 線 CT で両側の中脳上部から視床内側部にかけての梗塞巣を認めました．本例は傍正中視床中脳梗塞に相当し，傍正中視床動脈領域の障害で生じたものと考えました．

　内包膝（視床前外方）型梗塞は視床吻側の病変により視床網様体と前頭葉の線維束離断を生じます[139, 140]．自発性の低下や記憶障害が出現してきます．この領域は視床灰白隆起動脈や内頸動脈からの穿通枝により灌流されています．

　80 歳の右利き女性の X 線 CT を図 2-82 に示します．ある日から，何となく元気がなく，うとうとしていました．その状態が続きますので第 3 病日に来院しました．過傾眠状態で元気がありません．記憶障害も認めました．左の内包膝部に梗塞を認めました．全く偶然の機会に発見されることもあります．図 2-83 は 84 歳，右利き女性の X 線 CT です．胸椎圧迫骨折のリハビリテーション中でした．当初から，元気があるわけでもなかったのですが，前の 1 週間と比較すると，さらに元気がなくなり，うとうと状態が続いていました．薬剤の影響や全身性疾患，脳血管障害後のうつなども考えましたが，スクリーニング検査として実施された X 線 CT で左内包膝部に梗塞を認めました．MRI 拡散強調画像も紹介しておきます（図 2-84）．症例は 50 歳の右利き男性で，過傾眠や意欲の低下，記憶障害

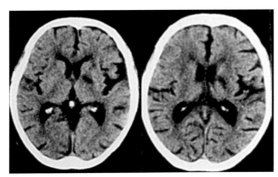

図 2-82　内包膝部梗塞　80 歳，女性，右利き．X 線 CT で左の内包膝部に梗塞を認めた．

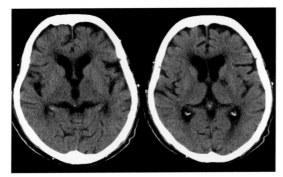

図 2-83　内包膝部梗塞　84 歳，女性，右利き．X 線 CT で左の内包膝部に梗塞を認めた．

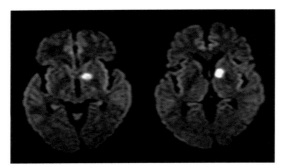

図 2-84　内包膝部梗塞　50 歳，男性，右利き．MRI 拡散強調画像で左の内包膝部を中心に高信号域を認めた．

を呈していました．左の内包膝部を中心に高信号域を認めました．

2　海馬性（側頭葉性）記憶障害

　海馬を含む側頭葉内側下面は後大脳動脈により灌流されています．海馬や海馬傍回はPapez の回路の主要な部分を占めていますので，本動脈の閉塞により記憶障害が出現してくる可能性があります．
　後大脳動脈の閉塞により健忘症候群が出現してくることは以前から指摘されていま

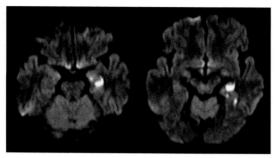

図 2-85 海馬性健忘　58 歳，男性，右利き．MRI 拡散強調画像で左の側頭葉内側部に梗塞を認めた．

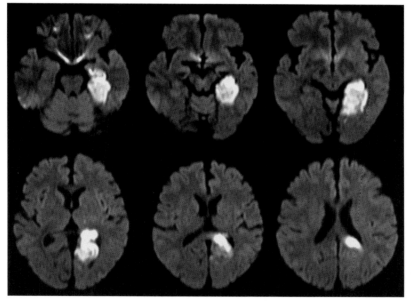

図 2-86 海馬性健忘　左後大脳動脈閉塞症．64 歳，男性，右利き．MRI 拡散強調画像で左の後大脳動脈が灌流する側頭葉内側部や後頭葉，脳梁膨大後方部領域に梗塞を認めた．

す[141]．わが国では，秋口一郎先生ら[142]の報告が先駆的な仕事で，側頭葉内側部の病変を伴う左の後大脳動脈閉塞症では，記憶障害を主徴とする症例が高率に存在することを指摘しています．

ただし，後大脳動脈が基幹部で閉塞すると視床への穿通枝領域にも障害をきたすことがあります．したがって，後大脳動脈閉塞症による記憶障害は，海馬性記憶障害のみならず，視床性記憶障害をきたす可能性を考慮しておかねばなりません．また，後述する retrosplenial amnesia も後大脳動脈閉塞症で出現することもあると思います．

海馬障害により純粋健忘を呈した 3 例を紹介します．図 2-85 は 58 歳，右利きの男性です．前日のことを覚えていないとのことで来院しました．MRI 拡散強調画像で左の側頭葉内側部に梗塞を認めました．海馬や海馬傍回が損傷されています．本例では後大脳動脈は閉塞していませんでした．図 2-86 は 64 歳，右利きの男性です．ある日，右の視野の障害や記憶障害に気づいています．右上 1/4 盲や純粋健忘，純粋失読を認めました．MRI 拡散強調画像で左の後大脳動脈が灌流する側頭葉内側部や後頭葉，脳梁膨大後方部領域に

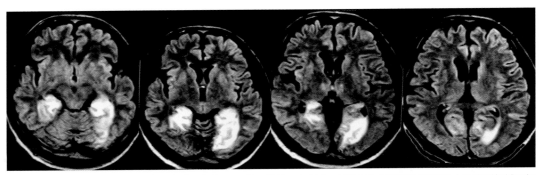

図 2-87　海馬性健忘　両側後大脳動脈閉塞症．63 歳，男性，右利き．MRI フレア画像で両側後大脳動脈領域に梗塞巣を認めた．両側性に側頭葉内側部は障害されており，記憶障害は重度で持続した．

梗塞を認めました．海馬や海馬傍回も梗塞巣に含まれています．左の後大脳動脈閉塞症でした．図 2-87 は重度の持続する純粋健忘を呈した 63 歳，右利きの男性です．ある日，頭痛が出現しています．その 4 日後，左の上下肢に感覚障害が出現したため来院しました．入院時，右上 1/4 盲と重度の記憶障害を認めました．MRI フレア画像で両側後大脳動脈領域に梗塞巣を認めます．両側性に側頭葉内側部は障害されていました．

3　retrosplenial amnesia

　脳梁膨大後方部領域の梗塞で記憶障害が出現してくることがあり，retrosplenial amnesia とよばれています．帯状回から海馬へと戻る Papez の回路の障害により出現してくる可能性があります．

　後大脳動脈からの分枝である後脳梁枝の閉塞では脳梁膨大後方部領域も障害を生じますので retrosplenial amnesia を生じる可能性があることも考慮しておく必要があります．

　図 2-88 は retrosplenial amnesia を最初に意識した症例の画像です[143]．60 歳，左利きの男性です．ある日，急性の右視野障害で発症しました．純粋健忘や純粋失読も認めたようです．左の後大脳動脈領域の脳梗塞を指摘されました．約 2 か月後に診察する機会を得ましたが，このときは，右上 1/4 盲と純粋健忘を認めるのみでした．MRI T$_2$ 強調画像(a)で左の後大脳動脈領域で側頭葉内側部や後頭葉，脳梁膨大後方部領域に梗塞巣を認めました．矢状断層(b)でみますと，脳梁膨大後方部領域の梗塞巣がはっきり描出されています．通常 2 か月もすると，海馬性健忘は改善してきます．その印象が強いものですから，脳梁膨大後方部領域の梗塞に注目したわけです．Valenstein ら[144]の報告例では retrosplenial amnesia では前向性記憶障害が，かなり重度であったことも，理由のひとつでした．しかし，その後，臨床例を追加していきますと，側頭葉内側部と脳梁膨大後方部領域が同時に障害される症例は，ときどき経験しますが，実際，図 2-86 に示した症例もそうですが，必ずしも記憶障害が持続するものではないような気もしてきました．retrosplenial amnesia が海馬性健忘より重度で持続するか否かは，今後の検討が必要であると考えています．しかし，図 2-89 に紹介しますように，脳梁膨大後方部領域に梗塞を有する症例で純粋健忘を呈する症例の存在は確かです．症例は 62 歳の右利き女性です．右の視野障害

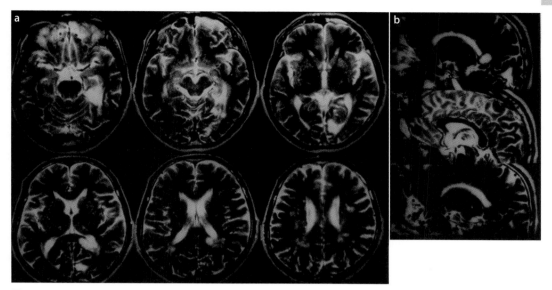

図 2-88　retrosplenial amnesia　60 歳，男性，左利き．MRI T$_2$ 画像（a）で左の後大脳動脈領域で側頭葉内側部や後頭葉，脳梁膨大後方部領域に梗塞巣を認めた．矢状断層（b）でみると，脳梁膨大後方部領域の梗塞巣が明確に描出されている．

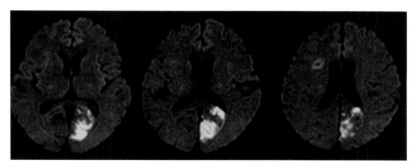

図 2-89　retrosplenial amnesia　62 歳，女性，右利き．左の後大脳動脈領域で後頭葉や脳梁膨大後方部領域に梗塞巣を認めた．

と純粋健忘を認めました．純粋失読やその他の視覚性失認症状は認めません．左の後大脳動脈灌流域の後頭葉や脳梁膨大後方部領域に梗塞巣を認めました．側頭葉内側部の損傷は認めませんでした．本例の純粋健忘も徐々に改善しました．海馬や海馬傍回の病巣は認めませんので，本例の健忘は retrosplenial amnesia とよんでよいと思います．

4　前脳基底部健忘

　前脳基底部は前頭葉底部の後方部で大脳の内側面に位置しており，中隔核やブローカの対角帯，マイネルトの基底核，側坐核などからなっています．コリン作動性ニューロンが存在し，前頭葉や側頭葉内側部，間脳などと豊富な線維連絡を有しており，特に内側中隔核やブローカの対角帯からは海馬へ，マイネルトの基底核からは新皮質へと投射しています．前脳基底部の損傷により，いわゆる前脳基底部健忘を生じてきます．

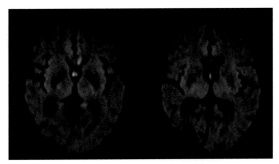

図 2-90　脳弓性記憶障害　82 歳，女性，右利き．MRI 拡散強調画像で脳弓に梗塞を認めた．

　臨床的に前脳基底部健忘は前交通動脈の脳動脈瘤の破裂によるくも膜下出血やその脳外科的処置後に出現してくることが多く[145, 146]，前交通動脈症候群（anterior communicating artery syndrome, ACoA syndrome）[147]ともよばれています．前頭葉の障害を同時に発現する頻度も高いと思われます．

　前脳基底部健忘の臨床像については多くの報告があります[145〜147]．臨床像は見当識障害や健忘，作話などの Korsakoff 症候群様の健忘症です．作話には話により導き出される作話と自発的に語られる作話がありますが，前脳基底部健忘では自発的な作話をみることが指摘されています[148]．

　なお，しばしば意欲の低下や無関心，易刺激性，易怒性，攻撃性などの人格の変化などの前頭葉性の精神症状が認められますが，前脳基底部の損傷によるものか，随伴する前頭葉損傷に由来するのかの区別は困難なようです．

5　脳弓性記憶障害

　脳弓への血管支配は主として前交通動脈からの分枝です．一部，前大脳動脈から分岐する脳梁周囲動脈が灌流しているようです．脳弓は Papez 回路を形成しており，その障害により記憶障害が出現してくる可能性があります．

　前大脳動脈の本幹の閉塞では，記憶の回路に関連する多くの部位が障害されるため，記憶障害の厳密な責任病巣を論じることには困難も多いと思います．脳弓に限局した脳梗塞で記憶障害をきたした症例が報告されていました[149]．ただし，これまで報告されてきた脳弓の障害により記憶障害をきたした症例の原因疾患をみますと[150]，脳梗塞での報告は，まれで，多くは脳腫瘍やその術後の症例，ないしは，脳外傷例のようです．

　脳弓の梗塞による純粋健忘をきたした 82 歳の右利き女性を紹介します[151]．ある日，庭仕事をしたこと，服薬したことなどを忘れてしまいました．同日の MRI 拡散強調画像（図 2-90）で脳弓に梗塞を認めました．左の脳梁にも梗塞がありました．純粋健忘は脳弓性の記憶障害と診断しました．前交通動脈からの穿通枝や脳梁周囲領域に小梗塞を生じたものと考えました．

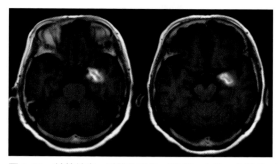

図2-91　純粋健忘　扁桃体出血. 75歳, 女性, 右利き. X線CTで左の扁桃体を中心とした脳出血を認めた.

6　前頭葉やその他の部位の障害による記憶障害

　前頭葉と記憶障害について考えてみます. 代表的な記憶回路であるPapezの回路は帯状回を通る経路ですし, Yakovlevの回路には前頭葉眼窩部が含まれています. これらの領域が障害されると純粋健忘が出現してくる可能性があります.

　前頭葉と記憶障害では, 前頭連合野の機能とかかわる作業記憶にも触れる必要があると思いますが, 先ほど述べましたように, 作業記憶は記憶というより思考と言い換えることもできますし, 会話や読解, 推理, 学習, 計算など複雑な認知課題を遂行するのに不可欠な過程ということもできます. 遂行機能との関連でも論じられることになります. 作業記憶は前頭連合野が関与している前頭葉機能の中核を担うものということができそうです. 血管支配からいえば, 前頭連合野は前大脳動脈と中大脳動脈の灌流域に存在します. 前大脳動脈や中大脳動脈の灌流域の梗塞により, 多彩な前頭葉症状が出現してくることになります. また, 前頭葉は他の脳葉や視床, 大脳基底核, 大脳辺縁系と双方向性の線維連絡を有していますので, 他の部位の障害によっても多彩な前頭葉症状が出現してくることになります.

　なお, Heubner動脈領域の梗塞では視床下部や扁桃体, 前視床束, basal forebrain（前脳基底部）の障害により健忘を生じる可能性があります. Heubner動脈は前大脳動脈からの穿通枝ですが, 純粋健忘を主徴とするような臨床例を経験したことはありません.

　扁桃体はYakovlevの回路の中心となりますので, 情動や記憶の障害を生じてくる可能性があります. しかし, 扁桃体の脳梗塞で純粋健忘をきたした症例を経験したことはありません. 前脈絡叢動脈も扁桃体に血流を供給していますので, 前脈絡叢動脈領域の広範な梗塞にも注目していますが, 記憶障害を訴えた臨床例を経験したことはありません. 扁桃体損傷で純粋健忘を呈した症例を経験したことがありますが, 脳出血の症例でした. 患者は75歳, 右利きの女性です. 左の側頭部痛を前兆として, 純粋健忘が出現しました. X線CT（図2-91）により, 左の扁桃体を中心とした脳出血を認めました. 脳血管造影で出血の原因となるような血管異常は認めませんでした. 純粋健忘は順調に改善していきましたが, 慢性期になって情動面での障害が出現してきました. 情動の要としての扁桃体の障害が関与しているものと考えました.

G 失計算

　脳損傷により，獲得されていた計算能力に障害をきたしたものを失計算（失算，acalculia）とよんでいます．左の頭頂葉症候群の代表であるGerstmann症候群の主徴のひとつとして失計算があげられていることからも類推できるように，本症は左の頭頂葉障害に由来すると考えられています．

　失計算（むしろ計算障害といったほうがよいかもしれません）には多くの病態が含まれていることに留意する必要があります．失語症を背景にした計算障害は失語性失計算とよばれ，半側空間無視を背景にした計算障害は視空間性失計算とよばれています．また，計算の障害は記憶障害や意識障害，注意障害，認知症などでも生じてくることになります．しかし，これらは二次性の計算障害というべき状態と考えます．

　失語性失計算や視空間性失計算，あるいは認知症による計算障害などの他の障害に起因しない計算障害が一次性の計算障害，すなわち狭義の失計算や失演算（anarithmetia）と考えたらよいと思います．他の神経心理学的症状を伴わない純粋失演算の症例も報告されています．純粋失演算例における責任病巣は種々に報告されていますが，多くの症例は左の頭頂葉を含む病巣と思われます[152,153]．

　一次性の失計算は，失象徴性失計算と失演算に分類できます．失計算のことでは，山鳥重先生[154]や松田実先生[155]，平山和美先生[156]の総説が参考になると思います．

　失象徴性失計算には　①数学的概念や数学的規則の理解障害に基づくものと，②数字と音韻の対応が困難となる信号変換の障害に基づくものがあげられます．数学的概念や規則の障害では，個々の数と意味の対応や数に関する知識，演算記号の理解，大小の比較，十進法などについて評価します．信号変換の障害があれば，数の読み書きや演算記号の読み書きが困難となってきます．

　失演算には，①算術的事実（arithmetic facts）の障害と，②計算手続きの障害が含まれます．算術的事実とは，一けた同士の加減算（4＋3，5－2）のように事実として頭のなかに蓄えられている知識をいいます．日本人であれば，乗算の「九九」もこれに相当します．この簡単な計算の障害が，算術的事実の障害になります．算術的事実の範囲を超えた数についての計算においては，繰り上がりや繰り下がりの手続きを理解しておかねばなりません．この手続きが障害された状態を計算手続きの障害とよんでいます．

　失計算の責任病巣についてみますと[156]，どのタイプの失計算でも，左の頭頂葉，特に頭頂間溝周囲の病巣が多いようで，左の前頭葉後部や被殻周辺部などの報告もあります．

　前頭葉性計算障害は数字の選択と配列の障害，アクセス部位の指南の障害などにより出現するといわれています．空間における位置関係の把握障害といってもよいかもしれません．前頭葉性Gerstmann症候群という概念があります．失書や計算障害は前頭葉の障害によっても出現してきますし，それに手指の認知や左右の認知の障害が加われば，みかけ上はGerstmann症候群類似の症候を呈してくることになります．前頭葉性失書や前頭葉

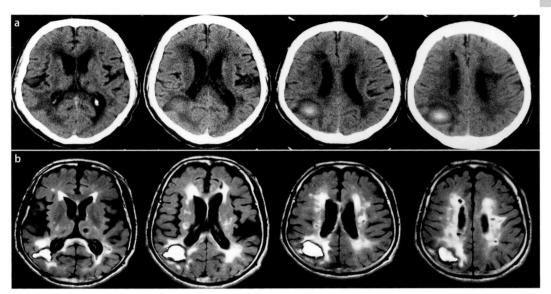

図 2-92　失計算　65 歳，男性，右利き．失演算と空間性失計算を呈した．X 線 CT (a) と MRI フレア画像 (b) で，右の頭頂葉角回を中心に，側頭葉後部へと拡がる皮質下出血を認めた．

性計算障害は，空間における位置関係の把握障害として説明されています．手指や左右の認知の障害も，同じく位置関係の把握障害に基づき出現してくるのでしょうか．頭頂葉損傷に基づく身体図式の障害によるものではないと考えられています．

　失計算で印象に残る症例がありますので 2 例を紹介します．

　第 1 例は脳梗塞ではなくて脳出血の症例です．65 歳，右利きの男性で，左利きの素因はありませんでした．ある日，頭痛を訴え，近くの医院を受診し，脳出血と診断されています．計算ができないとの主訴で，約 1 か月後に入院してきました．神経学的検査では左下 1/4 盲を認めます．当初のごく軽度の左片麻痺は改善していました．左半側空間無視と純粋失書，失計算を認めました．画像所見を(図2-92)に示します．X 線 CT (a) では，右の頭頂葉後部を中心とした皮質下出血を認めました．1 か月ほど経っていますので辺縁部から低吸収化していますが，MRI フレア画像 (b) でみると，右の頭頂葉の角回を中心に，側頭葉の後部にかけての出血巣が認められました．

　計算障害では失演算が著明でした．簡単な四則演算が障害されており，繰り上がりや繰り下がりを必要とするものは困難でした．しかし，「九九」は保たれていました．筆算は著明に障害されていました．数学的概念では，演算記号は理解していましたが，数と意味の対応に多少の困難がありました．大小の比較も軽度に障害されていました．電卓の使用は困難でした．数字の読み書きにも支障がありました．本例は失演算が顕著ですが，失象徴性の失計算の要素も含まれています．しかし，このことには左半側空間無視や純粋失書の影響もあるものと考えています．その点から論じるとすれば，本例は主として失演算と空間性失計算を呈したと結論したいと思います．右半球損傷であるがゆえに，左半側空間無視も伴い，それが失計算に影響したと考えられます．失計算が右半球損傷で起こることも知られており，失語症が右病変で出現する頻度より高率であると考えられています[144]．本例は計算能力の側性化に問題があったため，右半球損傷で失演算と空間性失計算を同時

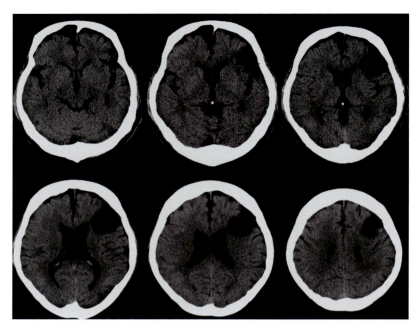

図 2-93　前頭葉性計算障害　65 歳，男性，右利き．左前頭葉で下前頭回や中前頭回に梗塞を認めた．

に呈したと思われます．

　第 2 例目は 65 歳の右利きの男性で，前頭葉性の失計算を初めて意識した症例です．軽度の超皮質性感覚性失語を認めていましたが，簡単な暗算ができず著明な失演算を呈していました．X 線 CT（図 2-93）で左の下前頭回から中前頭回にかけての梗塞を認めました．前頭葉性計算障害と考えました．

H　無視症候群と右半球症状

　無視症候群（neglect syndrome）という用語があります．右半球症状を象徴する概念として使用されています．しかし，無視症候群ではない右半球症状もありますので，ここで無視症候群と右半球症状を簡単にまとめておきたいと思います．

　Heilman らの総説では[157]，無視症候群として，①半側の注意障害（hemi-inattention）や②同時刺激に対しての消去現象（extinction to simultaneous stimuli），③運動の無視（intentional neglect），これには運動の消去（motor extinction）や運動維持困難（motor impersistence）が含まれます，④半側空間無視（hemispatial neglect），⑤知覚転位症（alloesthesia），⑥病態失認（anosognosia），⑦病態無関心（anosodiaphoria）があげられていました．半側空間無視や半側身体失認，病態失認（左片麻痺の否認や無関知），運動無視，運動維持困難症，各種感覚の消去現象（extinction）などが代表的な無視症候群といえそうです．神経学領域の雑誌で neglect syndrome が特集されたことがあります[158]．そのなかでは，運動無視や sensory extinction，半側空間無視，病態失認（左片麻痺無認知）が組まれていま

した．

　無視症候群は右半球症状と考えられています．しかし，一般的に右半球症状とよばれている症状は，無視症候群のみではありません．『右半球の神経心理学』という著書があります[159]．神経学領域の雑誌で「右半球をめぐって」と題する特集号もありました[160]．その項目をみますと，半側空間無視や病態失認，構成障害，着衣失行，相貌失認，運動無視，感情障害，地誌的障害があげられていました．右半球症状といえば，これまで述べてきた無視症候群が代表的ではありますが，相貌失認や地誌的障害，着衣失行，感情言語の障害（アプロソディア，aprosodia），ある種の構成障害などが含まれてくることになります．その他，右半球症状として扱われている症状は，過書（hypergraphia）や空間性失書（spatial dysgraphia），饒舌症（hyperlalia），verbal anosognosia，response-to-next-patient phenomenon，非失語性呼称障害などが該当すると思います．

　無視症候群や右半球症状と考えられている各症候につきましては，該当する個所ですでに解説を加えてきたものも多くありますので，ご参照ください．ここでは，饒舌症とアプロソディア，非失語性呼称障害を取り上げることにします．

1　饒舌症

　脳出血手術例100例の長期予後を観察した金子満雄先生のお仕事を紹介します[161]．右半球損傷は50例です．その症候をみますと，意欲の低下を示したのが28例，饒舌，多弁であったのが23例，多彩な愁訴を認めたのが13例，独語をみたのが6例でした．ひとりの患者が複数の症候を呈したわけですが，この成績から，右半球症状のひとつの特徴として，意欲欠如・饒舌症候群を提唱しています．手術するような脳出血例ですから，症状も重度であったと思われますが，重症の右半球症例のひとつの病状が浮かび上がってきます．ベッドにひとりで寝ているときには，意欲が低下し元気がありません．なかには独語を続ける方もいます．しかし，声をかけるとよくしゃべります．おしゃべりが止まりません．しかし話の内容は乏しく空疎な会話になります．広範な右半球の中大脳動脈領域の梗塞の方にもよく観察される症状であると思います．

　山鳥重先生はこの多弁な状態をhyperlaliaとよんでいます[162]．多弁症とも記載されているようで，右半球症状の特徴と考えています．脳出血でも，脳梗塞でも出現する症候で，11例での報告ですが[162]，右半球の広範な病巣をもつ症例のひとつの典型像と考えられますので，長くなりますが引用させていただきます．①意識は清明，しかし，自分の病態にも，周囲にも無感動，無関心で，表情も乏しくなります．②自発的にしゃべることは少ないのですが，話しかけるとごく普通に答えます．それどころか，相づちでも打つといくらでも話が続くことになります．③話の内容にまとまりがなく，話題がそれやすくなります．最初とは全く違う内容になってしまうこともしばしばです．内容にとりとめがありません．誘導されやすく，作話的になることもあります．④声は低く，単調でひとり言をいっているような印象をもちます．しかし，一応は相手に合わせており，会話の形式は崩れないようです．⑤看護日誌をみると，夜間多弁との記録が頻繁に出てきます．⑥急性期に多くみられる症状で，発症後しばらくすると消失しますが，持続することもあるようで

す．まさに，意欲欠如・饒舌症候群で，臨床の現場でよく観察できる症状だと思います．なお，山鳥先生は，誘導性に発現すること，やがて消失してしまうことから，明らかに病的な状態であると言及し，軽度の意識障害や軽度の思考混乱状態で，会話時に限って出現することを指摘しています．行動全体は無関心，無感動ですので，左半球の言語機能が自走している状態を想定しています．すなわち，通常はそれに抑制をかけている右半球が高度に障害されたために出現した症状との理解であると思います．

　ある機会に作業療法士の方と右半球損傷者にみられる異常行動や精神症状などについて文献上どのような記載があるかを片っ端から集めたことがあります[163]．なかには右半球損傷との関連性についてイメージしにくいものもありますし，相反するものもありますが，多彩な記載があることは，右半球損傷では種々の異常行動や精神症状が出現する可能性があることを多くの方々が臨床現場で実感していることのあらわれであろうと考えてみます．

　以下羅列してみますと，"行動が唐突"，"指示が待てない"，"自分でやらない"，"弁解（言い訳）が多い"，"同じ失敗を繰り返す"，"治療者と目標がずれる"，"不熱心"，"深刻味の欠如"，"否認"，"冗談が多い"，"関心の低下"，"的外れ"，"行動過多"，"どんどんやるが，いい加減"，"攻撃的になりやすい"，"ことばと行動のずれが生じやすい"，"抑制を欠いた多弁"，"そう傾向"，"うつ状態"，"多幸性"，"自己の病状への気づきが遅い"，"病識不良"，"疎通性不良"，"感情の交流がはかりにくい"，"衝動性"，"やる気がない"，"自分勝手に立ち上がって転倒する"，"強引で大雑把"，"注意散漫で集中困難"，"楽観的で真剣味が乏しい"，"麻痺側に対する意識がない"，"慎重さに欠ける"，"無理な動作や危険な動作を平気で行おうとする"，"安全管理ができない"，"整理整頓が悪い"，"内服薬の管理ができない"，"時間を何度も尋ねる"，"自分の病室を間違える"，"全体にだらしない"，"自分の障害は棚に上げて，他の患者の世話を焼いたり，家人にあれこれ指示したりする"，"他の患者とのトラブルが多い"，"何度も同じ質問をする"，"訴えが多い"，"落ち着きがない"，"依存的"，"時間の観念がない"，"介護に抵抗する"，"大声"，"情緒不安定"，"気分が変わりやすい"，"自己中心的"，"非協調的"，"孤立的"，"拒絶的"，"怒りっぽい"，"猜疑的"，"頑固"，"偏屈"，"でしゃばり"，"ひがみ"，"変なことをしゃべる"，などなどでした．左半球損傷と比較したわけでもありませんし，病前の性格を考慮したものでもありません．右半球損傷だけに特異的な症状であると結論するには，緻密な検討が要求されると思いますが，種々の目的で報告された症例の行動異常や精神症状の記載をみますと，右半球にそれなりの拡がりを有する患者のありさまが何となく思い浮かんでくる気もします．

　なお，急性期の右中大脳動脈閉塞症ではconfusionやdeliriumを呈する症例が報告されており，acute confusional state[164]とよばれていますが，それは血管閉塞症候群で紹介します（190頁参照）．

2　アプロソディア

　言語の領域では，プロソディーの障害ということばがよく出てきます．プロソディーに

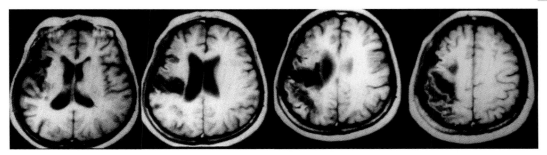

図 2-94 アプロソディア　50 歳，女性，右利き．MRI で右の中大脳動脈領域の広範な梗塞巣を認めた．

は，音の強勢(stress)，速度(speed)，高低(pitch)などが関与しており，その障害はプロソディーの障害(dysprosodia)とよばれています．左半球損傷では失語症との関連で論じられてきました．Ross ら[165, 166]は，言語の情動面の障害をアプロソディア(aprosodia)と命名し，右半球損傷による感情言語の障害と関連づけて報告しています．アプロソディアの分類も試みており，自発話におけるプロソディーの変化やプロソディーの理解，感情をこめての復唱などの能力を評価することにより，アプロソディアを失語症に準じて運動性アプロソディアと感覚性アプロソディア，全アプロソディア，伝導性アプロソディア，超皮質性運動性アプロソディア，超皮質性感覚性アプロソディア，超皮質性混合性アプロソディア，健忘性アプロソディアに分類しています．それぞれの責任病巣は失語を生じる左半球病巣と対応する右半球領域としています．

　わが国では，感情言語の障害についての検討は十分ではありませんし，Ross の分類も普及しているようではありませんが，アプロソディアを主徴とした右中大脳動脈領域の梗塞の症例を経験しましたので，紹介しておきたいと思います[167]．症例は 50 歳，右利きの女性です．ある日，急性の左片麻痺で発症しました．話し方に抑揚がないことを指摘されました．第 10 病日に入院しましたが，確かに，発語は抑揚に乏しく，単調でした．言語症状をみますと，自発語そのものは流暢ですが，抑揚乏しく，しばしば助詞の省略が認められました．語尾や文末に助詞の「ね」が多用され，その音が上がる傾向にありました．自発的なプロソディーや感情言語の復唱も障害されていました．アクセントの障害も著明でした．イントネーションの課題や感情的表現の課題にも障害を認めました．一方，プロソディーの聴覚的理解には問題はありませんでした．以上の所見から，Ross のいう運動性アプロソディアと診断しました．

　MRI T_1 強調画像(図 2-94)でみますと，右中大脳動脈領域で大脳基底核や深部白質を含み前頭葉から頭頂葉，側頭葉に及ぶ広範な塞栓性梗塞を認めました．Ross の分類でいえば，運動性アプロソディアを呈する部位に病巣を認めますが，梗塞巣の拡がりは広範囲に及んでいました．

3　非失語性呼称障害

　非失語性呼称障害は右半球損傷による特殊な呼称障害です．Weinstein ら[168]は右半球損傷患者 10 人にみられた呼称障害をまとめて報告しています．呼称障害の特徴をみます

と，その多くは，自分の病気と関連したものであり，車いすや注射器など，病気や病院で使用するものに関連したものでした．

わが国では，森悦朗先生と山鳥重先生の報告があります[169]．発症3か月の65歳の男性です．言語理解や復唱，発語はほぼ正常ですが，入院場所や病院関係職員，医療器具などについて，わけのわからない返答を繰り返していました．山鳥先生は右半球損傷患者は自己の病気の状態や周囲の状況を正しく把握することができないのではないか，自己の病気にかかわる対象に限定した呼称障害が出現するのではないかと考察しています．言語性疾病無認知であり，ことばが病気を避けているのであろうと推測しています．誘導により会話量が増加する，気楽な話し方である，hyperlalia的でもあるなど，右半球損傷による発話の障害の特徴も備えていることを指摘しています．

臨床の場で，非失語性呼称障害かもしれないとの議論を聞くことがありますが，非失語性呼称障害というからには，右半球症状としてそれなりの特徴が必要ではないかと思っています．

文献

1) 厚生労働省社会・援護局保健福祉部，国立リハビリテーションセンター編集：高次脳機能障害者支援の手引き．平成18年7月1日発行
2) Lezak MD：Neuropsychological Assessment. 3rd ed, Oxford Univ Press, Oxford, New York, 1995
3) Geschwind N：Disorders of attention—a frontier in neuropsychology. Phil Trans R Soc Lond B 298：173-185, 1982
4) 大橋博司：臨床脳病理学．医学書院，1965
5) 佐藤睦子，後藤恒夫，渡辺一夫：左前頭葉病変により超皮質性感覚失語と同語反復症を呈した1例．神経心理 7：202-208, 1991
6) 相馬芳明，大槻美佳，吉村菜穂子，丸山勝一，辻　省次：Broca領域損傷による流暢性失語．神経内科 41：385-391, 1994
7) 松田　実，鈴木則夫，長濱康弘，翁　朋子，平川圭子：純粋語唖は中心前回症候群である：10例の神経放射線学的・症候学的分析．神経心理学 21：183-190, 2005
8) Kertesz A, Sheppard A, MacKenzi R：Localization in transcortical sensory aphasia. Arch Neurol 39：475-478, 1982
9) Bogousslavsky J, Regli A, Assal G：Acute transcortical mixed aphasia. Brain 111：631-641, 1988
10) Bogousslavsky J, Regli A, Assal G：Isolation of speech area from focal brain ischemia. Stroke 16：441-443, 1985
11) 相馬芳明：伝導性失語．平山惠造，田川皓一（編）：脳卒中と神経心理学，医学書院，1995, pp173-178
12) Bartha L, Benke T：Acute conduction aphasia：an analysis of 20 cases. Brain Lang 85：93-108, 2003
13) Fukatsu R, Fujii T, Tsukiura T, Yamadori A, Otsuki T：Proper name anomia after left temporal lobectomy：a patient study. Neurology 52：1096-1099, 1999
14) Van Horn G, Hawes A：Global aphasia without hemiparesis：a sign of embolic encephalopathy. Neurology 32：403-406, 1982
15) 田川皓一，福永真哉，服部文忠，進　浩和：片麻痺を伴わない全失語．神経内科 53〔Suppl 2〕：256-257, 2000
16) Gibo H, Carver CC, Rhoton AL, Lenkey C, Mitchell R：Microsurgical anatomy of the middle cerebral artery. J Neurosurg 54：151-169, 1981
17) Shuren J：Insula and aphasia. J Neurol 240：216-218, 1993
18) Cerada C, Ghika J, Maeder P, Bogousslavsky J：Stroke restricted to the insular cortex. Neurology 59：1950-1955, 2002
19) Bladin PF, Berkovic SF：Striatocapsular infarction：large infarcts in the lenticulostriate artery territory. Neurology 34：1423-1430, 1984
20) Olsen TS, Bruhn P, Oberg RG：Cortical hypoperfusion as a possible cause of 'subcortical aphasia'. Brain 109：393-410, 1986
21) Perani D, Vallar G, Cappa S, Messa C, Fazio F：Aphasia and neglect after subcortical stroke. A clinical/

cerebral perfusion correlation study. Brain 110：1211-1229, 1987
22) Hillis AE, Wityk RJ, Baker PB, Beauchamp NJ, Gailloud P, Murphy K, Cooper O, Matter EJ：Subcortical aphasia and neglect in acute stroke：the role of cortical hypoperfusion. Brain：1094-1104, 2002
23) 稲富雄一郎, 米原敏郎, 藤岡正導, 内野　誠, 田川皓一：後大脳動脈閉塞症による超皮質性感覚失語の2例. 神経心理学 17：76-81, 2001
24) Servan J, Verstichel P, Catala M, Yakovleff A, Rancurel Gl：Aphasia and infarction of the posterior cerebral artery territory. J Neurol 242：87-92,1995
25) McFarling D, Rothi LJ, Heilman KM：Transcortical aphasia from ischemic infarcts of the thalamus：a report of two cases. J Neurol Neurosurg Psychiatry 45：107-112, 1982
26) Gorelick PB, Hier DB, Benevento L, Levitt S, Tan W：Aphasia after left thalamic infarction. Arch Neurol 41：1296-1298, 1984
27) 亀山正邦：部分的内包障害―臨床病理学的研究. 臨床神経 3：421-427, 1963
28) 後藤文男, 天野隆弘：錐体路. 後藤文男, 天野隆弘（編）, 臨床のための神経機能解剖学. 中外医学社, 1992, pp2-3
29) 大森　将, 田川皓一, 山本　操, 福原正代, 飯野耕三：四肢の運動麻痺が目立たず重度の仮性球麻痺を呈する脳血管障害例の検討. 失語症研究 12：271-277, 1992
30) 遠藤教子, 福迫陽子, 河村　満, 塩田純一, 正木信夫, 廣瀬　肇：脳梁の梗塞性病変による症候性吃音. 音声言語医学 31：388-396, 1990
31) 萩原宏毅, 武田克彦, 斎藤史明, 清水輝夫, 板東充秋：失書のない左手の失行と吃音様症状を呈した右前大脳動脈領域梗塞による脳梁離断症候群の一例. 臨床神経 40：605-610, 2000
32) Grant AC, Biousse V, Cook AA, Newman NJ：Stroke-associated stuttering. Arch Neurol 56：624-627, 1999
33) Ciabarra AM, Elkind MS, Roberts JK, Marshall RS：Subcortical infarction resulting in acquired stuttering. J Neurol Neurosurg Psychiatry 69：546-549, 2000
34) 松田　実, 中村和雄, 藤本直規, 生天目英比古, 木戸直博：視覚失語に移行した視覚失認. 臨床神経 32：1179-1185, 1992
35) Beauvois MF, Saillant B, Meninger V, Lhermitte F：Bilateral tactile aphasia：a tacto-verbal dysfunction. Brain 101：381-401, 1978
36) Mesulam MM：Slowly progressive aphasia without generalized dementia. Ann Neurol 11：592-598, 1982
37) Gorno-Tempini ML, Brambati SM, Ginex V, Ogar JM, Dronkers NF, Marcone A, Perani D, Garibotto V, Cappa SF, Miller BL：The logopenic/phonological variants of primary progressive aphasia. Neurology 71：1227-1234, 2008
38) Gorno-Tempini ML, Hills AE, Weintraub S, Kertesz A, Modenz M, Cappa SF, Ogar JM, Rohrer JD, Black S, Boeve BF, Manes F, Dronkers NF, Vandenberghe R, Rascovsky K, Patterson K, Miller BL, Knopman DS, Hodges JR, Mesulam MM, Grossman M：Classification of primary progressive aphasia and variants. Neurology 76：1006-1014, 2011
39) 井村恒郎：失語―日本語に於ける特性―. 精神経誌 47：196-218, 1943
40) Iwata M：Kanji versus Kana. Neuropsychological correlations of the Japanese writing system. Trends Neurosci 7：290-293, 1984
41) 川畑信也, 田川皓一, 平田　温, 長田　乾, 宍戸文男：左側頭葉後下部の脳梗塞により出現した失読失書の1例. 臨床神経 27：420-427, 1987
42) 下村辰雄, 田川皓一, 長田　乾, 宍戸文男：左側頭葉後部から後頭葉外側部の皮質下出血による失読失書の1例. 神経内科 26：57-64, 1987
43) 山鳥　重：失読失書と角回病変. 失語症研究 2：236-242, 1982
44) 田川皓一, 沓沢尚之, 永江和久：脳血管障害による純粋失読について. 神経内科 9：355-364, 1978.
45) 岩田　誠：純粋失読症候群の神経心理学的側面. 神経進歩 21：930-940, 1977
46) 鳥居方策：純粋失読. 大橋博司（編）：精神科 MOOK No.1 失語・失行・失認. 金原出版, 1982, p471
47) 倉知正佳, 福田　孜, 地引逸亀, 榎戸芙佐子, 鳥居方策：純粋失読の写字障害について―右手と左手との比較―. 臨床神経 17：368-375, 1977
48) Greenblatt SH：Subangular alexia without or hemianopsia. Brain Lang 3：229-245, 1976
49) 河村　満：非古典型純粋失読. 失語症研究 8：185-193, 1988
50) Sakurai K：Alexia caused by a fusiform or posterior inferior temporal lesion. J Neurol Sci. 178：42-51, 2000
51) Sakurai K：Varieties of alexia from fusiform, posterior inferior temporal and posterior occipital gyrus lesions. Behav Neurol 15：35-50, 2004
52) 櫻井　靖：読字の神経機構. 神経文字学　読み書きの神経科学（岩田　誠, 河村　満, 編集）医学書院 pp93-112, 2007

53) 中野明子, 池田芳信, 田川皓一：半側空間失認にみられた書字障害. 神経内科 18：634-636, 1983
54) Yamadori A, Mori E, Tabuchi M, Kudo Y, Mitani Y：Hypergraphia：a right hemisphere syndrome. J Neurol Neurosurg Psychiatry 49：1161-1164, 1986
55) 平山和美：視知覚障害のみかた. 神経心理学 24：198-210, 2008
56) Feinberg TE, Gonzalez Rothi LJ, Heilman KM：Multimodal agnosia after unilateral left hemisphere lesion. Neurology 36：864-867, 1986
57) Sirigu A, Duhamel J, Poncet M：The role of sensorimotor experience in object recognition. A case of multimodal agnosia. Brain 114：2555-2573, 1991
58) 高岩亜輝子, 恒藤澄子, 安部博史, 寺井　敏, 田川皓一：視覚情報が触覚情報に干渉を与えた視覚失認の1例. 神経心理学 17：45-53, 2001
59) Damasio AR, Damasio H：Localization of lesions in achromatopsia and prosopagnosia. In：Kertesz A（ed）：Localization in Neuropsychology. Academic Press, New York, 1983, p.417.
60) Landis T, Cummings JL, Christen L, Bogen JE, Imhof HG：Are unilateral right posterior cerebral lesions sufficient to cause prosopagnosia? Clinical and radiological findings in six additional patients. Cortex 22：243-252, 1986.
61) De Renzi E：Prosopagnosia in two patients with CT evidence of damage confined to the right hemisphere. Neuropsychologia 24：385-389, 1986
62) 田川皓一：画像診断からみた神経心理学の controversies. 神経心理学 16：2-12, 2000
63) 高橋伸佳, 河村　満：街並失認と道順障害. 神経進歩 39：689-696, 1995
64) 田川皓一, 鈴木康裕, 山口武典：皮質盲. 秋元波留夫, 大橋博司, 杉下守弘, 鳥居方策, 小山善子（編）：神経心理学の源流　失行編・失認編, 創造出版, 2002, pp495-506
65) 時田春樹, 田川皓一：相貌の変形視と微視症を呈した1例. 高次脳機能研究 34：260-263, 2014.
66) Ebata S, Ogawa M, Tanaka Y, Mizuno Y, Yoshida M：Apparent reduction in the size of one side of the face associated with a small retrosplenial haemorrhage. J Neurol Neurosurg Psychiatry 54：68-70, 1991
67) Fernandez-Miranda JC, Rhoton AL Jr, Alvarez-Linera J, Kakizawa Y, Choi C, de Oliveria EP：Three-dimensional microsurgical and tractographic anatomy of the white matter of the human brain. Neurosurgery 62：989-1026：discussion 1026-1028, 2008.
68) 富施敦仁, 上野祐司, 佐々木薫, 宇佐見由希子, 斉木臣二, 下　泰司, 望月秀樹, 卜部貴夫, 服部信孝：脳梁膨大部に病変を認め変形視を呈した脳梗塞3例の検討. 臨床神経学 49：1105, 2009
69) 伊藤朋子, 平山和美, 山脇理恵, 近藤裕見子, 境　信哉, 近藤健男, 山鳥　重：同名性視野欠損の無視知―4症例での検討. 脳神経 55：869-877, 2003
70) 平山和美, 佐藤睦子, 後藤博美, 渡辺一夫, 山本悌司：大脳性多重視―責任病巣と発現機序について―. 臨床神経 35：744-749, 1994
71) Bender MB, Feldman M, Sobin AJ：Palinopsia. Brain 95：173-186, 1972
72) 深田忠次, 西川清方, 藤本一夫, 髙橋和郎：視覚保続を呈した脳血管障害の2症例. 臨床神経 20：516-521, 1980
73) 瀬戸牧子, 戸澤明美, 富田逸郎, 佐藤　聡, 辻畑光宏：連合型視覚性失認と視覚性失語の鑑別が困難であった1症例. 神経内科 73：497-502, 2010
74) 週刊医学界新聞　第3060号 2014年1月20日, 医学書院.
75) 志田堅四郎：視空間失認. 鳥居方策（編集企画）：精神科MOOK 29 神経心理学, 金原出版, 1993, pp170-187
76) Bisiach E, Luzzatti C：Unilateral neglect of representational space. Cortex 14：129-133, 1978
77) 高岩亜輝子, 恒藤澄子, 安部博史, 寺井　敏, 田川皓一：表象障害による左半側空間無視を呈した脳梗塞の一例. Brain Nerve 67：323-327, 2015
78) Karnath HO, Ferber S, Himmelbach M：Spatial awareness is a function of the temporal not the posterior parietal lobe. Nature 411：950-953, 2001
79) Mort DJ, Malhotra P, Mannan SK, Rorden C, Pambakian A, Kennard C, Husain M：The anatomy of visual neglect. Brain 126：1986-1997, 2003
80) Bird CM, Malhorta P, Parton AQ, Coulthard E, Rushworth MF, Husain M：Visual neglect after posterior cerebral infarction. J Neurol Neurosurg Psychiatry 77：1008-1012, 2006
81) Heilman KM, Valenstein E：Frontal neglect in man. Neurology 22：660-664, 1972
82) 平山　和美, 菊池大一, 遠藤佳子：視覚性運動失調. Clinical Neuroscience 31：506-508, 2013
83) 山鳥　重：視空間性知覚障害. 神経心理学入門, 医学書院, 1985, pp79-91
84) 高橋伸佳：視覚性認知障害の病態生理. 神経心理学 9：23-29, 1993
85) 高橋伸佳, 河村　満：地理的失認と相貌失認. 総合リハ 21：667-670, 1993
86) 高橋伸佳：街を歩く神経心理学. 神経心理学コレクション, 医学書院, 2009
87) 長井　篤, 小林祥泰, 山下一也, 山口修平, 恒松徳五郎：右半球脳梁放線に限局した梗塞で地誌的障害を

きたした1例(会). 失語症研究 12：63-64, 1992
88) 福原正代, 田川皓一, 飯野耕三：地誌的障害を呈した右辺縁葉後端部皮質下出血 (retrosplenial subcortical hematoma) の1例. 失語症研究 17：278-284, 1997
89) Aguirre GK, D'Esposito M : Topographical disorientation : a synthesis and taxonomy. Brain 122 : 1613-1628, 1999
90) 稲富雄一郎, 吉永登志子, 田川皓一, 米原敏郎, 平野照之, 内野　誠：右側頭葉皮質下出血で道順障害をきたした1例. 神経心理学 22：226-232, 2006
91) 平野正治：「所謂」皮質聾について. 精神神経学 75：94-138, 1973
92) 大森晶子, 田川皓一, 竹之山利夫, 飯野耕三：大脳性難聴に対する読話訓練の試み. 失語症研究 14：180-186, 1994
93) Fujii T, Fukatsu R, Watabe S, Ohnuma A, Teramura K, Kimura I, Saso S, Kogure K : Auditory sound agnosia without aphasia following a right temporal lobe lesion. Cortex 26 : 263-268, 1990
94) Rosati G, De Bastiani P, Paolino E, Arslan E, Artioli M : Clinical and audiological findings in a case of auditory agnosia. J Neurol 227 : 21-27, 1982
95) 時田春樹, 田川皓一, 高松和弘, 田中朗雄, 栗山　勝：健忘性失音楽を呈した1例. 神経内科 78：452-455, 2013
96) 緑川　晶：失音楽. Brain Nerve 59：865-870, 2007
97) 佐藤正之：失音楽症. 神経内科, 第68巻特別増刊号—高次脳機能障害のすべて—, pp387-396, 2008
98) 田川皓一：Sensory extinction. 神経内科 30：351-356, 1989
99) Kawamura M, Hirayama K, Shinohara Y, Watanabe Y, Sugishita M : Alloaesthesia. Brain 110 : 225-236, 1987
100) 伊藤皇一：触覚性失認の評価. 田川皓一 (編)：神経心理学評価ハンドブック, 西村書店, 2004, pp272-279
101) 田川皓一, 梅崎博敏, 吉良　勲, 永江和久：手指失認—Gerstmann 症候群の1例—. 神経内科 2：592-594, 1975.
102) 久保浩一：半側身体失認. 大橋博司 (編集)：精神科 Mook No.1, 失語・失行・失認, 金原出版, 1982 pp115-119.
103) Vallar G, Ronchi R : Somatoparaphrenia : a body delusion. A review of the neuropsychological literature. Exp Brain Res 192 : 553-551, 2009
104) 遠藤　実：脳血管障害と神経心理学. 余剰幻肢. 田川皓一 (編)：脳卒中症候学, 西村書店, pp.837-843, 2010
105) 日本高次脳機能障害学会 (旧 日本失語症学会) 編集：標準高次動作性検査 失行症を中心として 改訂第2版. 新興医学出版社, 2003
106) 塩田純一, 河村　満：肢節運動失行の症候学的検討. 神経進歩 38：597-605, 1994
107) DeRenzi E, Pieczuro A, Vignolo LA : Oral apraxia and aphasia. Cortex 2 : 50-73, 1966
108) McFie J, Zangwill OL : Visual-constructive disabilities associated with lesions of the left cerebral hemisphere. Brain 83 : 243-260, 1960
109) Benson DF, Barton MI : Disturbances in constructional abilities. Cortex 6 : 19-46, 1970
110) 山鳥　重：行為障害の神経学. 臨床神経 42：1082-1084, 2002
111) 山鳥　重：観念失行—使用失行—のメカニズム. 神経進歩 38：540-546, 1994
112) 板東充秋：概念失行. 神経内科 55：143-147, 2001
113) 望月　聡, 河村　満：高次脳機能. 行為. 柴崎　浩, 田川皓一, 湯浅龍彦 (編)：ダイナミック神経診断学, 西村書店, 2001, pp81-87
114) 内田智子, 関　啓子, 石合純夫：着衣障害—分類・評価と作業療法. MB Med Reha 99：37-44, 2008
115) 萬屋和日子, 服部文忠, 梶原治朗, 薛　克良, 田川皓一：着衣失行を呈した右内頚動脈閉塞症の1例. 有効だった作業療法についての1考察. 作業療法 32：277-284, 2013.
116) Mori E, Yamadori A : Unilateral hemispheric injury and ipsilateral instinctive grasp reaction. Arch Neurol 42 : 485-488, 1985
117) 森　悦朗, 山鳥　重：左前頭葉損傷による病の現象—道具の強迫的使用と病的把握現象との関連性について. 臨床神経 22：329-335. 1982
118) Lhermitte F, Pillon B, Serdaru M : Human anatomy and the frontal lobes. Part Ⅰ : Imitation and utilization behavior : a neuropsychological study of 75 patients. Ann Neurol 19 : 335-334, 1986
119) Archibald SJ, Mateer CA, Kerns KA : Utilization behavior : clinical manifestations and neurological mechanisms. Neuropsychol Rev : 11 : 117-130. 2001
120) 田中　久, 武田明夫, 石川作和夫, 濱中淑彦：Striatocapsular infarction にみられた使用行動・模倣行動の検討. 臨床神経 36：833-838, 1996
121) Shallice T, Burgess PW, Schon F, Baxter DM : The origin of utilization behaviour. Brain 112 : 1587-1598, 1989

122）Lhermitte F : Human anatomy and the frontal lobes. Part Ⅱ : Patient behavior in complex and social situations : the "environmental dependency syndrome". Ann Neurol 19 : 335-343, 1986
123）富田　将, 溝口美佐子, 西本加奈, 山田麻和, 瀬戸牧子, 辻畑光宏, 佐藤　聡, 田川皓一：湯船をみたら服を脱ごうとした1例―環境依存症候群を呈した脳梗塞―(会). 高次脳機能研究 34 : 67, 2014
124）森　悦朗, 山鳥　重：前頭葉内側面損傷と道具の強迫的使用. 精神医学 27 : 655-600, 1985
125）森　悦朗, 山鳥　重：alien hand sign. 鳥居方策(編)：精神科 Mook No.29. 神経心理学, 金原出版. 1993, pp153-161
126）Ay H, Buonanno FS, Price BH, Le DA, Koroshetz WJ : Sensory alien hand syndrome : case report and review of the literature. J Neurol Neurosurg Psychiatry 65 : 366-369, 1998
127）Bundick T, Spinella M : Subjective experience, involuntary movement, and posterior alien hand syndrome. J Neurol Neurosurg Psychiatry 68 : 83-85, 2000
128）田中康文：拮抗失行およびその類縁症候. 神経進歩 35 : 1015-1030, 1991
129）大槻美佳, 相馬芳明, 荒井元美, 辻　省次：右上肢に特異な運動開始困難を呈した左前大脳動脈領域梗塞の1例. 臨床神経 36 : 1-6, 1996
130）福井俊哉, 遠藤邦彦, 杉下守弘, 塚越　廣：失書を伴わない左手観念運動失行, 左手拮抗失行, 左手間欠性運動開始困難症を伴った脳梁損傷の1例. 脳神経 27 : 1073-1080, 1987
131）Shahani B, Burrows P, Whitty CW : The grasp reflex and perseveration. Brain 93 : 181-192, 1970
132）平井俊策, 酒井保次郎：Motor impersistence．臨床神経 33 : 1304-1306, 1993
133）Laplane D, Degos JD : Motor neglect. J Neurol Neurosurg Psychiatry 46 : 152-158, 1983
134）Della Sala S, Francescani A, Spinnler H : Gait apraxia after bilateral supplementary motor area lesion. J Neurol Neurosurg Psychiatry 72 : 77-85, 2002
135）秋口一郎, 猪野正志, 山尾　哲：優位側内側視床梗塞による急性発症の健忘症候群. 臨床神経 23 : 948-955, 1983
136）Castaigne P, Lhermitte F, Buge A, Escourolle R, Hauw JJ, Lyon-Caen O : Paramedian thalamic and midbrain infarcts : clinical and neuropathological study. Ann Neurol 10 : 127-148, 1981
137）原　健二, 姉川　孝, 秋口一郎, 松田　実：Abulia を主症状とした両側内包膝部梗塞の1例. 臨床神経 32 : 1136-1139, 1992
138）佐藤雄一, 田川皓一, 平田　温, 長田　乾：Hypersomnia を呈した一側性視床前内側部梗塞の2例. 脳卒中 7 : 263-268, 1985
139）Tatemichi TK, Desmond DW, Prohovnik I, Cross DT, Gropen TI, Mohr JP, Stern Y : Confusion and memory loss from capsular genu infarction : A thalamocortical disconnection syndrome？ Neurology 42 : 1966-1979. 1992
140）荒木栄一, 佐藤文保, 竹之山利夫, 田川皓一：記憶障害および自発性低下を示した内包膝部を障害する脳梗塞の2例. 神経内科 48 : 249-254, 1998.
141）Benson DF, Marsden CD, Meadows JC : The amnestic syndrome of posterior cerebral artery occlusion. Acta Neurol Scand 50 : 133-145, 1974
142）秋口一郎, 相井平八郎, 亀山正邦：右同名性半盲を伴う急性発症の痴呆症候群―優位側後大脳動脈領域梗塞症の一型. 臨床神経 21 : 172-178, 1981
143）谷脇考恭, 田川皓一, 佐藤文保, 飯野耕三：後大脳動脈領域の梗塞による記憶障害―Retrosplenial amnesia と思われる1例―. 神経内科 45 : 507-512, 1996
144）Valenstein E, Bowers D, Verfaellie M, Heilman KM, Day A, Watson RT : Retrosplenial amnesia. Brain 110 : 1631-1646, 1987
145）Gade A : Amnesia after operation on aneurysms of the anterior communicating artery. Surg Neurol 18 : 46-49, 1982
146）DeLuca J : Cognitive dysfunction after aneurysm of anterior communicating artery. J Clin Exp Neuropsychol 14 : 924-934, 1992
147）Alexander MP, Freedman M : Amnesia after anterior communicating artery aneurysm rupture. Neurology 34 : 752-757, 1984
148）武田克彦, 御園生　香：記憶と前脳基底部. 高倉公朋, 宮本忠雄(編)：最新 脳と神経科学シリーズ 8 記憶とその障害の最前線, メジカルビュー社, 1998, pp115-122
149）Moudgil SS, Azzouz M, Al-Azzaz A, Haut M, Gutmann L : Amnesia due to fornix infarction. Stroke 31 : 1418-1419, 2000
150）河村　満, 荒木重夫：記憶と視床, 乳頭体, 脳弓. 高橋　徹, 設楽信行, 清水輝夫(編)：最新 脳と神経科学シリーズ 8 記憶とその障害の最前線, メジカルビュー社, 1998, pp123-130
151）時田春樹, 高松和弘, 田川皓一, 田中朗雄：脳弓の脳梗塞により純粋健忘を呈した一例. 神経内科 82 : 327-330, 2015
152）Takayama Y, Sugishita M, Akiguchi I, Kimura J : Isolated acalculia due to left parietal lesion. Arch Neurol 51 : 286-291, 1994

153）平山和美, 田口　譲, 塚本哲朗：抽象的空間関係の操作障害をともなった純粋失演算の1例. 臨床神経 14：935-940, 2002.
154）山鳥　重：神経心理学入門. 医学書院, 1985, pp 252-256.
155）松田　実：計算障害の評価. 田川皓一（編）：神経心理学評価ハンドブック, 西村書店, 2004, pp198-205.
156）平山和美：基本症候と責任病巣. 失計算. 平山惠造, 田川皓一（編）：脳血管障害と神経心理学, 第2版, 医学書院, 2013, pp301-307
157）Heilman KM, Valenstein E, Watson RT：The neglect syndrome. In：Frederiks JAM（ed）：Clinical Neuropsychology. Handbook of Clinical Neurology, vol 45（ed by Vinken PJ, Bruyn GW, Klawans HL）, Elsevier, Amsterdam, 1985, pp.153-183
158）Neglect syndrome. 神経内科 Vol. 30 No.4（特集号）, 1989
159）杉下守弘：右半球の神経心理学. 朝倉書店, 1991
160）右半球をめぐって. Clinical Neuroscience Vol.19 No.4（特集）, 2001
161）金子満雄, 田中敬生：高血圧性脳出血手術例における左右半球機能障害が長期予後におよぼす影響. 脳卒中 3：52-53, 1984
162）山鳥　重：脳の右半球と左半球のふしぎ. 言葉と脳と心　失語症とは何か. 講談社現代新書 2085, 2011, pp185-222
163）田川皓一：脳血管障害と神経心理学―総論―. 田川皓一（編）：脳卒中症候学. 西村書店, 2010 pp.677-685
164）Mesulam MM, Waxman SG, Geschwind N, Sabin TD：Acute confusional states with right middle cerebral artery infarctions. J Neurol Neurosurg Psychiatry 39：84-89, 1976
165）Ross ED, Mesulam MM：Dominant language functions of the right hemisphere? Prosody and emotional gesturing. Arch Neurol 36：144-148, 1979
166）Ross ED：The aprosodias. Functional-anatomic organization of the affective component of language in the right hemisphere. Arch Neurol 38：561-569, 1981
167）福原正代, 田川皓一, 飯野耕三：アプロソディアを主徴とした右中大脳動脈領域の脳梗塞の1例. 脳卒中 16：55-60, 1944
168）Weinstein EA, Keller NJA：Linguistic patterns of misnaming in brain injury. Neuropsychologia 1：79-90, 1963
169）森　悦朗, 山鳥　重：右外側型脳出血に伴った nonaphasic misnaming の1例. 失語症研究 2：261-267, 1982

第3章
血管閉塞症候群

- A 内頸動脈とその分枝
- B 前大脳動脈とその分枝
- C 中大脳動脈とその分枝
- D 後大脳動脈とその分枝
- E 椎骨脳底動脈とその分枝

A 内頸動脈とその分枝

1 解剖学

　総頸動脈は内頸動脈と外頸動脈に分岐します．内頸動脈は眼動脈や前脈絡叢動脈を分岐し，やがて，前大脳動脈と中大脳動脈とに分かれます．なお，後交通動脈を介して後大脳動脈へと灌流することもあります．本動脈の閉塞ではこれらの動脈灌流域の神経脱落症候が出現しうることになりますが，一般には中大脳動脈領域の症状を呈することが多いといわれています．しかし，内頸動脈閉塞症における梗塞巣や神経症候は，その閉塞機序により大きく異なってきます．

　内頸動脈閉塞症を考えるときは，①突発完成型の塞栓性の閉塞か，動脈硬化性病変を基盤とし徐々に閉塞する血栓性閉塞か，②閉塞部位は起始部か，本幹部か，終末部か，あるいは眼動脈や前脈絡叢動脈の分岐部より近位部か，遠位部か，を知ることが重要です．さらに，③閉塞に伴う側副血行路の発達によりそれぞれに異なってくる病態生理や障害部位の拡がりを把握することが重要となってきます．

2 内頸動脈閉塞症

1 塞栓性閉塞

　私が脳卒中の診療に従事し始めた，1975年頃の本症の生命予後はかなり悪いものだったと思います．最近でも，本症による直接の死亡率は低下したとはいえ，内頸動脈の塞栓性閉塞で側副血行路の発達が悪い場合，梗塞巣は広範で予後は不良のことが多いと思います．通常は中大脳動脈領域に梗塞を生じることが多いのですが，血管構築しだいでは前大脳動脈や後大脳動脈領域にも梗塞巣が拡がることになります．例えば，対側の前大脳動脈の水平部が低形成である場合，前交通動脈の発達が不良であれば，前大脳動脈領域にも梗塞をきたしてきます．また，胎児型の後交通動脈を介して優勢な後大脳動脈をみる場合は，後大脳動脈灌流域にも梗塞をみることがあります．当然，梗塞巣の拡がりにより神経脱落症状は異なってきますが，大梗塞では中大脳動脈の閉塞よりも重症感を漂わせることになります．

　心原性脳塞栓症による内頸動脈閉塞では，Willis動脈輪を介する側副血行路の発達が不良な場合にはしばしば大脳半球に広範な梗塞をきたし重篤な経過を示します．急性期には

A 内頸動脈とその分枝　155

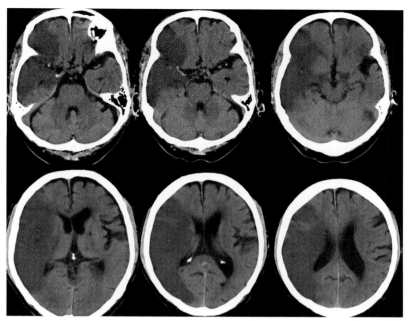

図 3-1　右内頸動脈閉塞症　82 歳，男性，右利き．X 線 CT で右の中大脳動脈領域を中心に広範な梗塞巣を認めるが，前脈絡叢動脈領域にも梗塞が存在しており，内頸動脈閉塞症と考えた．

　著明な脳浮腫を伴い midline structure の対側への偏位をきたし，意識障害が出現してきます．病巣を向く眼球の水平性共同偏倚を呈したり，脳ヘルニア症状をみることもあります．さらに，内頸動脈閉塞により梗塞を生じた領域の神経脱落症状をみることになります．梗塞部位は前大脳動脈と中大脳動脈の両領域を含む広範な梗塞のこともあれば，中大脳動脈領域に限局していることもあります．梗塞巣が広範になれば，当然脳浮腫も高度となります．

　基本的な病像は要素的な障害として対側の片麻痺や感覚障害を呈し，病巣が頭頂葉へと拡がっていれば対側の下 1/4 盲をみることになります．広範な大脳半球病巣を伴えば，左半球損傷では失語症，右半球損傷では左半側空間無視が出現してきます．左半球の病巣が広範であれば，失語症は重度で全失語を呈することになることでしょう．右半球病巣が広範であれば，左半側空間無視とともに，左片麻痺を否認する Babinski 型の病態失認を呈してきます．さらに，梗塞を生じた領域の障害に由来する種々の神経心理症状を生じることになります．

　ベッドサイドでは内頸動脈の閉塞か，中大脳動脈の閉塞かの鑑別には困難が多いと思います．また，血管の閉塞所見は変化することもあります．当初は内頸動脈の閉塞であっても，栓子は中大脳動脈領域へと移動することもありますし，完全に再開通を生じ閉塞を確認できないこともあるわけです．この場合，前脈絡叢動脈領域に梗塞巣を認めるときは，前脈絡叢動脈を分岐する前で内頸動脈が閉塞していた可能性を示唆することになります．

　眼動脈も内頸動脈から分岐しますので，その領域に循環障害を起こしてくると思いますが，内頸動脈の閉塞で臨床的に眼症状を伴うことは少ないように思います．眼動脈領域には外頸動脈領域からの側副血行路が発達してくるのではないかと思いますが，はっきりし

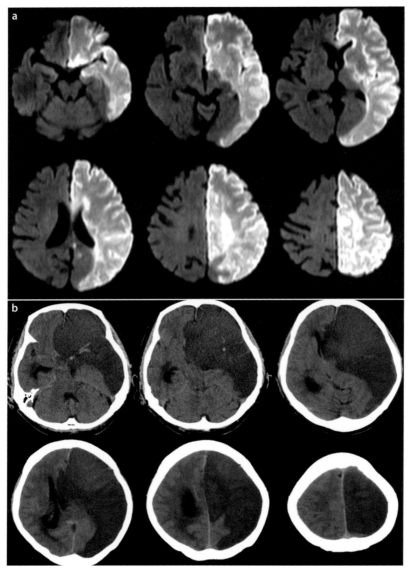

図 3-2　左内頸動脈閉塞症　74歳，女性，右利き．MRI拡散強調画像(a)で左の中大脳動脈領域のみならず，前大脳動脈領域や前脈絡叢動脈領域に梗塞を認めた．第3病日のX線CT(b)では著明な脳腫脹をきたしていた．予後不良の最重症例であった．

たデータはわかりません．

　内頸動脈閉塞症では，多彩な神経心理症状を呈してくることになりますが，のちほどの中大脳動脈閉塞症のところで損傷部位と対比させながら解説したいと思います．

　内頸動脈閉塞症の4症例を紹介します．第1例は82歳，右利きの男性で，X線CT（図3-1）を示します．ある日，庭で倒れているのを発見されました．意識障害や左片麻痺，左半身の感覚鈍麻，左半側空間無視などが認められました．右の中大脳動脈領域を中心に広範な梗塞巣を認めますが，前脈絡叢動脈領域にも梗塞が存在しますので，内頸動脈閉塞症と診断しました．前脈絡叢動脈が灌流する内包後脚部や扁桃体の梗塞が観察されました．

A 内頸動脈とその分枝　157

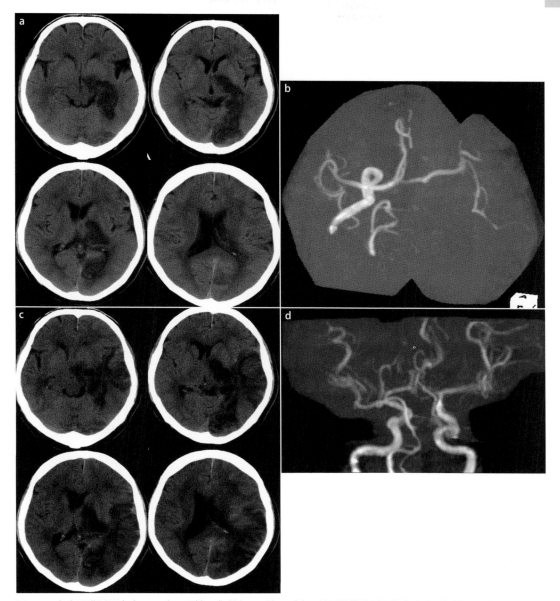

図 3-3　左内頸動脈閉塞症　61歳，男性，右利き．X線CT（a）で前脈絡叢動脈と後大脳動脈領域に梗塞を認めた．MRA（b）で左の内頸動脈の閉塞を確認．X線CT（c）で追跡したところ，左の中大脳動脈領域の側頭葉や頭頂葉へと梗塞巣の拡大が認められた．MRA（d）で閉塞していた内頸動脈に再開通が確認されている．再開通した内頸動脈を介した脳塞栓症の再発であった．

ペースメーカーを装着しており MRI や MRA は撮像できませんでした．
　第2例は最重症例の74歳の右利き女性です（図3-2）．前夜から連絡がとれないので，家族が訪室したところ，意識が障害され右手が動かせなくなっていました．発語もありませんでした．MRI拡散強調画像（a）で左半球の梗塞巣は広範でした．中大脳動脈領域のみならず，前大脳動脈領域や前脈絡叢動脈領域に梗塞を認めました．心原性脳塞栓症による左内頸動脈閉塞症でした．高度の意識障害を呈する重症の脳梗塞であり，失語症についての評価はできませんでした．第3病日のX線CT（b）では著明な脳腫脹をきたしており，

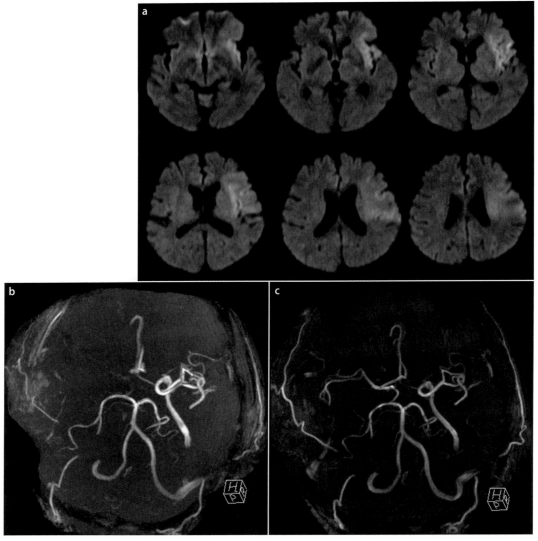

図 3-4 左内頸動脈閉塞症 57歳，男性，右利き．MRI 拡散強調画像(a)で，左の中大脳動脈領域に淡い高信号域を認める．MRA(b)で左の内頸動脈の閉塞が確認された．しかし，MRA の追跡検査(c)では，左の内頸動脈は閉塞したままで，左の後大脳動脈から後交通動脈を介して左の中大脳動脈や前大脳動脈が描出されていた．左の内頸動脈は潜在性に閉塞していたもので，今回の脳塞栓症とは全く無関係であった．

midline structure の右への偏位を認めました．内頸動脈閉塞症では中大脳動脈領域の梗塞をきたすことが多いようですが，本例の場合は前交通動脈を介する右の前大脳動脈から左の前大脳動脈領域への側副血行路の発達がなかったため左の前大脳動脈領域にも広範な梗塞をきたしました．

　第3例は61歳の右利き男性です(図3-3)．X線CT(a)で前脈絡叢動脈と後大脳動脈領域に梗塞を認めました．MRA(b)で左の内頸動脈閉塞症と診断されています．胎児型の後大脳動脈領域に梗塞を生じました．左の中大脳動脈領域には右の内頸動脈から前大脳動脈や前交通動脈を介して左の前大脳動脈，さらに中大脳動脈へと側副血行路が発達しているようです．その3日後，症状の増悪を認めたため，X線CT(c)を撮影したところ，左の中

大脳動脈領域の側頭葉や頭頂葉へと梗塞巣の拡大が認められていました．MRAの追跡検査(d)で閉塞していた内頸動脈に再開通が確認されています．すなわち，再開通した内頸動脈を介した塞栓症が再発してしまいました．

　第4例は57歳の右利きの男性です(図3-4)．右の片麻痺や失語症で発症し，血栓溶解療法が実施され奏効しました．MRI拡散強調画像(a)で，左の中大脳動脈領域に淡い高信号域を認めます．急性期の虚血所見です．MRA(b)では，左の内頸動脈の閉塞が確認されました．今回の梗塞は左内頸動脈の塞栓性閉塞により生じたものと考えました．しかし，MRAの追跡検査(c)では，左の内頸動脈は閉塞したままで，左の後大脳動脈から後交通動脈を介して梗塞と左の中大脳動脈や前大脳動脈が描出されていました．すなわち今回は，左の後交通動脈が塞栓性に閉塞したため，左中大脳動脈領域に梗塞をきたしたものでした．左の内頸動脈は潜在性に閉塞していたものであり，今回の脳塞栓症とは全く無関係なものだったと考えられます．

2 アテローム血栓性脳梗塞

　内頸動脈が動脈硬化性に徐々に閉塞すると，アテローム血栓性の脳梗塞を生じることになります．内頸動脈の血栓性閉塞では塞栓性と比較し閉塞が徐々に進行しますので，梗塞巣は側副血行路の発達の程度によりさまざまな分布を示すことになります．

　内頸動脈が閉塞しても，側副血行路により脳血流が維持されるようであれば，症状を呈することもないと思われます．MRAや頸部超音波検査などを実施することにより，偶然の機会に発見される無症候性の内頸動脈閉塞症も存在します．この場合，CTやMRIによって梗塞巣を見いだせないこともありますが，慢性の乏血状態が続くことにより，脳の萎縮性変化をみることがあります．以前，内頸動脈閉塞症には，徐々に認知機能の低下をきたす緩徐進行型(slowly progressive type)とよばれる病型があったように思います．変性性の認知症との鑑別が重要です．まさにこの状態は，血管性認知症であり，脳血流代謝を測定し，misery perfusionを呈しているようであれば，血行再建をはかるべきであると考えます．Treatable dementiaの一型です．

　左半球の萎縮性変化とともに緩徐進行性失語の病像を呈するときは，変性性の認知症を考えたほうがよいと思います．内頸動脈閉塞症で緩徐進行性失語の病像を呈することはないように思います．

　塞栓症と同じように側副血行路の発達により梗塞部位はさまざまに異なってきます．中大脳動脈の穿通枝領域に限局した梗塞のこともあれば，穿通枝領域と皮質枝領域のこともあるでしょう．皮質枝領域のみの梗塞のこともあります．障害される皮質枝領域もそれぞれの症例で異なってくるわけで，その障害部位に応じた神経脱落症状を呈してくることになります．

　中大脳動脈の各皮質枝は相互に吻合することはありません．一方，後大脳動脈や前大脳動脈の皮質枝と豊富な吻合を有しています．この吻合する部位が脳表を介する境界域に相当してきます．脳血管の灌流域のシェーマをみますと，前大脳動脈領域と中大脳動脈領域，前大脳動脈領域と後大脳動脈領域，中大脳動脈領域と後大脳動脈領域はシャープに境界されているように描かれています．大まかな動脈の支配領域は決まっているわけです

が，その支配領域は各大脳動脈の灌流圧の差異により，個人間で微妙に差異があるはずです．前大脳動脈と中大脳動脈について考えてみますと，中大脳動脈の灌流圧がまされば，その灌流域は前大脳動脈領域へと拡がり，前大脳動脈の灌流圧がまされば，その灌流域は中大脳動脈領域へと拡がるわけです．そのような吻合が機能していることは，皮質枝が閉塞したときに脳血管造影を実施しますと，他の脳動脈から閉塞部へと逆行性に造影されることで理解することができます．

　各大脳動脈の境界域に出現する梗塞が境界域梗塞(borderzone infarction)です．分水嶺梗塞(watershed infarction)ともよばれています．内頸動脈閉塞症を念頭に病態生理を考えてみたいと思います．内頸動脈が閉塞しても，Willis動脈輪や脳表を介するleptomeningeal anastomosisの発達がよければ無症候性に経過する場合もあります．しかし，徐々に灌流圧が低下してきますと脳の虚血を生じ脳梗塞へと進展するわけです．境界域に梗塞を生じる機序としては，全身血圧の低下を引き金にして梗塞を生じる血行力学的な機序(hemodynamic theory)も考えられています．このような血流低下は心疾患や不整脈などによる心拍出量の低下によっても生じてきます．

　境界域梗塞は表層型と深部型の境界域梗塞に分類することができます．表層型の境界域梗塞は前方部と後方部の境界域梗塞に分けることができます．両領域に梗塞をみることもあります．前方型の境界域梗塞では前大脳動脈と中大脳動脈の境界域の前頭葉に梗塞が出現してきます．後方型の境界域梗塞では中大脳動脈と後大脳動脈の境界域に梗塞が認められます．この領域は側頭葉，頭頂葉，後頭葉の接合部に相当します．なお，深部型の境界域梗塞は大脳の深部白質に出現してきます．通常，中大脳動脈からの穿通枝である外側線条体動脈と皮質枝の最末梢部である髄質動脈の境界域に相当します．この深部型の境界域梗塞は，脳表を介する吻合とは異なりますので分水嶺梗塞ではありません．

　表層型の境界域梗塞は分水嶺梗塞ともよばれています．臨床の場では，こちらのほうが繁用されているようです．

　分水界とは異なる水系の境界を指していますが，山岳部では稜線と一致することから分水嶺ともよばれています．脳表を介する皮質動脈の吻合が働くことを考えると，この領域を分水嶺に見立てるのには，いささか抵抗もあるわけです．すなわち，分水嶺のどちら側に降るかで，水の流れが決まってくるわけで，稜線を越えて対側に水が流れ込むことなど考えられません．したがって，閉塞に伴って両方向性に流れが存在することを考えれば，この境界域を分水嶺とは呼びにくいわけですが，便宜的に分水嶺梗塞という用語は頻繁に使用されているようです．立位や坐位のヒトを想定した場合，一番高い所にあるのは頭部になります．頭蓋の中をみてみますと，前大脳動脈と中大脳動脈，中大脳動脈と後大脳動脈の境界域が稜線を形成しているようなイメージをもつこともできるかもしれません．心臓からの拍出をイメージした場合，主幹動脈の閉塞により側副血行路で血流が確保されているときに，最も灌流圧の低下の影響を受けやすい部位がこの稜線部であり，この部位に生じた梗塞を分水嶺梗塞とよぶのも理解できるような気がします．

　確かに分水嶺梗塞は梗塞の臨床の場でしばしば用いられています．分水嶺梗塞はwatershed infarctionとよばれています．しかし，私は好んで境界域梗塞を使用しますし，borderzone infarctionとよんでいます．1つには脳表を介するleptomeningeal anastomosisには両方向性の流れがあり，何となく分水嶺とはよびにくいと感じることであり，も

う1つは深部型の境界域梗塞では，髄質動脈はいわゆる終末動脈であり外側線条体動脈と境界域は形成しますが，豊富な血管吻合を有する分水嶺を形成するわけではないと思っているからです．

　これらの境界域梗塞の臨床的意義については，失語症を中心にすでに述べましたが，前方部境界域で出現する超皮質性運動性失語はアテローム血栓性脳梗塞による失語症の発現機序を考えるとき多くの示唆を与えてくれると思いますので，少々補足しておきます．図2-12にX線CTで紹介した軽度の超皮質性運動性失語を呈した74歳の右利き女性です(42頁参照)．左の内頸動脈閉塞症で前方部の境界域梗塞を示していました．超皮質性運動性失語は前方部の境界域梗塞で出現するかと質問されたら，実際そのような症例が存在しますから回答はイエスになるわけです．では，超皮質性運動性失語の責任病巣は前方部の境界域にあると考えてよいかと質問されたら，その回答はノーになるのではないかと思います．画像上梗塞を認める領域は，主幹動脈の閉塞，多くは内頸動脈閉塞と思いますが，その閉塞により梗塞を生じる中大脳動脈と前大脳動脈との境界域に相当し，この領域は最も灌流圧が低下した部位，すなわち重度の虚血により梗塞に至った部位になるわけです．まさに中大脳動脈と前大脳動脈の分水嶺に梗塞をきたした状態になるわけですが，分水嶺を形成する山の本体を全体的にとらえて，その，8合目，5合目，3合目近くは，また麓のほうはどのような乏血状態にあるかを想像することが必要と思います．おそらく麓の乏血状態はないか，あっても軽度でしょうが，3合目，5合目，8合目と頂上に近づくにつれ乏血状態が高度になってくると想像できるわけです．そして頂上部は形態学的変化を起こすほどに血流が低下していることになります．このような血流低下の状態はポジトロンCTやSPECTで描出することができるわけで，形態学的病巣が検出できなくとも，脳血流や脳代謝が障害されている部分があることを確認することができます．血流が50%以上減少しても，脳溝の拡大にみるような萎縮性変化はきたしているかもしれませんが，画像で梗塞巣として観察することができるような形態学的変化は生じていないように思います．

　超皮質性運動性失語はブローカ領野の周辺領域の障害で出現してくるといわれています．前方部の境界域梗塞で出現してくる超皮質性運動性失語の症例では，形態画像でみる梗塞巣とブローカ領野との隔たりはかなりあると思われる症例もありますから，梗塞巣とブローカ領野周辺部の間にはかなりの血流低下が予想されるわけです．ただし，超皮質性運動性失語の責任病巣をブローカ領野の周辺領域と想定した場合，発語の非流暢性の責任病巣はどこにあるのかについても考えてみる必要があります．実際，ブローカ領野に限局した場合は，流暢性の超皮質性感覚性失語になるわけです．ブローカ領野の周囲で非流暢性の発語になる責任病巣としたら，やはり中心前回だろうと考えざるを得なくなります．ということは，前方部の境界域梗塞で超皮質性運動性失語をきたしている場合には，中心前回にもそれなりの障害を生じていると考えないといけないと思います．ただし，直接的な損傷のみではなく，皮質下での間接的な障害によるものかもしれませんが．先ほど，超皮質性運動性失語の責任病巣は前方部の境界域にあると考えてよいかと質問されたら，その回答はノーになるのではないかと述べましたが，前方部の境界域梗塞で超皮質性運動性失語をきたしている場合には，前頭葉にかなり広範な血流障害が起こっていると考えるべきではないかというのが私の結論です．

アテローム血栓性脳梗塞による内頸動脈閉塞症の画像は図2-12(42頁)，2-15，2-16(44頁)，2-21(48頁)，2-46(78頁)，2-78(124頁)などですでに紹介しましたのでご参照ください．

3 内頸動脈閉塞症の症候学

すでに述べましたように，内頸動脈は眼動脈や前脈絡叢動脈を分岐し，前大脳動脈と中大脳動脈とに分かれます．場合によっては，後交通動脈を介して後大脳動脈領域も灌流します．したがって，本動脈の閉塞ではこれらの動脈灌流域の神経脱落症状が出現してくることになります．また，塞栓性の梗塞か血栓性の梗塞かにより臨床症候の趣きが変わることになります．広範な塞栓性梗塞は重度で，その症候はすでに述べました．アテローム血栓性脳梗塞による境界域梗塞の臨床的意義については，失語症の項で解説したいと思います．

眼動脈や前脈絡叢動脈の閉塞については項を改めますし，前大脳動脈や中大脳動脈の領域の障害による症候はそれぞれの項で解説することにします．

慢性の内頸動脈閉塞による症候で，神経心理学的に注目しておきたいのは，アテローム血栓性脳梗塞のところで触れました緩徐進行型の内頸動脈閉塞症とよばれることもある，進行性に知的機能低下を示す一群の存在と思います．この場合，症候の進行を予防するためには，血行再建術が実施されることになります．まさに，treatable dementia の鑑別診断として重要です．

3 眼動脈の閉塞

内頸動脈が眼動脈を分岐する前で閉塞すると，一側性の視力障害を呈することがあります．また，内頸動脈系の一過性脳虚血発作(TIA)で，同側の眼動脈領域の虚血による一過性黒内障(amaurosis fugax)を生じることもあります．血栓が眼動脈を経由して網膜中心動脈へと至ると，視力低下をきたすことがあります．このように一側性の視力障害は内頸動脈系の脳梗塞の重要な症状となります．

眼動脈は外頸動脈系と内頸動脈系の側副血行路としても重要です．外頸動脈系との豊富な吻合が存在することが，眼症状の頻度が低いことと関連していると思われます．

4 前脈絡叢動脈閉塞症

1 解剖学

前脈絡叢動脈(anterior choroidal artery)は内頸動脈より分岐し，視索や淡蒼球の内側部，大脳脚の一部や扁桃体の外側部，内包後脚，外側膝状体の外側部，視放線などを灌流しながら脈絡叢へと至ります[1]．視床の腹前外側部や視床下核，視床枕を栄養することも

表 3-1　前脈絡叢動脈の支配領域

1. 視索，淡蒼球前内側部，内包膝部
2. 鉤，扁桃体，海馬前半部
3. 大脳脚内側 1/3，赤核や黒質の一部，視床下核，視床腹前外側部，視床枕
4. 外側膝状体前外側部と門部
5. 内包後脚の後 2/3，視放線起始部，聴放線起始部
6. 脈絡叢，尾状核頭部と尾部，側脳室下核放線部

ありますし，内包膝部や海馬前半部，鉤，側脳室下角の放線冠部などに血流を供給することもあります[1]．

しかし，本動脈には他の動脈との吻合もあり，灌流域は個々の症例で異なってきます．後大脳動脈の分枝である後脈絡叢動脈との吻合により，外側膝状体外側部や脈絡叢，側脳室下角部などを栄養することがあります．視索や大脳脚は後交通動脈からの穿通枝から，また，側頭葉内側部は後大脳動脈との吻合により栄養されることがあります．通常，視索や内包後脚，大脳脚，脈絡叢には，本動脈からの分枝が確認されているといわれていますが，他の領域については一定していません．したがって，本動脈の閉塞により出現する梗塞巣も個々の症例で異なってくることになります．広義に解釈した前脈絡叢動脈の灌流域を表 3-1 に示しています[2]が，本動脈の起始部が閉塞したとしても，これらの領域がすべて障害されるわけではありません．

画像診断でみると，多くは内包後脚に棒状の梗塞巣を認め，それを中心に個々の灌流域に拡がる梗塞をみることになります．梗塞巣の拡がりは，豊富な吻合が存在する後交通動脈や後大脳動脈からの側副血行路の発達程度にかかってくることになります[3]．本動脈の閉塞は，通常内包後脚部の梗塞を引き起こします．外側膝状体や視床，中脳，側頭葉の梗塞の出現頻度は低いとの指摘があります[4]．なお，内包では後脚の後ろ 2/3 で，特にその下部を栄養しています．一方，中大脳動脈の穿通枝である外側線条体動脈は内包後脚の前 1/3 から内包膝部にかけて灌流しており，主として内包上部を栄養しています．

なお，後大脳動脈からの穿通枝である視床膝状体動脈も視床外側から内包にかけて灌流しています．臨床の場で，時々内包梗塞なる表現を耳にしますが，内包後脚を灌流する血管は単一ではありませんので，どの動脈の閉塞による内包梗塞かを明らかにしておく必要があります．

2 神経症候学

前脈絡叢動脈領域の梗塞は対側の片麻痺や感覚障害，同名性半盲を三主徴とし，前脈絡叢動脈症候群とよばれることもあります．また，本動脈閉塞の臨床意義を明らかにしたAbbie[5]の報告にちなんで Abbie 症候群とよばれることもありますが，わが国ではMonakow 症候群[6]として紹介されることも多いようです．

本動脈閉塞症候群の重要な症状は運動麻痺と感覚障害，視野障害ではありますが，三主徴が常にそろって出現してくるわけではありません．また，本動脈閉塞に伴い種々の神経心理学的症候が出現してくることもよく知られています．

片麻痺は内包後脚や大脳脚の錐体路障害によって出現してきます．本症に伴う片麻痺の

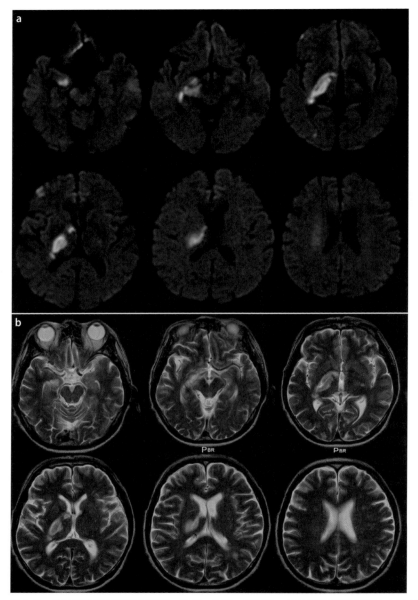

図3-5 前脈絡叢動脈領域の梗塞 62歳,男性,右利き.MRI拡散強調画像(a)とT₂強調画像(b)で,右の前脈絡叢動脈領域に広範な梗塞を認める.梗塞巣は内包後脚や中脳,扁桃体,右視床前内側部へと拡がっていた.

多くは内包後脚の障害を原因としているものと考えられます.内包性片麻痺ですから,顔面を含む上肢に著明な片麻痺の型をとります.

感覚障害は内包後脚の感覚路の障害により出現してきます.視床外側部も本動脈が灌流することもあり,視床障害に由来する感覚障害が加わる可能性もあります.

視野障害は外側膝状体の外側部の障害により出現し,対側の同名性半盲をきたすといわれています.障害部位によっては,1/4盲を呈することもあります.なお,本動脈は視放線の起始部も灌流しており,その障害によって視野障害が出現することもあります.外側

A 内頸動脈とその分枝

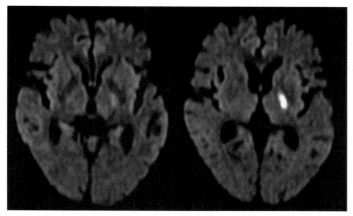

図 3-6　前脈絡叢動脈領域の梗塞　69歳，男性，右利き．MRI拡散強調画像にて，左の内包後脚を中心に梗塞巣を認めた．

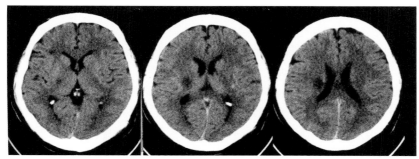

図 3-7　中大脳動脈からの穿通枝梗塞　72歳，男性，右利き．X線CTで右内包後脚の上方部から放線冠にかけての梗塞を認めた．

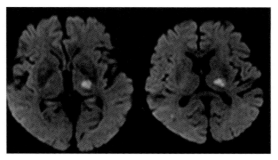

図 3-8　後大脳動脈からの穿通枝梗塞　74歳，女性，右利き．MRI拡散強調画像にて右の視床膝状体動脈領域に梗塞巣を認めた．

膝状体の障害によって出現する視野障害は多彩です．前脈絡叢動脈の閉塞部位や他の動脈との吻合のバリエーションなどによって異なるものと思われます．

神経心理学的症候では，半側空間無視が重要です．右の前脈絡叢動脈閉塞症ではしばしば無視症候群が出現してきます[7〜9]．その他，病態失認や構成障害，motor impersistence なども記載されています．大脳の側性化の問題ですから，当然左半球損傷で右の半側空間無視をきたす場合もあります．

リハビリテーションの現場で，半側空間無視があるか否か，あるいは，視野の障害があるか否かは，リスク管理の面でも注意が必要です．画像上，内包梗塞と診断されていたケースで，半側空間無視や半盲が存在することを何度か確認しています．先に述べましたように内包に梗塞をみる場合には，どの血管が灌流する内包領域かを確認しておく必要があります．前脈絡叢動脈領域の場合は，半側空間無視や視野障害のことに留意しておく必要があります．

前脈絡叢動脈領域の梗塞例を紹介します．左半側空間無視を呈した前脈絡叢動脈閉塞症の症例は図 2-57（96 頁）ですでに紹介しました．

広範な前脈絡叢動脈領域の梗塞をきたした 62 歳の右利きの男性の MRI を図 3-5 に示しました．左片麻痺や左感覚鈍麻で発症しました．左の片麻痺や感覚障害は重度でした．左半側空間無視も呈していました．MRA では右の内頸動脈の閉塞が確認されています．拡散強調画像（a）と T_2 強調画像（b）でみますと，右の前脈絡叢動脈領域の梗塞は広範です．内包後脚や中脳，扁桃体，右視床前内側部にと拡がっていました．なお，前脈絡叢動脈領域ではありませんが，右前頭葉外側部にも小梗塞を認めています．

内包後脚に限局した梗塞の場合は，他の脳動脈の穿通枝領域の梗塞との鑑別が困難なことがあります．梗塞巣が内包後脚に限局した 69 歳の右利きの男性を紹介します．神経学的には軽度の右不全片麻痺と右半身の感覚鈍麻を呈していました．MRI 拡散強調画像（図 3-6）でみますと，内包後脚に小さな梗塞を認めました．この領域は中大脳動脈や後大脳動脈からの穿通枝も灌流していますので，どの血管の支配領域にあるかの診断が必要です．

ここで内包後脚を中心とする梗塞をきたした中大脳動脈からの穿通枝である外側線条体動脈領域の梗塞例と後大脳動脈からの穿通枝である視床膝状体動脈領域の梗塞例を供覧しておきます．図 3-7 は 72 歳の右利きの男性です．X 線 CT で右内包後脚の上方部から放線冠にかけての梗塞をみました．図 3-8 は 74 歳，右利きの男性です．右上下肢の脱力や右の感覚障害で発症しました．MRI 拡散強調画像にて右の視床膝状体動脈領域に梗塞を認めました．前脈絡叢動脈領域か中大脳動脈の穿通枝領域か，あるいは，後大脳動脈の穿通枝領域かで梗塞巣は微妙に異なります．したがって，内包後脚梗塞や穿通枝梗塞の臨床診断は適当ではないと考えられます．

5　内頸動脈からの穿通枝の障害

内包膝部は内頸動脈の終末部から分岐する穿通枝により灌流されていることがあります．この領域は視床灰白隆起動脈や，中大脳動脈の穿通枝である外側線条体動脈から灌流されることもあり，血管の支配領域にバリエーションが存在することが知られています．

そのため内頸動脈閉塞症と関連づけて述べられることは少ないと思いますが，内包膝部の梗塞では意欲の低下や無為(abulia)，傾眠，記憶障害を生じることがあります．間脳障害と関連する病態でいえば，内包膝(視床前外方)型梗塞に相当する病態です．責任血管は必ずしも同定できるわけではありませんが，内頸動脈の主幹部での閉塞性，狭窄性病変の有無は検討しておくべきであると考えます．

B 前大脳動脈とその分枝

1 解剖学

　前大脳動脈は内頸動脈から分岐し主として大脳半球内側面を灌流します．前交通動脈までの部分が近位部(A1)で，それ以降は遠位部とよばれています(A2からA5までに分類されています)．

　前大脳動脈からの穿通枝は内側線条体動脈とよばれており，その最大の分枝がHeubner動脈です．内側線条体動脈群で最内側部から逆行性分岐しますので，Heubnerの反回動脈ともよばれています．

　これらの内側線条体動脈は尾状核頭部，被殻や淡蒼球の前部，内包前脚などの主として下部を灌流しています．なお，前交通動脈からも多数の穿通枝が分岐しており，前交連や視交叉，前脳基底部などを栄養しています．脳弓への穿通枝の多くも前交通動脈から分岐しています．これらの穿通枝の灌流域は，中大脳動脈や後大脳動脈からの穿通枝や前脈絡叢動脈などからも複雑に灌流されており，各動脈の分布域は個々人でバリエーションがあります．

　前大脳動脈は遠位部で脳梁周囲動脈と脳梁辺縁動脈に分岐します．しかし，明瞭に区別できないこともあります．脳梁周囲動脈は脳梁の上を走行し脳梁膨大部から第三脳室の脈絡叢に向かいます．脳梁辺縁動脈は帯状回に沿って走行します．前大脳動脈から直接に，あるいは脳梁周囲動脈や脳梁辺縁動脈の分枝として，眼窩前頭動脈や前頭極動脈，前内側前頭動脈，中内側前頭動脈，後内側前頭動脈，傍中心動脈，上内側頭頂動脈，下内側頭頂動脈などが分岐します．その灌流部位は大脳半球内側部の上前頭回や帯状回，傍中心小葉，楔前部，ならびに，前頭葉内側下部の直回や上前頭回眼窩部，眼窩回，嗅球，嗅索などになります．

　脳梁は主として前大脳動脈の分枝である脳梁周囲動脈より栄養されています．脳梁の"吻"(rostrum)と"膝"(genu)，中心部の"幹"(truncus)(体部とよばれることもあります)はこの灌流域にあります．なお，後方の"膨大部"(splenium)は後大脳動脈の分枝である脳梁枝の灌流域にあります．

　前大脳動脈閉塞症は対側の前大脳動脈近位部の発達程度や前大脳動脈のバリエーショ

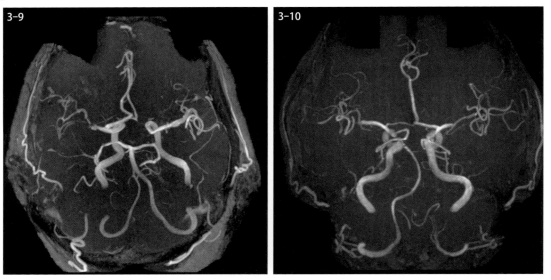

図 3-9　76 歳，女性．MRA．右の前大脳動脈の水平部（A1 portion）の低形成を認める．向かって右が右半球．
図 3-10　86 歳，女性．MRA．奇前大脳動脈を認める．

ン，Willis 動脈輪の状況などによってさまざまな修飾を受けます．もしも対側の前大脳動脈近位部から前交通動脈を介して十分な血流の供給があれば，前大脳動脈の近位部で閉塞しても症状は目立たないこともあります．しかし，対側の前大脳動脈が低形成で前交通動脈を介し，対側の前大脳動脈領域を灌流している状態で閉塞しますと，閉塞側のみならず対側の前大脳動脈領域にも広範な梗塞を生じることになります．図 3-9 は 76 歳の女性の MRA です．向かって右が右半球になります．右の前大脳動脈の水平部（A1 portion）の低形成が確認されました．

　バリエーションとして頻度は低いのですが奇前大脳動脈（azygos anterior cerebral artery）をみることもあります．前交通動脈の部分から正中に単一の前大脳動脈が起始し，末梢部で分岐し左右の前大脳動脈領域を灌流します．この場合本幹部が閉塞すると両側の前大脳動脈領域に梗塞を生じる可能性があります．図 3-10 は 86 歳の女性の MRA です．偶然，奇前大脳動脈を確認できました．

2　前大脳動脈閉塞症の症候学

　脳梗塞の頻度をみると，中大脳動脈系の梗塞が圧倒的に高率で 75〜80％程度でしょう．後大脳動脈や椎骨脳底動脈の梗塞がそれぞれ 10％程度，前大脳動脈系の梗塞は数パーセントとなりますが，せいぜい 5％以下というところでしょう．
　まず，前大脳動脈閉塞症の 7 症例を紹介します．
　下肢に強い運動麻痺で発症した典型例の X 線 CT を図 3-11 に示します．52 歳の右利き女性で，右の前大脳動脈領域に梗塞をきたしました．麻痺は順調に回復し，ADL に問題はなくなりました．強制把握は認めませんでした．

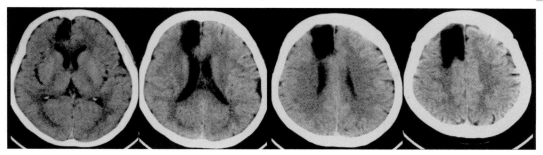

図 3-11　右前大脳動脈閉塞症　52 歳，女性，右利き．左下肢に強い運動麻痺で発症した．X 線 CT で，右の前大脳動脈領域に梗塞を認める．麻痺は順調に回復した．

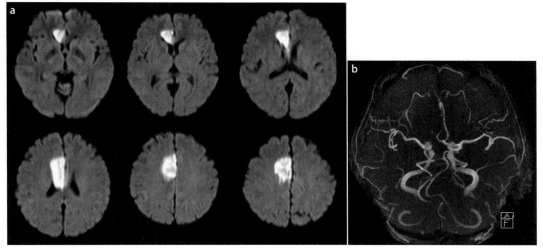

図 3-12　右前大脳動脈閉塞症　58 歳，女性，右利き．下肢に強い左不全片麻痺で発症し，左の強制把握も認めた．MRI 拡散強調画像（a）で右の前頭葉内側部や脳梁に梗塞を認める．MRA（b）で，右の前大脳動脈の脳梁周囲動脈に閉塞を認める．

　58 歳の右利き女性です（図 3-12）．下肢に強い左不全片麻痺で発症しました．左の強制把握も認めました．MRI 拡散強調画像（a）で右の前頭葉内側部や脳梁に梗塞を認めます．MRA（b）で，右の前大脳動脈の脳梁周囲動脈に閉塞を認めます．この方はもともと右の前大脳動脈の水平部は低形成であり，左の前交通動脈から右の脳梁周囲動脈が分岐していたと考えられます．その分枝に閉塞を生じました．本例では左の一側性の失書や失行は認められませんでした．

　広範な右前大脳動脈閉塞症の方の画像を呈示します（図 3-13）．現在，66 歳の女性で右利きです．30 年前，左の片麻痺で発症し脳梗塞と診断されました．徐々に改善し，日常生活には全く支障のない状態で経過しました．今回は，ことばがしゃべりにくい，右の上肢に力が入りにくいと訴え入院しました．軽症の健忘性失語と軽度の右上肢の脱力と異常知覚を認めました．MRI フレア画像で，左側の前頭葉の外側部や放線冠に虚血性変化を認めました．それとともに，右前大脳動脈領域に広範な陳旧性梗塞を認めています．30 年前の脳梗塞について，本人より聴取したところ，最初は尿失禁があったようです．さらに左の上下肢の脱力が加わり，当初は全く動かせなかったと話していました．約 30 日間

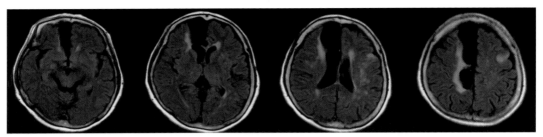

図 3-13　陳旧性右前大脳動脈閉塞症　66歳，女性，右利き．30年前，左の片麻痺で発症し脳梗塞と診断されたが，日常生活には全く支障のない状態に回復した．今回は，軽度の健忘性失語と軽度の右上肢の脱力，異常知覚を認めた．MRIフレア画像で右前大脳動脈領域に広範な陳旧性梗塞を認めた．今回は左の前頭葉の外側部や放線冠に虚血性変化も認めた．右の前大脳動脈の広範な梗塞にもかかわらず，後遺症は軽微であった．

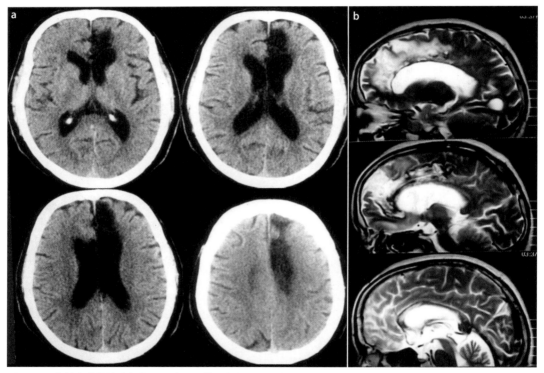

図 3-14　左前大脳動脈閉塞症　69歳，男性，右利き．下肢に強い軽度の右不全片麻痺で発症し，左の強制把握や左手の失行，左手の失書を認めた．X線CT(a)とMRI T₂強調画像矢状断層(b)で，左の前大脳動脈が灌流する前頭葉内側部や脳梁に梗塞巣を認めた．

の入院治療ののち，杖歩行で退院しました．その後も徐々に改善し，日常生活に不自由はない状態になりました．今回入院時の長谷川式スケールは27/30でした．BADSの総プロフィール得点は21/24，標準化された得点は114でした．WMS-Rの言語性記憶は76，視覚性記憶108，一般的記憶84，注意/集中力 80でした．TMT(A)は65秒(平均35.8秒)，TMT(B)は173秒(平均81.2秒)で，神経心理検査の成績に多少の低下を認めました．右の前大脳動脈にこれほどの大きな梗塞があっても日常生活に全く問題はなかったことが驚きでした．今回の神経心理検査の成績は左半球損傷の影響もあったと思います．臨床経過は順調で退院しました．追跡検査は実施しておりません．

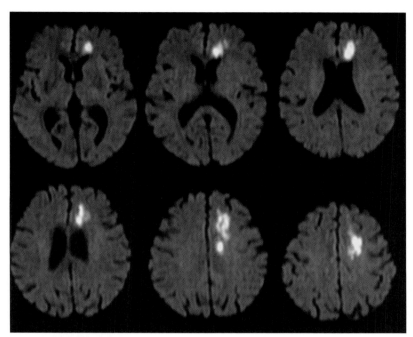

図 3-15　左前大脳動脈閉塞症　78歳，女性，右利き．意欲の低下や下肢に強い軽度の右片麻痺，強制把握，超皮質性運動性失語とともに，道具の強迫的使用を認めた．MRI拡散強調画像で左前大脳動脈が灌流する前頭葉内側部や脳梁膝に梗塞巣を認めた．

　脳梁離断症候群を呈した69歳，右利きの男性です（図3-14）．下肢に強い軽度の右不全片麻痺で発症しました．当初はことばがしゃべりにくかったようです．神経学的検査では，左の強制把握に加え，左手の失行と失書を認めました．X線CT（a）とMRI T₂強調画像矢状断層（b）で，左の前大脳動脈が灌流する前頭葉内側部や脳梁に梗塞巣を認めました．左に一側性に出現する観念運動性失行や失書は脳梁幹の損傷による脳梁離断症候群で，左の大脳機能の右への伝達障害と考えられています．脳梁は左右の前大脳動脈の灌流域にありますが，左の前大脳動脈の閉塞による脳梁損傷で左の一側性の失行や失書が出てきます．真ん中の構造物ですから，左でも右でも症状が出てきてよさそうですが，脳機能の伝達には方向性のようなものがありそうです．大脳優位性の問題もありますから，例外もないわけではないと思いますが．

　道具の強迫的使用を呈した78歳，右利きの女性です（図3-15）．ある夜，家人が何となくいつもと様子が異なることに気づいています．ことば数が少なくなり，動作が鈍くなり，食事の準備をしなくなりました．その状態が続くため，翌日，入院しました．神経学的検査で，意欲の低下や下肢に強い軽度の右片麻痺，強制把握，超皮質性運動性失語とともに，道具の強迫的使用を認めました．歯ブラシを使うと，無理に止めない限り歯磨き動作を続けました．MRI拡散強調画像で左前大脳動脈が灌流する前頭葉内側部や脳梁膝に梗塞巣を認めました．

　拮抗性失行を呈した55歳，右利きの男性です（図3-16）．神経学的検査で拮抗性失行が観察されました．カッターシャツを着ようとして，右手はズボンの中にシャツをしまいこもうとしているのに，左手が引っ張り出そうとする動作が印象的でした．その他，左手の

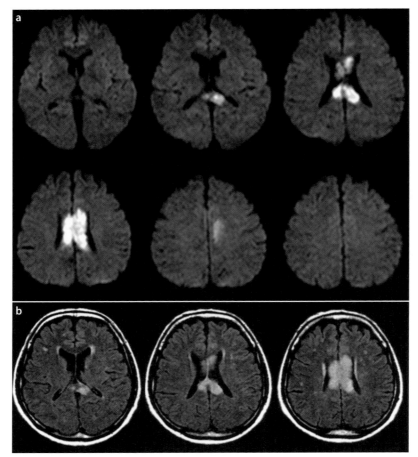

図 3-16 両側前大脳動脈閉塞症 55歳, 右利き, 男性. 拮抗性失行や左手の失行, 左手の失書, 左手の触覚性呼称の障害を認めた. MRI拡散強調画像(a), フレア画像(b)で両側性に広範な脳梁の梗塞を認めた.

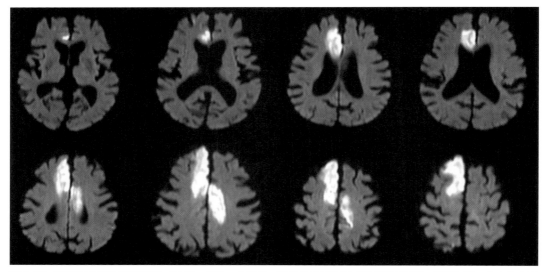

図 3-17 両側前大脳動脈閉塞症 84歳, 男性, 右利き. 発動性の低下や両側の強制把握, 下肢に強い左の片麻痺と右下肢の運動麻痺を認めた. MRI拡散強調画像で両側性の前大脳動脈領域に梗塞を認める. 帯状回前部の障害では発動性の低下が生じるといわれている.

失行や失書，触覚性呼称の障害を認めました．運動麻痺や強制把握は認めませんでした．脳梁は両側性に前部から後部まで広範に損傷されています．前頭葉内側部には明らかな梗塞巣はなさそうです．

　両側性の前大脳動脈領域の梗塞の症例です（図 3-17）．84 歳の右利きの男性ですが，ある日の昼過ぎ，元気がなくなってきたようです．左上下肢の脱力にも気づき，同日，入院しました．神経学的検査で，発動性の低下や両側の強制把握とともに，下肢に強い左の片麻痺と右下肢の運動麻痺を認めました．MRI 拡散強調画像で両側性の前大脳動脈領域に梗塞を認めます．前大脳動脈の灌流域でいえば，右ではより前方部，左ではより後方部が障害されていました．帯状回前部の障害では発動性の低下が生じるといわれています．本例でも発動性の低下が目立ちました．最も極端な状態は両側性の損傷により無動性無言（無動無言症 akinetic mutism）を呈するといわれています．

1 運動麻痺

　中心前回（運動野，Brodmann 4 野）は随意運動の中枢です．その前方に運動前野（Brodmann 8 野，6 野）が存在します．前大脳動脈が支配する前頭葉内側面で運動野が障害されると，下肢の運動麻痺をきたします．通常，前大脳動脈閉塞症では下肢の運動麻痺が目立ってきます．Heubner 動脈の閉塞により，対側の顔面や舌，近位部に強い上肢の麻痺が出現するといわれてきました．しかし，Heubner 動脈は，内包前脚は栄養していますが，内包後脚は灌流していません．上肢に向かう皮質脊髄路は内包後脚を通っており上肢に重度の麻痺が出現してくるとは考えにくいようです．

　皮質性運動障害で内包型や脳幹型の上肢に強い片麻痺を呈することはまれであると考えられます．しかし，前大脳動脈領域に広範な梗塞を生じた前大脳動脈閉塞症では，時には下肢優位とはいえない対側の片麻痺を呈してくることもあり，Bogousslavsky らは，対側の運動麻痺を呈した 26 例中 7 例は顔面や上肢，下肢にほぼ同程度の麻痺を呈していると報告しています[10]．なかには対側の完全麻痺を呈したものもありました．上肢の麻痺をどう説明すればよいでしょうか．梗塞巣が中大脳動脈との境界域へ拡大し中心前回の外側部や，その皮質下に障害が及んでいる可能性を考慮すべきでしょうか．

2 感覚障害

　中心後回の内側面は前大脳動脈の灌流域にあります．その障害により，対側の下肢に皮質性の感覚障害が出現してきますが，通常，感覚障害は軽度であるといわれています．

3 前大脳動脈領域の障害による行為と行動の障害

　すでに，「行為や行動の異常」（126 頁参照）のなかで，前頭葉障害による行為や行動の障害について述べてきましたので，ここでは前大脳動脈灌流域の損傷によって生じてくる症候を簡単にまとめておきます．

　前大脳動脈領域には，運動連合野である補足運動野が存在しますので，その障害による

種々の運動障害が出現してきます．主な症状は病的把握現象や運動の発動性の低下，運動開始の困難などをあげることができます．なお，前大脳動脈閉塞症では，同時に脳梁が障害される可能性がありますので，脳梁の損傷を伴っているか否かは，常に考慮する必要があります．また，前頭葉損傷による行為の障害は抑制機能の障害として，いわば抑制解放現象として出現してくることもあります．

　前頭葉内側面の障害により抑制解放現象として対側に種々の病的把握現象が出現してきます．把握反射や強制把握，強制模索，探索反応などとよばれています．強制把握は触覚性の把握現象であり，強制模索は視覚性の探索現象といえます．非常同的な本能的な探索行動を伴うものを，本能性把握反応とよぶことがあります．把握反射や本能性把握反応の責任病巣は対側の前頭葉内側部の補足運動野や帯状回前部の病巣が重視されています．

　道具の強迫的使用は物に触れたり，物が目に入ったりすると，本人の意思とは関係なしにそれを使用してしまう現象です．右手に出現し，左手は右手の行為を制止しようとします．把握反射や本能性把握反応を合併しています．運動の抑制機構の障害により出現する症候で，左の前頭葉内側部や脳梁膝の病巣の関与が指摘されています．

　模倣行動や使用行動は環境依存型の異常行動です．道具の強迫的使用とは異なり強迫性はなく，命令による抑制が可能です．模倣行動や使用行動の責任病巣は，一側，ないしは両側の前頭葉底部の眼窩面や前頭葉内側部に求められていますが，前大脳動脈領域の脳梗塞により出現した模倣行動や使用行動は経験したことはありません．模倣行動や使用行動は変性性認知症でよく記載されています．

　環境依存症候群は日常生活場面でみられる外的刺激に即応して行動してしまう現象です．Lhermitteの2報告例[11]は左の前頭葉の脳腫瘍でした．本症候群は前頭側頭葉変性症でも報告されています．脳梗塞による環境依存症候群を経験したことがあります．すでに紹介しましたが(128頁参照)，91歳，右利きの男性で，湯船をみると服を脱ごうとしました．空の湯船に入ろうとしました．本例は右の前大脳動脈領域の梗塞で，右の頭頂葉にも梗塞巣を認めています．病巣の左右の違いや，同側の頭頂葉にも梗塞が存在するなどの問題がありますが，環境依存症候群は脳梗塞でも出現してくるのではないかと思っています．

　通常，他人の手徴候は右の前頭葉病変により左手に出現してきます．左手を他人の手のように不随意に無目的に動かす現象です．左手に本能性把握反応がみられ，行為の完成度は低いといわれています．脳梁離断症候群も伴っており，責任病巣は右の前頭葉内側面と脳梁にあると考えられています．

　拮抗性失行は右手の随意的な運動に対して，左手が患者の意思とは裏腹に非協力的な動きをします．責任病巣として脳梁の膝や幹の病巣と両側の前頭葉内側部で帯状回の障害が重視されていますが，本失行は脳梁損傷のみでも出現しうる症候と考えられています．

　左の前大脳動脈領域の梗塞例で，運動の開始や遂行過程での障害と位置づけられる症候もあります．運動保続という概念もあります．この場合，無目的な単純動作を不随意的に繰り返し，意図的には止められない状態から，かなり高度の動作の繰り返しまでのさまざまな運動の保続が記載されています．把握反射や本能性把握反応を伴っていますから，責任病巣は前頭葉内側部の障害が考えられています．脳梁が関与している可能性もあります．

　開口や閉眼，挺舌，などの動作を指示したとき，その状態を維持することができなくな

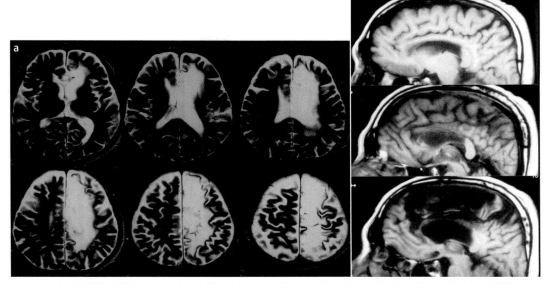

図 3-18　左前大脳動脈閉塞症　70歳，男性，右利き．下肢に強い右不全片麻痺や右下肢の痙縮，右の感覚鈍麻を認めた．運動麻痺や痙縮の程度に比較し，歩行障害は重度であった．MRI T$_2$強調画像水平断(a)で，広範な左前大脳動脈領域の梗塞を認めた．矢状断層(b)により，前頭葉内側部や脳梁の梗塞が観察できる．

る現象は運動維持困難とよばれていますが，この現象は通常，右の前頭葉外側部やその皮質下の障害が関与する症候と考えられており，中大脳動脈領域の脳梗塞により出現する頻度が高いようです．

　前大脳動脈閉塞症で出現してくる歩行障害のなかに，歩行失行という概念があります．失行と呼ぶべきか，否かは別として，このような状態には補足運動野の重要性が指摘されています．脳梁の関与については，結論は得られていないようです．

　粗大力は保たれているのに，また，失調症状も認めないのに，歩行ができないと訴える患者に遭遇したことがあります．病巣は左前大脳動脈領域に広範で，脳梁も膝から幹にかけて重度に障害されていました．運動麻痺や痙縮に比較し高度の歩行障害を呈した症例を紹介します（図3-18）．70歳，右利きの男性です．下肢に強い右不全片麻痺や右下肢の痙縮，右の感覚鈍麻を認めました．運動麻痺や痙縮の程度に比較し，歩行障害は高度で歩行失行と考えました．広範な左前大脳動脈領域の梗塞を認めました．矢状断層で前頭葉内側部や脳梁の梗塞がより明瞭となります．

4 失語症

　左前大脳動脈領域の梗塞では超皮質性運動性失語の出現をみることがあります．補足運動野やその周辺部の損傷により出現してくると考えられていますが，この場合，発話の発動性の低下が主徴であり，発語の非流暢性が目立つわけでもありません．このようなタイプの言語障害も超皮質性運動性失語の一型として理解しておこうということでしょう．ただし，このような失語症は左前大脳動脈閉塞症で必ず出現してくるというものでもありません．

5 記憶障害

　　Papez の回路に含まれる帯状回は前大脳動脈の灌流域にあります．同じく脳弓は前交通動脈や前大脳動脈からの穿通枝が灌流しています．また，Yakovlev の回路には前頭葉眼窩部が含まれており，前大脳動脈の領域にあります．したがって，前大脳動脈領域の梗塞により記憶障害（純粋健忘）が出現してくることがあります．脳弓梗塞により純粋健忘を呈した症例の画像を図 2-90（138 頁）に呈示しています．

　　前脳基底部健忘という概念もあります．前脳基底部は前頭葉底部の後方部で大脳の内側面に位置していますので，前大脳動脈領域の循環障害と関連性があるかもしれませんが，本健忘は前交通動脈の脳動脈瘤の破裂によるくも膜下出血やその脳外科的処置後に出現してくることが多いと思われます．

6 前頭葉性無視

　　失認の代表的な症状である半側空間無視にも触れておきたいと思います．
　　前頭葉性無視という概念もあります．半側空間無視の発現機序を考えると，頭頂葉は知覚面，あるいは，入力面に関連し，前頭葉は運動面，出力面に関与すると思われます．頭頂葉性の無視は半側視空間における入力面での障害で出現し，前頭葉性無視は半側視空間における出力面での障害により生じると説明されています．この両者が障害されると半側空間無視は重度になってきます．しかし，このように説明されるときの前頭葉は，基本的には中大脳動脈が灌流する領域の損傷と思われます．なお，このような前頭葉外側部の障害による半側空間無視は比較的軽度で予後も良好と思います．

　　前大脳動脈領域の単独の梗塞で半側空間無視を意識したことはありません．しかし，前頭葉で中大脳動脈が灌流する前頭葉外側部と前大脳動脈が灌流する前頭葉内側部がともに障害されると重度の半側空間無視が出現してくることがあります．右病巣により左半側空間無視を呈した 2 例を紹介しました（97 頁参照）．前頭葉運動連合野や，前頭眼野を広範に損傷するような病巣では，無視が重度となり，予後が不良になるのではないかと考えています．また，補足運動野の障害では運動の発動性が低下し，行動面での障害がより著明に出てくる可能性があります．

7 脳梁離断症候群

　　前大脳動脈の基幹部の閉塞や脳梁周囲動脈の閉塞による脳梁の梗塞により脳梁離断症候群が出現することがあります．しかし，脳梁損傷により離断症候群が出現するか否か，あるいは，どのような症状が観察されるかについては個人差が大きいといわれています．

　　左右どちらの動脈が関与しているかも重要です．脳の真ん中にある構造物ですから，左右どちらの脳梁周囲動脈が閉塞しても脳梁離断症候群が出現しそうなものですが，代表的な脳梁離断症候群である左手の失行（観念運動性失行）や失書，触覚性呼称障害などは左の損傷で出現してきます．右の損傷での報告もないわけではありませんが，大脳優位性につ

いての問題が解決されなければなりません．また，前大脳動脈領域の脳梗塞を伴うことがありますので，前頭葉の損傷により症状が修飾されているのかを検討することも必要になってきます．

脳梁離断症候群は左に一側性に出現する症状と右に一側性に出現する症状に分けられます．前者は脳梁の損傷により左大脳半球の機能が右半球へと伝達されないための症状であり，後者は右大脳半球の機能が左半球へと伝達されないための症状です．なお，左右半球間での伝達障害により生じる症状もありますし，大脳の損傷と同時に脳梁が損傷した場合に出現する症状もあります．

まず，左大脳半球優位性に関連する症状です．左大脳半球の機能が右半球へと伝達されないための症状です．脳梁幹の損傷で出現する症状として，左手の失行や左手の失書，左手の触覚性呼称障害などが報告されています．各症状について損傷部位との関連性について多くの報告がみられます．左手の失行と失書は同時に出現することも多いのですが，別々に出現してくることもあり，これまでの報告を総合すると左手の失行は脳梁幹中間部より前方部の障害で，左手の失書は後方部の障害で出現するものと考えられています[12]．

右大脳半球優位性に関連する症状としては，右手のみに左半側空間無視を生じる症例が報告されています[13]．脳梁が離断されたとき右半球の空間認知に関する情報が左半球へと伝達されないために出現する症状です．このような症候が出現してくることは理論的に考えられるわけです．脳梁損傷を伴う前大脳動脈閉塞症の患者で，このような現象が出現しないかと，30年以上も追いかけてきましたが，いまだ臨床例の経験はありません．きわめてまれな条件下で起こってくる症候だろうと思っています．

左右半球間での伝達障害により生じる症状もあります．脳梁の障害により位置覚や立体覚，触覚などの体性感覚の移送障害が観察されています[14]．患者の一側の手指で作った同じパターンを対側の手指で作るように指示したときに，その課題ができなくなる，一側の手で触ったものの素材や物品を対側の手で選ぶよう指示しても，選択が困難となるような症状です．障害は左右の手で同じように出現してきます．同種感覚移送障害とよばれています．

大脳半球損傷に脳梁損傷が加わって出現する症状もあります．拮抗性失行では，脳梁損傷に加え，大脳半球の内側面に障害を有することが多いといわれています[15]．道具の強迫的使用は左の前頭葉内側部と脳梁膝の病巣で出現します[16]．他人の手徴候(alien hand sign)でも前頭葉と脳梁に病変をみる場合があります．このような前頭葉性の行動異常の責任病巣は種々に論じられています．前頭葉内側部と脳梁は，前大脳動脈の灌流域にありますから，前大脳動脈閉塞症により出現してくる頻度が高いと考えています．しかし，前大脳動脈はその穿通枝も含めると前頭葉や頭頂葉の内側部のみならず，大脳基底核や内包前脚部なども灌流しています．前大脳動脈が閉塞すると，これらの領域に梗塞を生じてくるわけですが，梗塞巣をみることとその部位が症状の発現に関与しているのかは別の問題となります．責任病巣をより正確に同定するためには，臨床例の蓄積が重要になってきます．

脳梁損傷による吃音(stuttering)の症例も報告されています．脳梁の損傷では，左右半球の言語機能の連絡が断たれるために吃音をきたすことがあります[17, 18]．責任病巣としては脳梁幹が指摘されています．吃音とともに脳梁離断症候群を伴っていることもあれ

ば，伴っていないこともあるようです．

8 意識障害や精神症状，いわゆる前頭葉症状

　　前大脳動脈閉塞症でも意識障害は出現してきますが，内頸動脈領域や中大脳動脈領域の広範な梗塞，あるいは，脳幹網様体を損傷するような脳底動脈閉塞症にみられるような重度の意識障害は認められません．梗塞巣そのものは中大脳動脈灌流域の広範な梗塞ほどに大きくはなりません．

　　帯状回前部の障害では発動性の低下が生じるといわれています．最も顕著な例は両側損傷による無動性無言（無動無言症 akinetic mutism）と思われます[19]．特殊な意識障害である無動性無言では四肢は動かさず，発語もありません．まさに，無動無言です．しかし，開眼し，追視することもあるといいます．無動性無言は視床や視床下部，脳幹の網様賦活系の障害や前頭葉で帯状回や脳梁などが障害されると出現してきます．後者の病巣によるものが前頭葉性の無動性無言であり，脳幹障害による網様賦活系の障害による場合と比較すると，意識は清明でありながら発動性の低下や運動開始の遅延などが特徴であるといわれています．なお，帯状回前部（24野）や嗅覚野（25野），眼窩面後部（12野）などは大脳辺縁系との結びつきが強い部分であり，傍辺縁系領域にあたります．情動や記憶にも関係してくる領域と思います．また，補足運動野も運動の発動性の低下や運動開始の困難さなどに関与すると思われます．

　　前頭葉眼窩面の損傷により性格の変化や記憶障害，注意障害，意欲の低下，行動面での障害など多彩な精神症状が出現してくることが知られています．いわば脱抑制の状態です．しかし，これらの症状は主として脳外傷や，前交通動脈ないしは前大脳動脈の脳動脈瘤の破裂によるくも膜下出血の後遺症として出現してくることが多く，通常の前大脳動脈閉塞症でこれらの精神症状が前景に出てくることは少ないものと考えています．

　　前頭葉症状といえば，遂行機能障害にも触れておかねばならないかと考えます．一般的に，大脳基底核や視床との回路も合わせて考えますと，遂行機能は外側前頭前野回路であり，主として前頭前野外側部が関与しているものと思います．しかし，この領域には大脳基底核や視床のみならず，多くの部位からの双方向性の線維連絡がありますので，脳に障害を起こしますと二次的な影響を受けることになります．前大脳動脈閉塞症でそれなりの拡がりを有する脳梗塞であれば，遂行機能や，注意や集中力の検査を実施すれば何らかの異常を検出することになると思います．その病巣による局所性の神経脱落症状ではなくとも，二次的な影響で検査成績の低下をきたしてくると思います．

C 中大脳動脈とその分枝

1 解剖学

　内頸動脈は眼動脈や前脈絡叢動脈を分岐した後，前大脳動脈と中大脳動脈に分かれます．中大脳動脈の水平部(horizontal portion)はM1とよばれています．この水平部からは数本の外側線条体動脈が分岐します．本動脈はレンズ核線条体動脈とよばれることもあり，内側枝と外側枝に分けられます．大脳基底核や深部の大脳白質部を栄養しており，灌流域には尾状核の頭部や体部，内包前脚の上部，内包膝部，内包後脚の前部，放線冠，被殻，淡蒼球外側部，外包，前障などが含まれています．M2は島を上行していく部分で，insular segmentとよばれます．M3は弁蓋部を通るところで，opercular segmentに相当します．その後はM4（cortical segment）となります．中大脳動脈の皮質枝は前頭葉外側部や側頭葉，頭頂葉など大脳半球の広範な部分を灌流しています．症候学を理解するためには，穿通枝や皮質枝の灌流域を理解しておかねばなりません．模式図を基本図譜B5，B6に示しております．

　中大脳動脈の皮質枝は眼窩前頭動脈と前前頭動脈，前中心溝動脈，中心溝動脈，前頭頂動脈，後頭頂動脈，角回動脈，側頭後頭動脈，後側頭動脈，中側頭動脈，前側頭動脈，側頭極動脈の12枝に分けて考えることにします[20]．その主な灌流域を表3-2にまとめてみました．

　通常，前頭葉の外側部は眼窩前頭動脈や前前頭動脈，前中心溝動脈，中心溝動脈により栄養されます．中心溝動脈は主として中心前回を灌流しています．頭頂葉は前頭頂動脈や後頭頂動脈，角回動脈により灌流されますし，側頭葉は側頭極動脈や前側頭動脈，中側頭動脈，後側頭動脈により灌流されます．側頭後頭動脈は側頭葉外側部から後頭葉との境界部へと灌流します．症候を理解するためには，主な灌流域を理解しておかねばならないわけですが，各分枝の灌流域にはバリエーションもあるわけです．個人間で全く同じというわけではないと思いますし，そのことが症候の発現の仕方に微妙に関与してくることにもなると思います．

　中大脳動脈の主要な分枝は二分岐することもあれば，三分岐することもあります．二分岐の例を示しますと，前頭葉への諸分枝と頭頂葉への前頭頂動脈が1つの分岐で，側頭葉への諸分枝と頭頂葉への後頭頂動脈や角回動脈がもう1つの分岐となっているようなタイプです．しかし，後頭頂動脈までが1つの分岐のこともありますし，個人によって差異がみられるわけです．

　三分岐の例をあげれば，前前頭動脈や前中心溝動脈などの動脈が1つの分岐，中心溝動脈や頭頂葉への諸分枝が1つの分岐，側頭葉への諸分枝がもう1つの分岐を示すよう

表 3-2　中大脳動脈の皮質枝とその主な灌流域

動脈	主な灌流域
眼窩前頭動脈	中前頭回と下前頭回の眼窩部，前頭弁蓋眼窩部の下部
前前頭動脈	前頭弁蓋眼窩部の上部，前頭弁蓋三角部，前頭弁蓋弁蓋部の前部，中前頭回，上前頭回の下部
前中心溝動脈	前頭弁蓋後部，中前頭回後部，中心前回の前部と中央部
中心溝動脈	中心前回後部，中心後回前半部
前頭頂動脈	中心後回後部，下頭頂小葉の前部，上頭頂小葉の前部
後頭頂動脈	上頭頂小葉と下頭頂小葉（縁上回を含む）の後部
角回動脈	上側頭葉の後部，縁上回や角回の種々の部分，外側後頭回の上部
側頭後頭動脈	外側後頭回の下部，上側頭回の後半部
後側頭動脈	上側頭回の中央部から後部，中側頭回の後部 1/3
中側頭動脈	上側頭回，中側頭回の中央部，下側頭回の中央部から後部
前側頭動脈	上側頭回や中側頭回，下側頭回の前部
側頭極動脈	上側頭回や中側頭回，下側頭回の前極部

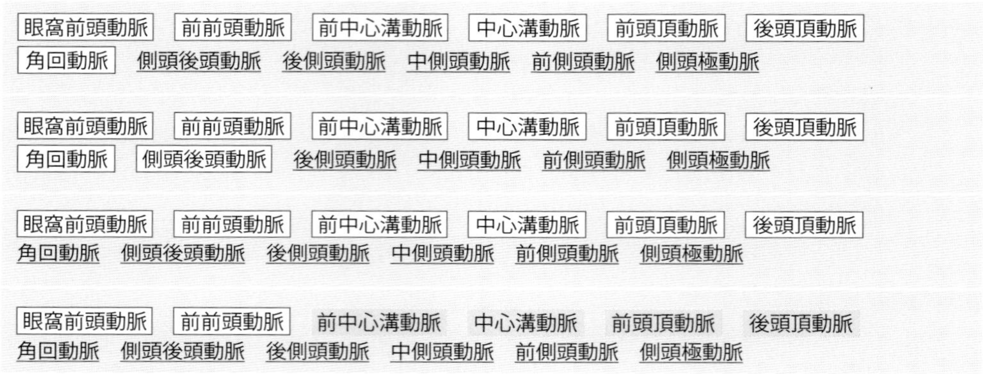

図 3-19　中大脳動脈皮質枝の分岐のバリエーション

なタイプです．分岐のいくつかのパターンを図 3-19 に示しておきます．二分岐が多く，その場合，上方へのグループ（superior trunk）と下方へのグループ（inferior trunk）を分けることができます．この分岐の仕方は梗塞巣の拡がりに大きく関与してきます．三分岐の場合には，上方と下方のグループと中間部のグループ（middle trunk）に分けます．

なお，分岐の頻度については，Gibo ら[20]が詳しく報告しています．二分岐して下方へのグループと上方へのグループに分かれるタイプが 78％であり，また，三分岐し下方，中間部，上方グループに分かれるのが 12％であると報告されています．残りの 10％はそれ以上の分岐となります．なお，78％の二分岐をみますと，ほぼ同じ大きさの場合が 18％，下方グループ優位の場合が 32％，上方グループ優位が 28％でした．

中大脳動脈の各皮質枝は相互に吻合することはありません．一方，後大脳動脈や前大脳動脈の皮質枝とは豊富な吻合を有しています．この部位が脳表を介する境界域に相当してきます．境界域梗塞のことは内頸動脈閉塞症で触れました．

なお，皮質枝は大脳皮質部を灌流するのみならず，髄質動脈を介して大脳白質部も栄養しています．これら髄質動脈は外側線条体動脈や前脈絡叢動脈の終末部と境界域を形成することになります．この部は深部型境界域梗塞を生じる場所になります．しかし，髄質動

脈はいわゆる終末動脈であり外側線条体動脈と境界域(borderzone)を形成しますが，豊富な血管吻合(例えば脳表を介する leptomeningeal anastomosis)を有する分水嶺(watershed)を形成するわけではありません．したがって，主幹動脈病変に伴い出現するこの部の梗塞は，境界域梗塞(borderzone infarction)ではあっても，分水嶺梗塞(watershed infarction)ではないことになります[21]．

2 中大脳動脈閉塞症

　脳梗塞の頻度をみると，中大脳動脈系の梗塞が圧倒的に高率であり，各種の報告をみると75～80％程度に上ります．
　中大脳動脈閉塞症の臨床症候を考えるときには，梗塞は穿通枝領域に存在するのか，皮質枝領域か，両領域か，また，皮質枝領域ならばどの範囲で障害されているかを知ることが重要となってきます．
　また血管閉塞症候群として病態を把握する必要があります．中大脳動脈の支配領域をみますと，穿通枝は内包や放線冠，大脳基底核を灌流し，皮質枝は前頭葉から側頭葉，頭頂葉の広範な領域を灌流しています．本動脈の閉塞では，閉塞部位と側副血行路によりさまざまな領域に梗塞巣を生じることになります．穿通枝領域の梗塞もあれば，皮質枝領域のみの梗塞もあります．両領域に梗塞を生じることもあります．皮質枝でみても，単一動脈の閉塞もあれば複数の皮質枝が障害されてくることもあります．症候学的にも，前頭葉症候群や側頭葉症候群，頭頂葉症候群を単独に呈することもあれば，二葉にまたがる症状，三葉にまたがる症状を呈してくることもあります．
　心原性脳塞栓症や動脈原性脳塞栓症で穿通枝領域や皮質枝領域，あるいは両領域に梗塞を生じた場合は損傷部位に応じた神経脱落症状を呈してくることになります．通常，突発完成型の発症様式を示します．皮質枝領域の梗塞は中大脳動脈の分枝が二分岐したり三分岐したりするのに従いグループとして障害されることもあります．隣接する皮質枝が障害されることが多いと思いますが，離れた部位に塞栓を生じることもあります．一側半球内で複数の梗塞巣を有することになり[22]，この場合は，通常の組み合わせと違う症候をみることになります．
　脳血栓の場合は閉塞が緩徐に進行することがあり，症状も徐々に進行することがあります．梗塞巣は側副血行路の発達程度により決定されてくることになります．
　解剖学や症候学を理解するために中大脳動脈領域の梗塞3例について画像を紹介します．
　図3-20は64歳，左利きの女性で重度のブローカ失語を呈していました．左の片麻痺や感覚障害も重度でした．左利き右半球損傷の失語であり，この方の言語半球は右へと偏位しています．これまでの失語症者の画像との兼ね合いで左右反転画像にしています．右半球が向かって右になります．MRI T_1 強調画像(a)でみますと，前頭葉や側頭葉，頭頂葉へと拡がり大脳基底核や深部白質を含む広範な梗塞をきたしていました．ブローカ領野と中心前回を障害されています．矢状断(b)でみますと，側面からの梗塞巣を観察することができます．障害された中大脳動脈の分枝をあげますと，眼窩前頭動脈や前前頭動脈，前中

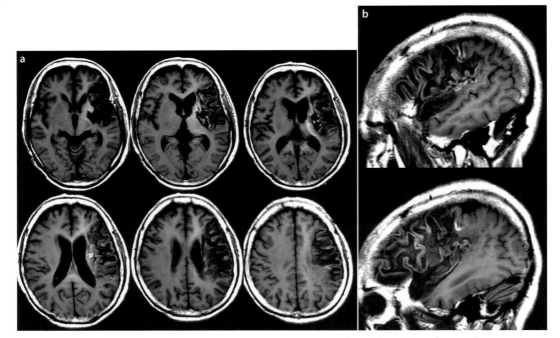

図 3-20　右中大脳動脈閉塞症　64 歳, 女性, 左利き. 左の片麻痺や感覚障害, 重度のブローカ失語を呈していた. 左利き右半球損傷の失語で左右反転画像. MRI T_1 強調画像(a)で, 大脳基底核や深部白質を含み, 前頭葉や側頭葉, 頭頂葉へと拡がる広範な梗塞巣を認めた. 矢状断(b)で, 側面からの梗塞巣を観察することができる.

心溝動脈, 中心溝動脈, 前頭頂動脈, 後頭頂動脈, 中側頭動脈, 前側頭動脈, 側頭極動脈になります. 障害されていない中大脳動脈の分枝は, 角回動脈と側頭後頭動脈で, 後側頭動脈は一部損傷されているかもしれませんが, 多くは障害が回避されています. 幸いウェルニッケ領野の多くは損傷を免れたものと思われます. そのことで全失語にならずにすんだということでしょう. 矢状断も参考にしながら, 障害された中大脳動脈の分枝を理解することが, 失語症の局在診断に役に立つものと思っています.

本例はブローカ失語の 1 例に違いはありませんが, ブローカ失語を呈した脳梗塞(脳塞栓症)の 1 例と考えるべきでしょう. ブローカ失語に分類されても, 各症例で障害部位は異なってくるわけですから, 細かい症候が異なっていても当然であると考えます.

図 3-21 は 64 歳, 右利きの男性です. 失語症で発症しました. 重度のウェルニッケ失語を呈していましたが, 四肢の運動や感覚に障害は認めませんでした. MRI 拡散強調画像でみますと, 左の側頭葉や頭頂葉に広範な梗塞巣を認めました. 中大脳動脈の分岐からいえば, 下方グループの灌流域の障害で, 側頭葉に行く分枝と頭頂葉への分枝では後頭頂動脈や角回動脈が障害されたパターンです. 中大脳動脈閉塞症の症候学を理解するためには, 中大脳動脈の分枝が単独に閉塞することはもちろんありますが, 本例のようにグループとして障害されることが多いことを理解しておく必要があります.

図 3-22 は 80 歳の右利き男性です. ある日, 失語症で発症しました. ウェルニッケ失語を呈し, 左後頭部痛を訴えていました. MRI 拡散強調画像(a)と X 線 CT(c)にて, 左側頭葉を中心とした脳室穿破を伴う出血性病巣を認めました. この病巣は左の中大脳動脈灌流域に一致していますので, 左中大脳動脈からの側頭葉や頭頂葉へと向かう皮質枝の領域

C 中大脳動脈とその分枝

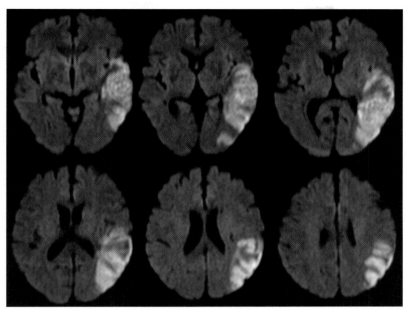

図3-21　左中大脳動脈閉塞症　64歳，男性，右利き．ウェルニッケ失語を呈していた．MRI拡散強調画像でみると，左の側頭葉や頭頂葉に広範な梗塞巣を認めた．

で，側頭葉を中心に頭頂葉の角回へ拡がる出血性梗塞と診断しました．梗塞巣から回避された側頭葉内側部は後大脳動脈から側頭葉へと向かう皮質枝の灌流域と思われます．

　塞栓性梗塞は経過中，出血性梗塞を呈してくることがあります．それに伴って脳腫脹が増強し症状の増悪をきたすこともありますが，症状の変化には全く気づかずに偶然の機会に観察されることもあります．塞栓性に閉塞した脳動脈は，しばしば再開通をきたします．超急性期に再開通すれば，症状が劇的に改善することがあります．そのような現象は，spectacular shrinking deficits とよばれています[23]．急性期の血栓溶解療法（t-PA療法）の有用性の根拠となる現象と思われます．出血性梗塞には閉塞血管の再開通が関与してきます．しかし，再開通したからといって，いつでも症状が改善するわけではないことは承知しておかねばなりません．本例のような出血性梗塞例は，時として皮質下出血との鑑別が必要になってきます．

3　中大脳動脈閉塞症の症候学

　穿通枝領域も皮質枝領域も含む広範な中大脳動脈領域の塞栓性梗塞であれば，急性期には意識障害や共同偏倚，脳ヘルニア症状なども出現してきます．対側の片麻痺や感覚障害も重度であり，下1/4盲も出現してくることになります．また，左半球障害であれば重度の失語症が，右半球障害であれば左半側空間無視をはじめとする種々の無視症候群が出現してくることが予想されます．以下，中大脳動脈領域の障害による代表的な症候について解説していきますが，神経心理症候については，第2章「神経心理学の主要症候」で論じましたので，ここでは概略を述べるにとどめます．

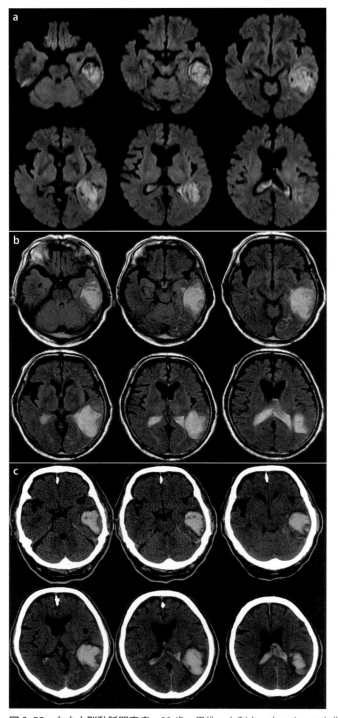

図 3-22　左中大脳動脈閉塞症　80 歳，男性，右利き．ウェルニッケ失語で発症した．MRI 拡散強調画像(a)とフレア画像(b)，X 線 CT(c)にて，左側頭葉を中心とした脳室穿破を伴う出血性病巣を認めた．皮質下出血との鑑別が問題となるが，この病巣は左の中大脳動脈灌流域に一致していた．

1 運動麻痺

　中心前回は一次運動野であり，その障害で要素的な運動障害が出現してきます．運動野においては身体部位のどの部分を支配するかの局在が決まっており（Penfieldのホムンクルス），障害部位に応じた運動障害を呈することになります．MRIの進歩により，限局性の皮質損傷による運動障害が記載されています．手の麻痺例で拡散強調画像により対側のprefrontal kobに病巣を有する症例の報告が続いています[24, 25]．上肢の単麻痺の型をとることもあり，手指に限局したものや，肩に限局したもの，構音障害のみのものなど，中心前回での障害部位に応じた運動障害を呈してくることになります．ただし，中心前回の障害による運動障害は比較的軽度で，目立たないこともあります．

　中大脳動脈領域の梗塞に認められる運動麻痺で頻度が高いのは片麻痺です．通常，顔面を含む上肢に著明な片麻痺を呈してきます．責任病巣は放線冠や内包に求められています．この領域は中大脳動脈からの穿通枝である外側線条体動脈の灌流域にあります．ただし，内包後脚は外側線条体動脈のみならず，前脈絡叢動脈や後大脳動脈からの穿通枝である視床膝状体動脈も灌流していますので，内包片麻痺の原因は何も中大脳動脈領域の梗塞に決まっているわけではありません．前脈絡叢動脈閉塞症では重度の片麻痺を呈することもあります．一方，視床膝状体動脈領域の梗塞による片麻痺は軽度で，回復しやすいといわれています．

　脳梗塞では中枢性の顔面神経や舌咽神経，迷走神経，舌下神経などの麻痺を伴うこともあり，構音障害が出現してきます．麻痺性構音障害とよびますが，一側性の障害では症状は軽度です．なぜなら，大脳皮質の運動野と顔面筋や構音筋を結ぶ経路（皮質橋路や皮質延髄路）は両側性に支配されているために，一側性の障害では症状は高度とならないからです．

　構音筋群は嚥下とも関連しており，同時に嚥下障害を伴うこともあります．構音障害と同様に一側性の障害では症状が重度となることはないと思います．

　麻痺性構音障害が単独で出現してくることもあります（pure dysarthria）〔図2-31～2-33（63, 64頁）参照〕．病巣としては，放線冠や脳橋の限局病巣で起こってきますし，中心前回の皮質性病巣でも生じてきます．あるいは，内包膝と放線冠境界部の限局病巣などが重視されています．

　偽性球麻痺（pseudobulbar palsy）は両側性の皮質延髄路が障害されたときに出現してきます．重度の構音，嚥下障害を呈してきます．片麻痺や四肢麻痺を伴わない偽性球麻痺が出現してくることもあります[26]．

2 感覚障害

　中心後回は一次感覚野でありこの領域の障害により対側の感覚障害が出現してきます．MRIにより中心後回の損傷による中枢性の感覚障害例が報告されています[27]．一般に表在感覚の障害は軽度です．深部感覚も障害されます．なお，二点識別覚や触覚定位，皮膚書字覚（graphesthesia），重量覚，立体覚などの複合感覚の障害は皮質性の感覚障害と考

えられています．

　感覚路は視床の後外側腹側核や後内側腹側核で三次感覚ニューロンに線維を変え大脳皮質の感覚野へと向かいますが，その過程で内包後脚や大脳白質部を通過します．この部位は中大脳動脈の灌流域にあり，その障害により対側に種々の程度の感覚障害が出現してきます．

3 視野障害

　網膜の上方からの線維は視放線の上方を走行します．頭頂葉から後頭葉の一次視覚野へと向かいます．中大脳動脈が灌流する頭頂葉の障害により視野の障害が出現してきますが，この場合は下1/4盲となります．

4 失語症

　すでにお断りしたように，失語症を含む神経心理学的症状は第2章で詳しく述べました．画像もそこで紹介しました．ここでは中大脳動脈閉塞症との関連で要点のみを触れておきます．原則，失語症は左半球の病巣で出現しますので，以下，左は省略します．中大脳動脈の分枝の閉塞と失語症のタイプをみていきたいと思います．あくまで皮質枝を念頭に置いた要約です．それぞれの症例で皮質下白質や大脳基底核，島回などの梗塞巣を伴っていることもあります．

　ブローカ領野は下前頭回後部の前頭弁蓋部や三角部にあります．前中心溝動脈や前前頭動脈が灌流しているこの領域に限局した病巣では，発語は非流暢とはならず，超皮質性感覚性失語が出現してきます．中心前回は中心溝動脈の灌流域に存在します．この障害により純粋語唖が出現してきます．ブローカ領野と中心前回が障害されると，ブローカ失語を呈します．

　ウェルニッケ領野は主として後側頭動脈が灌流します．この領域の梗塞によりウェルニッケ失語が出現してきます．しかし，後側頭動脈は角回動脈や後頭頂動脈と一緒に障害されることも多く，この場合は角回や縁上回へと梗塞巣は拡がります．失語症も重度になってきます．伝導性失語の責任病巣である縁上回は後頭頂動脈が主として灌流することになります．

　しかし，脳回と中大脳動脈の分枝の灌流域が一対一の関係にあるわけではありませんので，同じ名称の分枝が閉塞したからといって病巣が同一とは限りません．それぞれの分枝がオーバーラップしながら灌流しているといってよいと思います．なお，中大脳動脈本幹の塞栓性閉塞により広範に前頭，側頭，頭頂葉が障害されると重度の全失語を呈することになります．

　脳梗塞による失語症の各タイプの典型像は脳塞栓で観察できると思います．同じタイプの失語症で典型的も，非典型的，非定型的もないといわれれば，それまでですが，あえていえば，このような塞栓性閉塞の方が示す失語像が典型的であると理解して，症候を観察していただきたいと思います．失語症は塞栓性閉塞でも，血栓性閉塞でも出現してきます．しかし，いきなり血管が閉塞して梗塞巣を作る場合と，徐々に血管が閉塞し梗塞巣を

作る場合では，損傷のスピードは異なってくるわけです．いきなり広範囲に梗塞を生じたときに症候はドラマチックに出現してきます．私はその状態が典型像と理解するのがよいと考えています．

中大脳動脈からの穿通枝領域の梗塞によっても失語症は出現してきます．穿通枝領域の広範な梗塞は線条体内包梗塞とよばれますが，この病態はのちほど線条体内包梗塞の項で取り上げたいと思っています．線条体内包梗塞では，塞栓性の梗塞かアテローム血栓性脳梗塞かによって病態が異なってきますが，いずれにしても大脳基底核や放線冠を中心とした深部白質に広範な梗塞をみることがあります．この場合，周囲への二次的な影響も及ぼしてくることがあります．失語症を生じると，いわゆる皮質下性失語，線条体失語の状態です．タイプとしてはブローカ失語や超皮質性運動性失語，健忘性失語，あるいは，ブローカ領野型の超皮質性感覚性失語などを呈してくると思います．周囲への影響の問題しだいと考えます．失語の回復過程をみますと，ブローカ失語が超皮質性運動性失語から健忘性失語へと，流暢性を取り戻していくことがあります．このような場合は，発語の非流暢性に関係する部位の障害が徐々に軽減していったと考えたらよいと思います．

中大脳動脈が穿通枝を分岐する前で血栓性に閉塞したとき，大脳皮質の梗塞は目立たずとも，深部型の境界域に梗塞巣が拡がることがあります．この場合，大脳皮質部の血流代謝の低下部位は画像診断でみる形態学的な病巣以上に広範なことがあり，失語症は重症化することがあります．なお，表層型の境界域梗塞（分水嶺梗塞）により超皮質性失語が出現してくることがありますが，このタイプの梗塞は内頸動脈閉塞症により発現してくることが多いと思っています．

5 失読と失書

純粋失書の責任病巣は左の頭頂葉の角回や，左の前頭葉の中前頭回のいわゆる Exner の書字中枢に求められています．両領域とも中大脳動脈の領域にあり，角回は主として角回動脈が，中前頭回は前前頭動脈や前中心溝動脈が灌流しています．

失読失書の古典的な責任病巣は左の角回ですが，角回のみの病巣では純粋失書を呈すると思います．左の側頭葉後下部病巣では，漢字に著明な失読失書が出現してきます．左の中大脳動脈から分岐する中側頭動脈を中心とした側頭葉への分枝領域の梗塞により出現してくるものと思います．しかし，この領域の病巣には後大脳動脈からの分枝も関与しているかもしれません．

なお，失行性失書や構成失書は左の上頭頂小葉の障害により生じると考えられています．この領域は中大脳動脈の灌流域と考えますが，純粋例は，まれと思います．

6 失行

肢節運動失行は中心前回や中心後回など一次運動野や感覚野の障害で出現してきます[28]．ともに中大脳動脈の灌流域にあります．左右どちらの障害でも出現し，対側で観察されます．

観念運動性失行の責任病巣は左の頭頂葉後部に想定されており，症状は両側性に出現し

ます．観念性失行の責任病巣は左の頭頂葉後部で角回を中心とした領域に想定されており，症状は両側性に出現します．両者とも，左中大脳動脈領域の障害により出現してくる症状です．観念運動性失行や観念性失行は日常の臨床の場でよく使われていますが，その場合は，左の頭頂葉に明らかな病巣があることを確認するか，あるいは，左の頭頂葉に二次的な影響を及ぼすような病巣があることを確認したいものです．

　口部（口腔）顔面失行は口部顔面筋に出現する観念運動性失行です．左半球損傷で出現する症状と考えられています．本失行はブローカ失語に伴って出現することが多く，責任病巣は左の中心前回弁蓋部が重視されています．なお，縁上回を重視する報告もあります[29]．いずれも中大脳動脈の灌流域にあります．

　構成失行は構成行為の障害であり，左右いずれの頭頂葉の障害でも出現してきます．中大脳動脈の灌流域に存在します．

　着衣失行は右の頭頂葉障害が重視されており，中大脳動脈の灌流域にあります．しかし，そこに病巣があればいつも出現してくるというような症状ではありません．特殊な状況下で出現してくる，まれな症状と考えています．

　なお，右半球損傷に由来する行為の障害である motor impersistence（運動維持困難）[30]は，中大脳動脈が灌流する右の前頭葉障害で出現しやすい症状と思います．

7 失認

　失認症は通常，視覚性失認や視空間失認，聴覚性失認，触覚性失認，身体失認に分類されます．視空間失認は視覚性失認の範疇に入りますが，主として頭頂葉症状と考えられています．その他の視覚性失認症状とは異なり頭頂葉の関与が大きいと思いますので，あえて分離しています．中大脳動脈閉塞症と関連が深い失認症状は，視空間失認や聴覚性失認，触覚性失認，身体失認などになります．

　視空間失認には半側空間無視やBálint症候群，地誌的障害などが含まれてくると思います．半側空間無視は，通常，右半球損傷により，左半側の無視として出現してきます．その古典的な責任病巣は，中大脳動脈が灌流域にある右の頭頂葉後部，特に下頭頂小葉が重視されています．本症は右半球損傷で最も出現頻度の高い神経心理学的症状です．頭頂葉の限局性病巣による半側空間無視は改善性の経過を示すようです．永続する重度の左半側空間無視は，右中大脳動脈領域の広範な梗塞で認められることが多いと思います．この場合，左片麻痺や左感覚障害も重度で片麻痺を否認する，あるいは，無関心である病態失認を伴うことが多いようです．前頭葉性無視という概念もあります．半側空間無視の発現機序を考えますと，頭頂葉は知覚面，あるいは，入力面に関連し，前頭葉は運動面，出力面に関与すると思われます．頭頂葉性の無視は半側視空間における入力面での障害で出現し，前頭葉性無視は半側視空間における出力面での障害により生じると説明されています．この両者が障害されると半側空間無視が重度になると考えます．なお，脳梗塞による半側空間無視は中大脳動脈領域の梗塞のみならず，後大脳動脈領域や前脈絡叢動脈領域の梗塞でも出現してくることがあります．

　Bálint症候群は両側の頭頂葉後頭葉障害により出現し，視覚性運動失調（optische Ataxie）や精神性注視麻痺，視覚性注意障害を呈してきます．両側の中大脳動脈の頭頂葉への

分枝の障害により出現しうる症状です．地誌的障害は，街並失認と道順障害とに分類され語られることが多くなりましたが，原則として，中大脳動脈領域の梗塞では出現しない症状です．

　横側頭回（Heschl 回）から側頭平面，上側頭回にかけての領域は聴覚や聴覚性認知に関与する領域で，中大脳動脈の灌流域にあります．聴覚性失認はその領域の損傷で出現してきますが，まれな症候です．一次聴覚野である横側頭回の両側性の障害では皮質聾を生じますが，臨床評価が可能な典型例に遭遇したことはありません．側頭平面や上側頭回は聴覚周辺野であり，聴覚の高次機能に関連する領域です．この領域が両側性に障害されると聴覚性失認が出現してきます．聴力には障害はない状態で，言語的，非言語的聴覚刺激を理解できない状態が聴覚性失認です．具体的な表現型としては純粋語聾や環境音失認，感覚性失音楽などを示してきます．

　純粋語聾の特徴は聴覚を介する言語の入力の障害で，語音の認知が選択的に障害されます．純粋例はまれで，責任病巣は左ないしは両側の上側頭回に求められています．純粋語聾で発症した典型例に遭遇したことはありませんので，特殊な条件下に出現してくると思います．環境音失認の責任病巣は側頭葉に求めるものが多いようですが，脳梗塞例で環境音失認のみを呈した症例は経験したことはありません．失音楽も側頭葉が責任病巣と考えられていますが，音楽能力については個人差が大きいことや，音楽に関する大脳優位性については議論が多いことなどもあり，十分な検討が行われていないと思われます．

　触覚性失認の責任病巣は頭頂葉で，中大脳動脈の灌流域にあると思いますが，脳梗塞による純粋例は経験したことがありません．脳梁離断症候群として記載されている症状に，左の触覚性呼称障害があります．これは，左半球の機能が右半球へと伝達されないために生じる症状と考えられ，触覚認知の優位性は左にあるのではないかとも考えられますが，責任病巣の左右も未解決な問題です．

　身体失認は身体図式の障害，身体部位の認知障害で，患者自身や検者の身体部位の呼称や指示に障害をきたします．身体失認は，主として頭頂葉の障害により生じ，原則として，左損傷では両側性に，右損傷では対側に出現します．

　Gerstmann 症候群は手指失認と左右障害，失書，失算を主徴としており，左の頭頂葉後部の角回を中心とする病巣によって出現します．典型例は少ないと思います．

　身体部位失認は全身の身体部位の認知障害で，両側ないし左の頭頂葉の広範な病巣で出現するといわれていますが，まれな症状です．半側に認められるとき半側身体失認とよばれています．半側身体失認は，通常，片麻痺の否認，身体半側の忘却や不使用，身体喪失感の三型に分けられています．

　片麻痺の否認は病態失認の一型であり，通常左片麻痺の否認として出現します．Babinski 型の病態失認とよばれています．本症候は右中大脳動脈領域の広範な梗塞の急性期の重症片麻痺患者で観察されます．病態失認の責任病巣は右頭頂葉と考えられますが，重度の片麻痺も存在しており，右半球病巣は広範です．

8 失計算

　失語症や認知症，半側空間無視などの他の障害に起因しない計算障害が一次性の計算障

害，すなわち狭義の失計算や失演算と考えられます．失計算の責任病巣は左の頭頂葉が重視されています．左の頭頂葉症候群として有名な Gerstmann 症候群の主徴のひとつとしても失計算があげられています．この領域は中大脳動脈の灌流域にありますが，失計算の純粋例の報告は必ずしも多くはないと思います．なお，左の前頭葉後部や被殼周辺部などの損傷による報告例もありますので左の頭頂葉のみが責任病巣であるとはいえないようです．

9 精神症状や情動障害

　高次脳機能障害とは多少趣きを異にしますが，右の中大脳動脈閉塞症で confusion や delirium を呈する症例が報告され，acute confusional state とよばれることがあります[31]．前頭葉や頭頂葉の障害が関与すると述べられています．

　急性期の右中大脳動脈領域の梗塞41例を対象とした森ら[32]の報告で右半球の神経心理学的症候を検討してみることにしました．出現率の高い症候は，構成障害（100%）や左半側空間無視（85%），聴覚性の消去現象（76%），片麻痺の否認（61%），acute confusional state（61%），同側性本能性把握反応（56%），motor impersistence（54%），agitated delirium（15%）などでした．片麻痺の否認や同側性本能性把握反応は広範な病巣で生じていました．acute confusional state や motor impersistence は前方領域の病巣で，左半側空間無視や聴覚性の消去現象は後方領域の病巣で認められやすい症候でした．全般性注意の障害は acute confusional state と agitated delirium に分けて記載してあります．前者は mini-mental state test が23点以下の場合で，後者は著しい注意障害に加え興奮や幻覚，妄想などを伴う場合です．病巣をみると，acute confusional state は前頭葉と大脳基底核を含む領域と関係が深く，agitated delirium は側頭葉との関係が深いことが指摘されています[32]．Mesulam ら[31]がいう acute confusional state は acute confusional state と agitated delirium を区別せずに，前頭葉や頭頂葉の連合野の関与を指摘していますが，いわば前者が前方領域の障害で，後者が後方領域の障害で出現するとする森らの報告[32]と，軌を一とするものと考えられます．Mesulam らの最初の報告は1976年の報告であり，CT がやっと臨床応用に供されるようになった時代ですので，詳細な病巣の分析はできていないようです．

　急性に出現する意識障害についても若干補足しておきたいと思います．軽度の意識障害（意識混濁）を confusion（辞書には錯乱，錯乱状態とありますが，錯乱というのは何となくなじめませんので使用したくありません）といっています．何となくぼんやりしている状態で，自己や周囲の認知や理解，判断，注意が障害されている状態です．delirium（せん妄）は意識障害に加え，精神興奮を伴うといわれていますが，必ずしも精神興奮を伴うものではないとする見解もあります．この，confusion や delirium を主徴とする状態は，acute confusional state とよばれることがあります．

　しかし，acute confusional state は右半球の特有な症候でしょうか．左の片麻痺や感覚鈍麻，同名性半盲，あるいは，半側空間無視などの右半球の神経脱落症状を伴っていれば，右大脳半球に生じた器質的な脳病変に由来する症状と考えてなんら問題はなかろうと思います．しかし，confusion や delirium を主徴とする状態は種々の原因によっても起

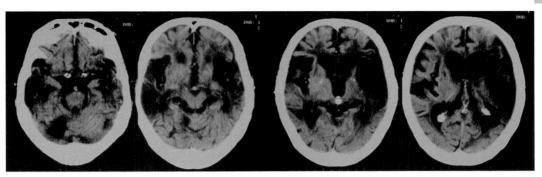

図 3-23　Klüver-Bucy 症候群　89 歳，女性，右利き．寝たきり状態の重症の脳梗塞患者であるが，口唇傾向（oral tendency）が認められ，Klüver-Bucy 症候群と診断した．X 線 CT で両側の側頭葉を含む梗塞巣を確認している．

こってくると考えられます．薬物の影響や代謝性疾患，脱水や発熱などをきたす内科疾患，中毒などの可能性も考慮しておきたいし，精神的，身体的ストレスが誘因となることもあるでしょう．特に高齢者においては，高頻度に出現してくる，ありふれた臨床症候であることに留意しておきたいと思っています．器質的脳疾患がすでに存在していると，軽微な要因で意識障害が出現するかもしれません．confusional state は脳梗塞でも出現してきますが，要素的な運動や感覚の障害，神経心理症候などを全く欠く場合は，脳梗塞としてはむしろ例外的であると考えてもよいのではないでしょうか．

　左半球の損傷ではどうなるでしょうか．左の側頭葉後部から頭頂葉にかけての塞栓症でウェルニッケ失語を呈するような患者では，急性期に多弁となりジャルゴンを呈してくることがあります．その状態はまさに confusion とよばれる状態と思われます．失語の状態も自分で理解してはいないわけで，病態の認知も障害される，いわば病態失認の状態です．acute confusional state は右半球病巣の関連性が論じられることが多かったわけですが，ある条件下では左半球損傷でも観察される症状であると思われます．

　なお，情動障害としての Klüver-Bucy 症候群もここで論じておきます．サルの両側側頭葉を切除したところ精神盲，口唇傾向（oral tendency），hypermetamorphosis（あらゆる視覚刺激に反応する），情動の変化，性行動の変化，食行動の変化などが認められ，Klüver-Bucy 症候群とよばれています．ヒトではヘルペス脳炎や変性性認知症などで出現してきますが，両側性の側頭葉を中心とした脳梗塞で出現することもあります（図3-23）．症例は 89 歳，右利きの女性です．何度かの脳梗塞の発作があり，徐々に認知症が進行していました．あるとき右片麻痺や失語症が出現し，寝たきり状態となってしまいました．意識そのものに障害はありませんが，発語はなく，音刺激も入っていないようです．それとともに口唇傾向が認められ，Klüver-Bucy 症候群と診断しました．X 線 CT で両側の側頭葉を含む多発性の梗塞巣が確認できました．

10 前頭葉症状

　中大脳動脈は前頭葉外側部を灌流します．その分枝は眼窩前頭動脈と前前頭動脈，前中心溝動脈，中心溝動脈です．この領域には前頭葉連合野が存在していますので，種々の前頭葉症状が出現してくるものと考えられています．しかし，脳梗塞を対象とした症候学的

検討は十分ではありません．前頭葉外側部の症候の左右差についても一定の見解はないように思います．

　前頭葉障害と精神症状については多くの報告があり，性格の変化や記憶障害，注意障害，意欲の低下，行動面での障害などが記載されています．しかし，腫瘍や外傷，くも膜下出血後遺症，アルコール性脳症などを対象とした成績が多く，脳梗塞の症候学としては検討の余地を残しています．

　Cummings[33]は大脳基底核や視床との線維連絡からみた前頭葉の機能解剖について述べ，前頭葉を，①前頭葉外側穹窿部と②前頭葉眼窩面，③帯状回前部の三部位に分類しています．この前頭葉外側穹窿部が中大脳動脈の灌流域に存在しています．

　鹿島と村松[34]は機能解剖学的立場から臨床症候をみることの重要性と，その損傷による精神症状の特徴を述べています．それによる前頭葉外側穹窿部の症状を紹介しておきます．前頭葉外側穹窿部の損傷で特徴的な症状は遂行機能の障害です．遂行機能とは，目的をもった一連の行動を達成するために必要な機能であり，そのためには目的の設定や行動の計画，実行，行動の有効性についての調整などが必要となってきます．この機能の障害が遂行障害であり，遂行するための記憶がいわゆる作業記憶になります．

　中大脳動脈閉塞症で前頭葉が障害されると，この遂行機能の障害や作業記憶の障害が出現してくると思われますが，脳梗塞を対象とした検討は十分ではありません．病巣の左右差などを論じる段階でもなさそうです．

　前頭葉外側部に梗塞があれば，遂行機能を評価すれば低下しているものと思います．しかし，遂行機能の成績は前頭葉外側部の損傷だけで低下してくるわけではありません．この領域は，他の多くの大脳皮質領域や大脳基底核領域，視床などと密接な線維連絡を有しますから，他の領域の損傷でも評価を行えば，種々の要因で遂行機能の障害が観察されると思います．遂行機能が低下したと訴えてくる患者はいないでしょう．

11 島症候群

　中大脳動脈はその水平部で多数の穿通動脈を分岐したのち，島の表面を走行し，シルビウス裂より脳の外表面へと出てきます．島を走行する部分は島部とよばれ，脳表に出てからは皮質部とよばれています．中大脳動脈はシルビウス裂内を走行するときに多数の皮質枝に分岐します．また，島には島枝を分岐しています．

　島枝の選択的な障害による島梗塞の症例は多くはありません．したがって，島の神経症候学については十分な解析が行われているとはいい難いようです．しかし，最近になり島の症候が注目されています．

　Cerada ら[35]は島皮質に限局した脳梗塞4例の検討から，その臨床症候の特徴を以下の5つに分類しています．①身体感覚の障害は3例の島後部障害で出現し，②味覚障害は1例の左島後部障害例に認められ，③動揺性のめまいや不安定歩行などの平衡障害が島後部障害の3例に，④心血管系の症状が右の島後部障害の1例で観察されていました．なお，⑤神経心理学的症状では左の後部障害の1例で失語や右の後部障害の1例で一過性の半身パラフレニーが出現していました．構音障害も記載されています．

　島症候群については多くの報告があると思います．初期の報告例を紹介しておきたいと

思います．左の島梗塞による症候をみますと，失語[36, 37]や記憶障害[38]などの報告がみられ，右損傷では無視症候群[39]や発動性の低下[40]，聴覚障害[41]などが記載されています．両側性の障害では無言症から聴覚性失認へと移行した症例[42]の報告もみられます．味覚障害[43]や嚥下障害[44]，心電図異常[45]なども記載されており，症候の多彩性をうかがい知ることができます．島は大脳皮質の各領域を結ぶ線維，あるいはそれらと大脳基底核や大脳辺縁系を結ぶ線維が交錯するところですので，種々の症候が出現してくることは理解できます．しかし，これらの症状はいつでも出現してくるわけでもありません．島損傷による症例の積み重ねが島症候群の確立のために必要と思われます．

　形態学的な画像診断で島に限局した病巣をみる場合，機能的な障害がどこまで及んでいるかを把握することも必要と考えます[46]．島からその皮質下に拡がる梗塞巣の発現には，主幹動脈病変が関与している可能性があります．この場合，CTやMRIによる病巣は島に限局しているようにみえても，大脳半球へと及ぶ機能障害が存在する可能性もありますので，症候の発現機序を島損傷にのみ求めるのは困難な場合もあると考えられます．

　2013年の日本神経心理学会の主要なテーマとして，島症候群が取り上げられています．シンポジウムは「島をめぐる神経心理学」でした[47]．そのテーマは左損傷では失語や失行に関する諸問題，右損傷では半側身体失認や病態失認に関する諸問題が取り上げられ，さらに，感情認識における島皮質の機能が論じられました．今後の島の機能に関する研究の進展が期待されています．

4　外側線条体動脈

　中大脳動脈からの穿通枝は外側線条体動脈(レンズ核線条体動脈)とよばれています．本動脈は内側枝と外側枝に分けられており，大脳基底核や深部の大脳白質部を栄養しています．内側枝は淡蒼球や被殻内側部，内包を中心に，外側枝は被殻外側部や尾状核，内包，放線冠，外包，前障を中心に灌流します．内包では上部を中心に灌流しています．

　中大脳動脈領域の梗塞による運動麻痺で，最も頻度が高い顔面を含む上肢に著明な片麻痺は，対側の外側線条体動脈が灌流する内包や放線冠の障害によると考えられています．

　大脳基底核は主として外側線条体動脈が灌流していますので，大脳基底核と神経心理学の総論をここで述べておきたいと思います．

　尾状核や被殻，淡蒼球，視床下核，黒質などの大脳基底核の諸核は基底核神経回路網を形成し，運動機能に重要な役割を担っています．その障害は錐体外路症状として知られていますが，一方では，大脳基底核が大脳皮質の運動野や感覚野のみならず大脳連合野，特に前頭前野と緊密な線維連絡を有することが知られています．DeLongとVan Allen[48]は，大脳基底核群は運動野-被殻-淡蒼球系を中心とした運動ループと，前頭連合野-尾状核系を中心とした複合ループよりなり，後者が認知機能に関連すると述べています．

　大脳基底核や視床，前頭葉は密接な線維の連絡を有しています．第32回日本高次脳機能障害学会での森悦朗先生のセミナー[49]は，その関連性をわかりやすく解説していましたので，要約して紹介したいと思います．皮質-皮質下回路の損傷が，認知機能や行動にどのような影響を及ぼすか，あるいは，どうのような障害をもたらすかの基本的な考え方

を示しているものと考えられます．

　前頭葉-線条体-淡蒼球-視床回路は，遂行機能に関与する外側前頭前野回路と，抑制系に関与する下部前頭前野回路，情動や意欲などの大脳辺縁系の機能に関与する前部帯状回回路の3つに分けられます．それぞれの回路は尾状核と淡蒼球/黒質，視床，前頭葉を結ぶ線維連絡を有しますが，その細かい部位は省略します．前頭葉でみますと，外側前頭前野回路は前頭前野背外側部が，下部前頭前野回路は前頭前野外側眼窩部が，前部帯状回回路は前部帯状回がかかわることになります．ここで強調しておきたいのは，大脳基底核は錐体外路として主に運動系の制御にかかわっていると考えられていますが，視床や前頭葉と関連しながら，遂行機能や行動の抑制，情動など高次脳機能と密接に関連しているということです．このような皮質-皮質下回路の存在は神経心理学の臨床の場では常に考慮しておくことと考えています．

1 線条体内包梗塞

　中大脳動脈より分岐する外側線条体動脈の灌流域に一致した梗塞は，線条体内包梗塞（striatocapsular infarction）とよばれています．1984年，BladinとBerkovic[50]はラクナ梗塞より大きい外側線条体領域の脳梗塞の11例を報告し，その臨床的特徴を検討しています．その後，線条体内包梗塞として報告される症例が相次ぎ，やがて脳梗塞の一臨床型として日常臨床の場でよく用いられるようになってきました．線条体内包梗塞は臨床の場で遭遇する機会が多いと思いますので種々のパターンを供覧したいと思います（図3-24）．

　症例1（a）は線条体内包梗塞を初めて強く意識した症例です．57歳，右利きの男性で，ある朝，右の片麻痺や感覚障害で発症しました．何となく元気がなくうとうと状態が続きました．元来，活発で短気な性格であったそうですが，おとなしくなってしまいました．記憶の障害も訴えました．X線CTで左の外側線条体動脈領域の広範な梗塞を認めました．その後，運動や感覚の障害は改善しています．傾眠状態も徐々に改善しています．しかし，発動性低下と純粋健忘は慢性期まで持続し，短気で外向的な性格が戻ることはありませんでした．

　症例2（b）は59歳，右利きの男性です．定期受診日に再来してきました．本人は仕事を普通にこなしており，特に変わりはないといっています．しかし，奥さんによると，4日前から何となく元気がなくなったとのことでした．奥さんの希望もあり，X線CTを撮影したところ，右の線条体内包梗塞を認めました．奥さんの訴えがなければ，無症候性脳梗塞で終わっていたかもしれません．

　症例3（c）は72歳，右利きの女性です．軽度の意識障害と右の運動麻痺で発症しました．ことばも不自由でした．神経学的検査で左への共同偏倚や右の片麻痺と感覚鈍麻，ブローカ失語を認めました．MRI拡散強調画像により左の線条体内包梗塞を認めました．神経症状は徐々に改善していきました．MRAでは左の中大脳動脈の閉塞が確認されています．t-PA療法を実施し，中大脳動脈の再開通も確認されています．

　症例4（d）は89歳，右利きの女性です．左の片麻痺や感覚鈍麻とともに，左半側空間無視を呈しました．MRI拡散強調画像により右の線条体内包梗塞を認めました．左半側空間無視は徐々に改善していきました．

C 中大脳動脈とその分枝

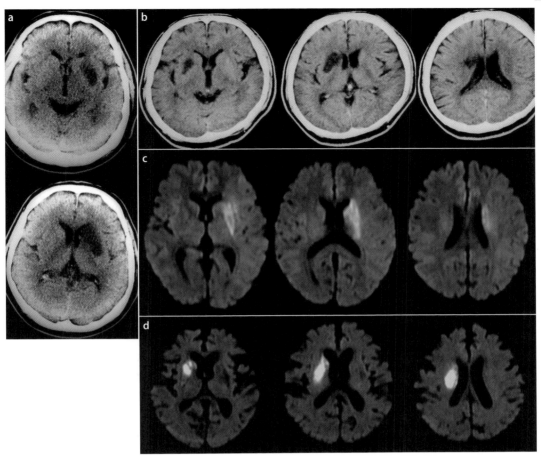

図3-24　線条体内包梗塞　症例1（a）は57歳，男性，右利き．左の線条体内包梗塞で，発動性低下や純粋健忘，性格変化などが認められた．症例2（b）は59歳，男性，右利き．家人は何となく元気がなくなったと訴えた．その訴えがなければ無症候性脳梗塞で終わっていたかもしれない．右の線条体内包梗塞を認めた．症例3（c）は72歳，女性，右利き．左の中大脳動脈の閉塞による左の線条体内包梗塞で，運動麻痺や感覚障害とともにブローカ失語を認めた．症例4（d）は89歳，女性，右利き．右の線条体内包梗塞により，左の片麻痺や感覚鈍麻とともに，左半側空間無視を呈した．

　本症の梗塞巣は外側線条体領域に認められ，尾状核頭部や内包前脚，被殻，放線冠へと拡がります．しかし，形態学的な画像診断では大脳皮質部に病巣を認めることはありません．本症の発症要因は多彩です[51]．心原性脳塞栓症のこともあれば，主幹動脈からのartery-to-artery embolismのこともあり，アテローム血栓性脳梗塞で外側線条体動脈領域に一致して広範な梗塞を生じることもあると思います．しかし，本症の発症機序としては，まず，中大脳動脈の水平部に塞栓性の閉塞をきたし，外側線条体動脈領域に広範な梗塞を生じることになりますが，比較的早期に再開通が起こったため，穿通枝領域より側副血行路が発達しやすく，かつ，虚血により抵抗性のある皮質枝領域は梗塞を免れることができた，というようなイメージが湧いてきます[52, 53]．

　本症では上肢に強い片麻痺に加え，失語や半側空間無視などの大脳皮質症状も出現することがあります．失語やその他の神経心理学的症状の責任病巣について，SPECTにより脳血流を測定した成績によると，神経心理症状を呈した症例は皮質部の血流低下が観察さ

れています[54,55]．神経心理学的症状の発現に大脳皮質の障害を示唆する所見ではありますが，大脳基底核の回路は大脳皮質とも密接な関連を有していますので，大脳皮質の障害のみで症候の発現が説明できるかどうかは今後の検討が必要であると考えています．

なお，本症に伴って前頭葉症候と考えられている使用行動や模倣行動が比較的高率に認められることが報告されており，田中ら[56]は線条体内包梗塞16例中7例に使用行動や模倣行動を観察し，大脳基底核障害により二次的な前頭葉機能障害が生じる可能性を指摘しています．前頭葉性の行動異常は確かに出現する可能性がある症状と考えますので，そのような視点で線条体内包梗塞の症例の臨床症候を観察しています．しかし，これまで定型例に遭遇したことはありませんし，これほどの頻度で出現してくるとの印象はありません．大脳基底核領域に広範な損傷があれば，当然，前頭葉にも二次的な影響を及ぼすことになります．前頭葉機能を評価すると，低下をきたす症例も多いことと思います．しかし，前頭葉性の行動異常まで引き起こしてくるかどうかは，何ともいえないような気がします．

なお，外側線条体動脈は個々人により本数もサイズも，分岐する場所も異なっています．Marinkovicら[57]によると，本動脈の数は2〜12本で，サイズも80〜1,400ミクロンまでさまざまであり，分岐部の多様性についても述べています．したがって，梗塞巣も各症例で異なってきますし，臨床症候が異なってきても不思議なことではありません．

日常の臨床の場で，穿通枝梗塞や内包梗塞，内包後脚梗塞などの記載をよくみます．これは梗塞を説明する表現としては不適切です．内包後脚は中大脳動脈からの穿通枝のみならず，前脈絡叢動脈や，後大脳動脈からの穿通枝である視床膝状体動脈も灌流しています．合併する症状を考慮すれば，どの血管の支配領域にあるかの診断が必要です（166頁参照）．

内包後脚は脳梗塞の好発部位のひとつです．運動障害では顔面を含み上肢に強い片麻痺を呈することが多いと思います．いわゆる内包性の片麻痺です．しかし，放線冠の梗塞でも，傍正中橋枝の領域の橋梗塞でも基本的には，内包性の片麻痺と同様の傾向の運動麻痺をきたします．そこで，錐体路（皮質脊髄路）は内包後脚のどの部位を通るのかが問題になります．第2章「神経心理学の主要症候」の「失語症」で，失語症の周辺症状として取りあげた構音障害のところで錐体路の参考図を紹介しました〔図2-29，2-30（62頁）参照〕．錐体路は内包膝部から内包後脚にかけて顔面や口部に至る線維，上肢に行く線維，下肢に行く線維の順に並んでおり，それぞれの線維が1/3ずつにわかれて走行しているとの解説です．その外側に知覚路が存在します．しかし，錐体路は内包後脚の後ろ1/3あたりを密に走行するとの見解があることも紹介しました[50,59]．

脳卒中の臨床経験からしますと，錐体路は内包後脚の後方部を走行するとの見解に賛成したいと思います．そのため内包性片麻痺は顔面を含む上肢に著明な片麻痺を呈するのではないかと考えています．前脈絡叢動脈領域の広範な梗塞により内包後脚が棍棒状に障害された場合は重度な片麻痺が出現してくることは容易に想像できますが，視床膝状体動脈領域の梗塞のように，内包後脚の後方部に部分的な障害をきたしても，やはり上肢の麻痺が著明なようです．内包後脚を走行する線維が1/3ずつに分かれて走行するのであれば，下肢の単麻痺も高率に出現してくることでしょう．しかし，下肢の単麻痺で内包後脚の損傷を予想することはありません．この場合は，やはり前大脳動脈が灌流する前頭葉内側部

の病巣の存在をまず疑うことと思います．内包膝部の梗塞で意欲の低下や傾眠，純粋健忘が出現してくることがあります．多くの臨床例を経験しましたが，顔面や口部の運動障害を伴っているのではないかと意識することはないように思います．以上のような理由で，錐体路は1/3ずつに分かれて走行するより，内包後脚部のある部位をまとまって走行するという見解に賛成したいと思います．

2 尾状核梗塞

　線条体内包梗塞の病巣は尾状核や内包前脚を含むことになります．症候学的に意欲の低下や過傾眠，記憶障害などが問題となってきます．

　尾状核の脳血管障害に関する報告は多くみかけますが，必ずしも病巣は尾状核に限局しているわけではありません．外側線条体動脈領域の脳梗塞では尾状核を含むことはありますが，線条体内包梗塞の項で述べましたように，同時に内包前脚や被殻，放線冠などにも拡がりを有していることを考慮する必要があります．

　前大脳動脈からの穿通枝であるHeubner動脈の梗塞も尾状核とともに被殻や淡蒼球の前部，内包前脚などにも病巣を生じることになります．

　臨床経験の集積により尾状核の脳血管障害では種々の高次脳機能障害をみることが指摘されています[60]．意欲の低下（abulia）や記憶障害，見当識障害，性格変化などの精神症状も記載されています．性格の変化をみますと，おとなしくなることもあれば，非刺激性の亢進や行動の過多のように活発になることもあるようです．尾状核出血も含む急性期の尾状核の脳血管障害を分析したKumralら[61]の報告でも，最も高率に出現した症候は意欲の低下（abulia）であり精神活動の減少をきたしています（48％）．前頭葉症状も26％に出現していました．なお，左半球損傷により失語症を呈した症例や右半球損傷により無視症候群をきたした症例もあります．重症失語も含まれているようですが，尾状核や深部白質の広範な梗塞例でもあり，尾状核損傷のみに起因する症候であるとは考え難いようです．

3 脳血管性パーキンソニズム

　大脳基底核に多発性の血管性病巣を有し，パーキンソン症候群を呈する症例があり，脳血管性パーキンソニズムとよばれています．

　脳血管性パーキンソニズムにおける病巣は線条体や淡蒼球，視床などとともに白質にもびまん性に存在することが指摘されています[62]．本症は中大脳動脈灌流域にある大脳基底核領域や大脳白質部の病変のみで出現してくるわけではありませんが，大脳基底核や大脳白質の血流支配を考えるとき外側線条体動脈も重要な役割を有していることからここで取り上げておきました．

　なお，本症の責任病巣を大脳基底核ばかりに求めるのは困難と思われます．大脳皮質-線条体-淡蒼球-視床-大脳皮質を巡る大脳基底核の回路のなかで，特に線条体と前頭葉の線維連絡障害が本症の発現に関与しているのではないかと考えられています．本症の特徴的な歩行障害も前頭葉性の歩行障害との関連で議論されています．

　脳血管性パーキンソニズムの合併症として，偽性球麻痺や感情失禁，運動麻痺などがあ

げられます．偽性球麻痺は両側性の皮質延髄路が障害されたときに出現します．この場合，錐体路症状が前景に出てくることになりますが，同時に錐体外路症状や感情失禁，知的機能障害，排尿障害などを伴うことが多いことも知られています．

4 中大脳動脈皮質枝よりの髄質動脈領域の梗塞

　中大脳動脈皮質枝の最末梢部は深部白質へと向かう髄質動脈です．その障害により大脳白質の半卵円中心に梗塞を生じてきます．一方，この領域はいわば中大脳動脈の穿通枝と皮質枝の境界域に相当しており，主幹動脈病変によるアテローム血栓性脳梗塞でみられる深部型の境界域梗塞を生じる部分になります．この半卵円中心部の梗塞をみた場合は，外側線条体動脈の障害に起因するのか，髄質動脈の障害によるのか，両領域にまたがっているのかを考慮しておくことが必要となります．また，主幹動脈の閉塞や高度の狭窄の有無を明らかにしておく必要があります．

　深部型の境界域梗塞として前頭葉皮質下から側頭葉，頭頂葉皮質下へと及ぶ半卵円中心の広範な梗塞は重度な障害を呈してきます．広範な中大脳領域の梗塞による症状と同じ程度に重症のこともあります．重度の片麻痺や感覚鈍麻に加え，左半球損傷なら全失語や混合性超皮質性失語などの重症失語を，右半球損傷なら半側空間無視をはじめ種々の無視症候群を呈してくることがあります．形態画像上では大脳白質部の梗塞のみが目立ちますが，この場合，大脳半球は大脳皮質部を含めて広範な脳血流代謝の障害をきたしています．

　一方，限局性の半卵円中心の梗塞例では種々のラクナ症候群を呈してくることになります．なお，深部白質の多発性小梗塞や深部白質のびまん性の血流障害は血管性認知症の成因との関連でも検討されています．症候の発現には大脳半球や大脳基底核，大脳辺縁系などとの線維連絡も考慮されることになります．

　この領域の梗塞の発現機序についての詳細は省略しますが，大岩ら[63]によれば梗塞径 20 mm 以上の皮質下梗塞 50 例の検討では，外側線条体動脈領域群が 39 例で，放線冠上部から半卵円中心にかけての深部型境界域梗塞群が 11 例であったと報告されています．後者では 10 例までが内頸動脈閉塞症でした．この結果からみると，中大脳動脈皮質枝よりの髄質動脈が関与する梗塞は，半卵円中心に存在する梗塞径でせいぜい 20 mm 以下の大きさであるといえそうです．

D 後大脳動脈とその分枝

1 解剖学

　2 本の椎骨動脈は合流して脳底動脈となります．脳底動脈は中脳の高さで 2 本の後大脳

動脈に分岐します．しかし，約10%は内頸動脈から分岐する後交通動脈の延長として後大脳動脈になっていることがあります．いわゆる胎児型で後大脳動脈が内頸動脈から分岐することになります．

　脳底動脈から分岐し，後交通動脈と合流する前の部分を後大脳動脈の交通前部(precommunicating portion)とよびます．また，その部分を basilar communicating artery とよぶこともあります．脳底動脈の終末部や後大脳動脈の基幹部，後交通動脈からは多数の穿通枝が分岐しており，中脳や視床，視床下部などを灌流しています．

　後交通動脈と合流した後の部分は交通後部(postcommunicating portion)とよばれます．中脳を取り巻くように走行する部分は，circummesencephalic portion とよばれることもあり，crural segment や ambient segment, quadrigeminal segment に分かれます．その末梢は後大脳動脈の皮質枝となります．脳底動脈分岐部から後交通動脈が合流する後大脳動脈の近位部は P1 とよばれます．ambient segment は P2，quadrigeminal segment は P3，皮質枝領域は P4 になります．

　後大脳動脈の precommunicating portion からは中脳や視床へと向かう多数の穿通枝が分岐しています．中脳の正中領域への分枝は正中中脳枝と，背側領域への分枝は背側中脳枝とよばれます．視床へと向かう主要な分枝は傍正中視床動脈(paramedian thalamic artery)で，視床穿通動脈(thalamoperforate artery)ともよばれています．傍正中視床動脈の主要な分布領域は視床の内側部であり，視床内側核を中心に視床腹側核や視床外側核などの一部も灌流します．

　後交通動脈より分岐する視床へと向かう視床灰白隆起動脈(tuberothalamic artery)は，前乳頭体動脈や polar artery ともよばれ，主として前腹側核を中心に視床の前部や前外側部を栄養します．しかし，本動脈は欠損することもあり，その場合は傍正中視床動脈により灌流されることになります．

　後交通動脈と合流後にも後大脳動脈から多数の穿通動脈が分岐します．視床膝状体動脈(thalamogeniculate artery)は P2 で後大脳動脈より分岐し，内側膝状体や外側膝状体の内側部を栄養しながら，視床外側核群の後外側腹側核と後内側腹側核などを灌流し，内包後脚へも分布します．後脈絡叢動脈(posterior choroidal artery)は後大脳動脈より分岐し，内側後脈絡叢動脈と外側後脈絡叢動脈に分かれます．主として視床後上部の視床枕や内側膝状体，外側膝状体などに分布しています．本動脈は前脈絡叢動脈と豊富な吻合を有しています．そのため本動脈領域に限局する梗塞巣を生じることは，まれであるといわれています．

　後大脳動脈の皮質枝は側頭葉の内側部や後頭葉を灌流します．終末部は中大脳動脈や前大脳動脈との境界域へと分布することになりますが，その分布域は各動脈の灌流圧に左右されてきます．側頭葉への分枝は前側頭動脈や後側頭動脈などとよばれ，海馬や海馬傍回，紡錘状回，下側頭回を灌流します．海馬動脈や中側頭動脈などに分類されることもあり，側頭葉への分枝の名称は，研究者によりまちまちとなります．

　後頭葉への主要な分枝は鳥距動脈と頭頂後頭動脈です．鳥距動脈は鳥距溝内を走行し，有線領に分布していますが，その周辺を灌流しています．舌状回の内側部や楔部の下部にも分布しています．必ずしも有線領の全てを栄養しているわけではありません．中大脳動脈の分枝が分布していることも多く，その場合は完全な同名性半盲ではなく，黄斑回避を

みることになります．頭頂後頭動脈は通常，頭頂後頭溝を走行し，楔部や楔前部に分布します．後頭葉内側部から頭頂葉内側部を灌流することになります．なお，頭頂後頭動脈からは脳梁膨大の背面に向かって後脳梁枝が分岐します．脳梁膨大部は後大脳動脈が灌流しています．

後大脳動脈閉塞症に伴う神経心理学の責任病巣を論じるときには，舌状回と紡錘状回がよく記載されていますので，その位置関係を理解しておくことが重要となります．舌状回は鳥距溝と側副溝にはさまれた脳回で，鳥距動脈の分枝により灌流されています．紡錘状回は側副溝と後頭側頭溝にはさまれた部分で，主として側頭葉への分枝が灌流しています．なお，舌状回の前端は海馬傍回へと移行し，後端は後頭極付近へと至ります．紡錘状回は前端の側頭極付近から，後端の後頭極付近へと至ります．舌状回や紡錘状回を後頭葉と考えるか，側頭葉と考えるか，さまざまな議論があります．舌状回は後頭葉と考える研究者もあれば，舌状回の前部は側頭葉，後部は後頭葉と考える立場もあります．紡錘状回をみると，前部は側頭葉，後部は後頭葉に属すると考えられています．なお，紡錘状回は内側後頭側頭回とよばれることもあります．側頭葉や後頭葉の脳回については，研究者により呼称がさまざまに異なっていることに留意する必要があります[64]．舌状回や紡錘状回は，視覚情報の処理に際して後頭葉から側頭葉への流れ，いわゆる「なに系」に関与していますので，後頭葉に区分されようと側頭葉に区分されようと，機能的には明確な差異があるわけではなさそうです．

後大脳動脈閉塞症という血管閉塞症候群を考えるとき，本動脈の閉塞に伴う他の脳動脈領域からの側副血行路の発達程度を考慮しておく必要があります．また，本動脈と中大脳動脈，あるいは前大脳動脈の境界域という，両者が互いに影響し合う領域としての境界域の存在を意識しておく必要があります．それぞれの動脈の閉塞による梗塞巣の拡がりは，その他の脳動脈からの側副血行路の良否という間接的影響を常に受けていることを考慮したいものです．

2 後大脳動脈閉塞症

後大脳動脈は中脳や視床，後頭葉，側頭葉内側部，頭頂葉内側部，脳梁膨大部などを灌流しています．したがって，本動脈の閉塞では中脳や視床，側頭葉，後頭葉，頭頂葉，脳梁などの障害に由来する症状が出現してくることになりますが，高頻度に出現してくる症候は視床症候群と後頭葉症候群でしょう．

基幹部における後大脳動脈閉塞症の基本的な病像は，視床膝状体動脈領域の梗塞による視床症候群と後頭葉障害による視野の異常で，それに加えて，閉塞側の左右や梗塞巣の拡がりにより多彩な高次脳機能障害を呈することになると思います．

なお，後大脳動脈閉塞症の自覚症状や前駆症状としての頭痛の重要性が指摘されています[65]．頭痛は通常一側性です．

すでに，視覚性失認（81頁参照）や記憶障害（134頁参照）の項で多くの後大脳動脈領域の梗塞例の画像を紹介してきましたので参照してください．

右の後大脳動脈領域の広範な塞栓性梗塞の典型像を紹介しておきます〔図2-56（96頁）参

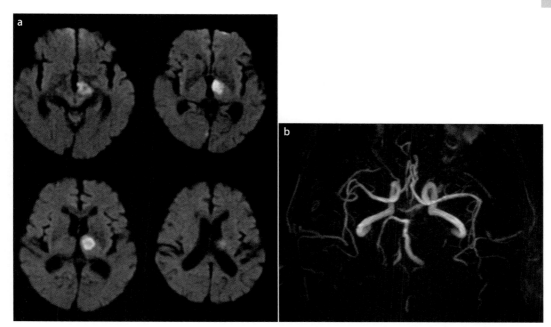

図 3-25　左後大脳動脈閉塞症　74歳，男性，右利き．右の片麻痺や感覚障害と超皮質性感覚性失語を認めた．MRI 拡散強調画像（a）では左の大脳脚を中心とする中脳と視床前内側部の新鮮梗塞を認め，MRA（b）にて左後大脳動脈の起始部で閉塞を確認できた．

照〕．63歳，右利きの男性です．右の視床膝状体動脈領域と後大脳動脈の皮質枝が灌流する後頭葉や側頭葉内側部，頭頂葉内側部，脳梁膨大後方部領域に梗塞を認めました．神経学的検査では，視床膝状体動脈領域の障害による軽度の左の不全片麻痺と感覚鈍麻，左同名性半盲，左半側空間無視を認めています．

1 中脳症候群

　中脳への穿通枝は脳底動脈や後大脳動脈，上小脳動脈，前脈絡叢動脈などから分岐しています．後大脳動脈からの中脳への穿通枝は後交通動脈との合流部より近位部（P1），すなわち交通前部からも，後大脳動脈遠位部の P2 からも分岐しています．したがって，後大脳動脈の閉塞により中脳症候群が出現してくることがあります．しかし，本動脈の閉塞により中脳症候群のみを呈してくることは例外的と思います．

　中脳への穿通枝が分岐する脳底動脈終末部から後大脳動脈の交通前部にかけては，同時に視床内側部への傍正中視床動脈を分岐する部位でもあり，この部位の閉塞は Castaigne ら[66]がいう paramedian thalamic and midbrain infarcts（傍正中視床中脳梗塞）として特異な症候を呈してきます．これについては，椎骨脳底動脈とその分枝の項で述べたいと思います．

　後大脳動脈閉塞症に伴う片麻痺は，通常，視床膝状体動脈が灌流する内包後脚の障害によって出現し軽度な場合が多いといわれています．後大脳動脈の閉塞により重度の片麻痺をみるときには，中脳の大脳脚に障害があると指摘されています[67]（図 3-25）．症例は 74 歳，右利きの男性です．ある日，右の上下肢の脱力と言語障害で発症しました．神経学的

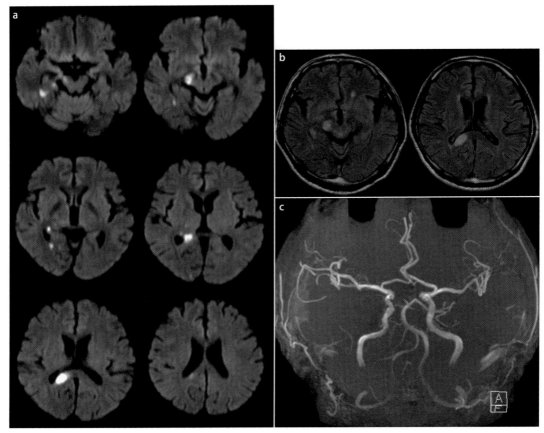

図 3-26 右後大脳動脈閉塞症 60歳，男性，右利き．左の上下肢のしびれ感と不全片麻痺を呈していた．MRI 拡散強調画像(a)とフレア画像(b)で右の大脳脚や脳梁膨大後方部領域を中心とした梗塞巣を認めた．MRA(c)では右後大脳動脈の precommunicating portion での閉塞が確認できた．

には，過傾眠状態で，右の片麻痺や感覚障害を認めました．片麻痺は重度でした．超皮質性感覚性失語も呈していました．MRI 拡散強調画像(a)では，左側の大脳脚を中心とする中脳と視床前内側部の新鮮梗塞を認めました．MRA(b)で左後大脳動脈は起始部で閉塞していました．重度の片麻痺は大脳脚の損傷によるものと考えました．皮質枝の灌流域には，脳表を介する leptomeningeal anastomosis が発達していたものと考えています．視床の梗塞は視床灰白隆起動脈領域も傍正中視床動脈領域も含んでいるようです．

　後大脳動脈閉塞症では視床膝状体動脈領域から後大脳動脈の皮質枝領域にかけての梗塞を生じることが多いといってきましたが，意外な組み合わせの梗塞をみることがあります(図3-26)．60歳，右利きの男性で，一過性の左上下肢のしびれが先行し，左上下肢のしびれ感と左上下肢の脱力が出現してきました．MRI 拡散強調画像(a)で右の大脳脚や脳梁膨大後方部領域を中心とした梗塞巣を認めました．主要な梗塞巣は MRI フレア画像(b)に示しています．MRA(c)でみると，右の後大脳動脈は precommunicating portion で閉塞していました．後大脳動脈の灌流域にある側頭葉内側部や後頭葉下部に小さな梗塞巣を認めていますが，皮質枝の多くの部分は，脳表を介する leptomeningeal anastomosis により血流が供給されていたものと考えています．

2 視床症候群

　視床の血管症候群は視床梗塞を4群に分類し解説されることが多いようです[68~70]．視床の動脈系とその灌流域のシェーマを図3-27に，症候学を理解するために視床の主要な核の血管支配や入力系と出力系，ならびに，機能と神経症候を表3-3に示しました．

(1) tuberothalamic infarcts

　後交通動脈から分岐する視床灰白隆起動脈(thalamotuberal artery，前乳頭体動脈やpolar arteryともよばれています)の閉塞により，視床の内側前部に梗塞を生じます〔図2-80(133頁)参照〕．最も目立つ症状は覚醒の障害(過傾眠，過睡眠)であり，無為や意欲低下(apathyやabulia)を伴います．記憶の障害(純粋健忘)もよく観察されます．左の損傷で高度となりますが，右でも出現してくることがあります．記憶の優位性は，失語症ほど強いものではないと考えられています．

　その他，見当識障害や性格変化，遂行機能障害などが出現してきますし，左の外側腹側核の障害では失語症が，右の障害では半側空間無視が出現することもあります．なお，失計算や失行も記載されています．この動脈は欠損することもあり，その場合は傍正中視床動脈が灌流しています．

(2) paramedian thalamic infarcts

　傍正中視床動脈(paramedian thalamic artery)〔視床穿通動脈(thalamoperforating artery)とよばれることもあります〕は後大脳動脈の交通前部から分岐し，視床や中脳上部の傍正中部を灌流しています．この領域の梗塞はCastaigne[66]の傍正中視床中脳梗塞として有名です〔図2-81(133頁)参照〕．病巣が一側性か両側性か，一側性ならば右か左か，中脳まで含むか否かで症候は異なってきます．

　意識障害や記憶障害，垂直性眼球運動障害などに加え，作話，時間の失見当，性格変化や無為，退行，興奮などの精神症状，さらには，左の障害で失語症，右の障害で空間無視などが出現してくることがあります．視床灰白隆起動脈領域の梗塞と同じく，目立つ症状はやはり覚醒の障害や意欲の低下，記憶障害です．

(3) inferolateral infarcts

　後大脳動脈遠位部(P2)から分岐する視床膝状体動脈(thalamogeniculate artery)領域の梗塞により出現してきます．本動脈は主として視床外側部を栄養しています．なお，内包後脚の一部も栄養しています．

　対側の感覚鈍麻や不全片麻痺を主徴としますが，協調運動障害や視床痛などが加わり古典的なDejerine-Roussyの視床症候群を呈することもあります．

　最も印象に残る1例を紹介します(図3-28)[71]．症例は59歳，右利きの男性です．右の口周囲と手掌のしびれ感で発症し，軽度の右上下肢の脱力が加わりました．神経学的検査では右の不全片麻痺や半身の感覚鈍麻を認めました．手口感覚症候群で発症し，視床症候群を呈していました．X線CT(a)では左の視床膝状体動脈領域に梗塞を認めました．脳血管造影(b)でみますと，左後大脳動脈はcrural segmentで閉塞していました．しかし，中大脳動脈からの脳表を介するleptomeningeal anastomosisが発達しており，後大脳動脈の皮質枝領域の血流は保たれているようでした．したがって，形態学的にみたX線CTに

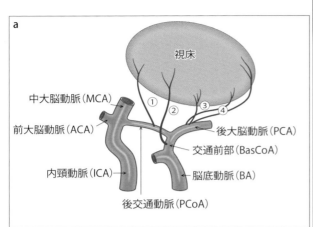
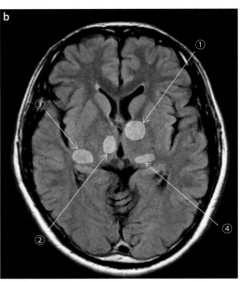

図 3-27　視床への穿通枝（a）とその灌流域（b）
b：視床への穿通枝の主要な灌流域を示している．個々の症例でバリエーションがみられる．境界域はそれぞれの穿通枝が補完することになる．
①：視床灰白隆起動脈，②：傍正中視床動脈，③：視床膝状体動脈，④：後脈絡叢動脈

表 3-3　視床の主要な核とその機能

視床核	略合	血管支配	入力	出力	主な機能	障害時の神経症候
前核（群）	AN	①	乳頭体視床束	帯状回皮質	記憶，情動	健忘，自発性低下失見当識，その他
背内側核	DM	①②	下視床脚	前頭葉眼窩面皮質	記憶，情動	
前腹側核	VA	①	視床束	運動前野	運動の統制	不随意運動
外側腹側核	VL	①③	上小脳脚	運動領皮質	運動の統制	小脳失調
後外側腹側核	VPL	③	脊髄視床路 内側毛体 三叉視床路	体性感覚領皮質	体性感覚（四肢）	感覚障害（四肢，体幹）
後内側腹側核	VPM	③（②）		体性感覚領皮質	体性感覚（顔面）	感覚障害（顔面）
正中心核	CM	②	網様体など	広域皮質	意識活動	意識障害
束傍核	PF	②			意識活動	
外側膝状体	LGB	④	視索	視覚領皮質	視覚	同名性半盲
内側膝状体	MGB	④	下丘腕	聴覚領皮質	聴覚	
視床枕（核）	Pul	④	上丘，視蓋前野	視覚領皮質	膝状体外視覚系	

血管　①：視床灰白隆起動脈，②：傍正中視床動脈，③：視床膝状体動脈，④：後脈絡叢動脈

よる梗塞巣は視床膝状体動脈領域に限局したものになったと考えました．

　本例は，わが国にまだX線CTが数台しか稼働していないときの症例です．症候学的には視床症候群を呈していましたので，視床膝状体動脈領域の梗塞であることは予想していました．しかし，視床膝状体動脈を分岐する前で後大脳動脈が閉塞しているにもかかわらず，皮質枝を介する側副血行路の発達が良好であったために，視床膝状体動脈領域に限局

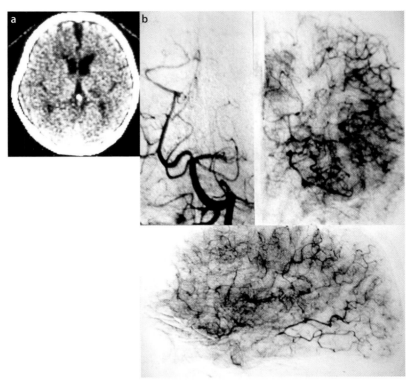

図 3-28　視床膝状体動脈領域の梗塞　59歳，男性，右利き．右の視床症候群を呈していた．X線 CT (a) では左の視床膝状体動脈領域に梗塞を認めた．脳血管造影 (b) でみると，左後大脳動脈は crural segment で閉塞していたが，中大脳動脈からの leptomeningeal anastomosis が発達しており皮質枝領域は梗塞から免れた．

した梗塞が出現していたとは予想していませんでした．外側線条体動脈を分岐する前で中大脳動脈が閉塞した場合，側副血行路の発達が良好であれば外側線条体動脈領域に限局した梗塞が存在することは経験したことがありましたので，別に驚くことはないのですが，血管造影所見やX線 CT を目の当たりにして驚きは禁じえませんでした．

　当時，純粋失読に興味をもち文献を集めていました．純粋失読の多くは左の後大脳動脈閉塞を原因として出現してきます．報告例のなかには，右の不全片麻痺や感覚鈍麻を伴う症例も報告されていました．視床膝状体動脈は後大脳動脈から分岐しますので，この領域に梗塞を生じ運動や感覚の障害が出現してくることはあたり前のことです．しかし，運動麻痺や感覚障害の原因についての考察をみますと，後大脳動脈閉塞の広範な梗塞に伴って脳浮腫を生じ，周囲への影響が加わり運動や感覚の障害をきたしたのであろうというような記載がありました．後大脳動脈より分岐する視床膝状体動脈領域の梗塞により生じた症候とは考えられていなかったようです．

　1970年代の話ですから古い話になりますが，脳梗塞により対側の運動感覚障害をきたしたときは，中大脳動脈からの穿通枝である外側線条体動脈領域の梗塞によるものではないかと考える暗黙の了解があったように思います．X線 CT の導入はそのような迷信を取り除くのに有用であったと思います．しかし，現在でも，穿通枝梗塞や内包梗塞の診断がひとり歩きしています．内包後脚を障害し運動感覚障害を生じる場合，中大脳動脈からの

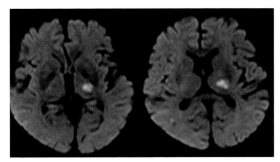

図 3-29 視床膝状体動脈領域の梗塞 74歳，男性，右利き．MRI 拡散強調画像で左の視床膝状体動脈領域の梗塞を確認した．

穿通枝領域の障害であるのか，後大脳動脈からの穿通枝領域の障害であるのか，あるいは，前脈絡叢動脈領域の梗塞であるのかを明らかにする必要があるのではないかと考えています．

　蛇足ではありますが，X線CTの導入により内包性片麻痺と全く区別ができない傍正中橋枝領域の脳橋梗塞が存在することも明白になりました．MRIの普及によりやはり内包性片麻痺と区別ができない延髄内側梗塞を経験することになりました．さらに，MRI 拡散強調画像により大脳の運動野の障害による運動麻痺の診断も容易となってきました．

　脳卒中の臨床の場で視床膝状体動脈領域の梗塞は頻度が高いものです．MRI 拡散強調画像でみた定型例を図3-29に示しておきます．症例は74歳，右利きの男性で，軽度の左片麻痺と感覚鈍麻を呈していました．MRI 拡散強調画像で左の視床膝状体動脈領域の梗塞を確認しました．視床膝状体動脈も数本の細い枝に分かれて視床へと向かうわけですから梗塞巣の大きさや部位などの拡がりには個人差が出てきます．なお，視床膝状体動脈は後大脳動脈から分岐します．分岐する前で閉塞すると視床膝状体動脈領域と後大脳動脈の皮質枝領域に同時に梗塞巣を生じます〔図2-56(96頁)参照〕．後大脳動脈閉塞症では，もちろん皮質枝領域の梗塞のみのこともありますが，視床膝状体動脈領域の梗塞を伴う頻度は高いものと思います[72]．したがって視床症候群は，半盲や視覚性失認症状とともに後大脳動脈閉塞症の重要な症候になります．

4) posterior choroidal infarcts

　後脈絡叢動脈(posterior choroidal artery)領域の梗塞により出現してきます．本動脈は後大脳動脈の crural segment から分岐し内側枝と外側枝に分かれます．主として視床の後部と上部の視床枕や外側膝状体，内側膝状体などを栄養します．前脈絡叢動脈とは豊富な吻合を有しており，症候の発現には相互の支配領域の個人差が影響してきます．一般に後脈絡叢動脈閉塞により症候の発現をみることはまれであるといわれています．

　本動脈閉塞症の主徴は視野障害です．1/4盲や horizontal sectoranopia などが出現します[73,74]．不随意運動(ジストニアや振戦，ミオクローヌス，ヒョレア)や感覚障害，視床痛なども報告されており，神経心理症候としては，超皮質性失語や記憶障害，半側空間無視などが記載されています．

　後脈絡叢動脈領域の梗塞を紹介しますが，臨床的には無症候性と考えられる症例です(図3-30)．83歳の右利きの女性が，ある日，構音障害で発症しました．右の放線冠の脳梗塞と診断されていました．後日，追跡検査を実施したところ，左の視床枕に新鮮梗塞が

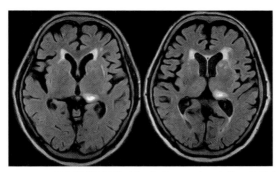

図 3-30　後脈絡叢動脈領域の梗塞　83歳，女性，右利き．MRI フレア画像．脳梗塞の診断で治療中，追跡検査を実施したところ，左の視床枕に梗塞を認めた．臨床的には後脈絡叢動脈領域の梗塞を思わせる所見はなかった．

認められました．フレア画像を供覧しています．新たに加わった症候はありませんでした．

　以上は，視床梗塞を視床の血管症候群として 4 群に分類したものですが，当然のことながら両側性に視床梗塞を生じることもありますし，種々の病巣部位の組み合わせができることになります．臨床的に問題となるのは，視床内側部の両側障害と思います．覚醒の障害，意欲の低下，記憶障害が重度になります．無症候性に経過した一側性視床内側部の小梗塞に，対側の視床内側部の梗塞が加わり，重度で持続する記憶障害を呈した症例を経験したこともあります．

a 視床梗塞の神経症候学

❶ Dejerine-Roussy の視床症候群

　視床障害の代表的な臨床症候の組み合わせは，Dejerine-Roussy の視床症候群です．本症候群は病巣と反対側の感覚障害や軽度の片麻痺，運動失調，視床痛，ヒョレア-アテトーゼ様の不随意運動などからなっています．この視床症候群は視床膝状体動脈領域の障害により出現してきます．

　感覚障害では，対側の表在感覚と深部感覚の障害が出現してきます．その程度は個々の症例で異なります．感覚障害は感覚中継核である後外側腹側核や内側後腹側核の障害により出現してきます．後外側腹側核は四肢や躯幹の表在感覚，内側後腹側核は顔面の表在感覚に関与しています．なお，異常感覚（しびれ感）を伴うこともあります．耐え難い疼痛は視床痛とよばれています．視床痛は発症直後から出現してくるものではなく，慢性期になって生じることが多いと思います．

　特殊な分布を示す感覚障害に手口感覚症候群（手掌・口症候群，cheiro-oral syndrome）があります．視床性の手口感覚症候群の責任病巣は後外側腹側核の内側部と内側後腹側核の外側部の限局性障害と考えられています[75]．なお，手や口とともに足の感覚障害を呈することもあり，この場合 cheiro-oral-pedal syndrome とよばれています．しかし，手口感覚症候群は視床障害のみで出現する症候ではなく，大脳皮質の一次感覚野や脳幹（脳橋），放線冠の障害によっても認められることがあります．

運動障害は比較的軽度です．しかし，視床障害そのものにより運動麻痺が出現してくるものではありません．視床膝状体動脈は内包の一部を灌流していますので，その障害により軽度の片麻痺が出現してくるものと考えられています．

視床の障害に伴う運動障害としては視床性の運動失調や種々の不随意運動があります．視床性運動失調は深部感覚の障害に起因する可能性もありますが，小脳歯状核-赤核-視床路，あるいは，その入力を受ける外側腹側核の障害により出現してくることもあります．視床束からの入力系である前腹側核も協調運動に関連している可能性があります．

視床損傷によりアテトーゼや舞踏アテトーゼ様の不随意運動，あるいは，ジストニーのような異常姿勢が出現してくることも知られています．視床障害に伴う不随意運動や姿勢異常の成因には大きく2つの機序が関与していると考えられています．1つは大脳皮質-大脳基底核-視床-大脳皮質を結ぶ運動制御系の回路が視床で障害されるため，もう1つは体性感覚，ことに深部感覚の中継核としての視床が障害されるためです．

なお，視床性振戦や asterixis の報告もあります．特有な肢位の異常は視床手や視床足として知られています．

❷ 眼症状

自律神経の上位中枢の障害により病巣側の縮瞳が出現します．Horner 症候群として縮瞳や眼瞼下垂，眼球陥凹をきたすこともありますが，視床性の Horner 症候群は不全型が多いようです．

外側膝状体は主として前脈絡叢動脈により灌流されていますが，後脈絡叢動脈も外側膝状体を灌流しており，その障害により視野障害をきたすことがあります．

傍正中視床中脳梗塞では，垂直性注視麻痺が出現してきます．通常，中脳の障害によるものと考えられています．

❸ 記憶障害

大脳辺縁系の中心を占めるのは海馬と扁桃体です．この辺縁系は視床前核群との機能関連が強く，この間には複雑な求心性，遠心性線維が存在しています．代表的な情動と記憶の回路である Papez の回路には視床前核群が含まれていますし，Yakovlev の回路には視床背内側核が含まれます．この回路が障害されると記憶や情動の障害が出現してきます．

視床前核群や視床背内側核群の障害により，記憶障害が出現してきます．この記憶障害は間脳性記憶障害と総称されています．純粋健忘であり，出来事の記憶の障害，前向性記憶の障害が特徴です．即時記憶や手続記憶，意味記憶などは保たれています．

記憶障害の優位性をみてみますと，失語ほどの強い側性化はないかもしれませんが，やはり，一側性では左損傷例での報告が多いようです．しかし，右の損傷により記憶障害をきたした症例の報告もあります．両側性の損傷では重度となることがあります．

視床梗塞と純粋健忘を論じるときは，血管支配の理解が重要です．視床灰白隆起動脈や傍正中視床動脈の灌流域の梗塞で純粋健忘が出現してきます．内包膝(視床前外方)型の梗塞でも純粋健忘をみますが，この領域は視床灰白隆起動脈や内頸動脈からの穿通枝などが灌流しています．前脈絡叢動脈から灌流されていることもあります．

❹ 意識障害や意欲の低下

　急性に発症し，発動性の低下や過傾眠，記憶障害などを呈する場合は，視床内側部や内包膝部，尾状核などに限局した脳梗塞の可能性を常に考慮するようにしています．

　片麻痺やその他の局所性神経症状をみるときは，脳血管障害によるものであるとの臨床診断は比較的容易と思います．しかし，自発性の低下や過傾眠などを主徴とする場合の臨床診断は必ずしも容易とはいえません．薬剤の影響のこともありますし，感染症や脱水，心不全，代謝性脳症などの一般内科的な疾患でも同様の症状を呈してくることがあります．

　視床前内側部の梗塞にみられる神経症候学に関心をもつようになった発端例は，過傾眠や自発性の低下を訴えて来院した患者で，まず代謝性脳症を疑ったことを記憶しています〔図2-80（133頁）参照〕．CTで視床灰白隆起動脈の灌流域にある右視床前内側部に梗塞を認めました．

　覚醒（賦活）-睡眠（抑制）機構と脳幹，視床，視床下部の関連性が論じられています．覚醒（賦活）系には吻側脳幹部から視床非特殊核を介して大脳皮質へと広く投射される上行性網様体賦活系や視床下部後部が関与しています．睡眠（抑制）系には延髄網様体や視床内側核群，吻側視床下部の関与が知られています．視床の障害により，これらの部位が障害されると，意識の障害や発動性の低下が出現してくる可能性があります．

　一側性の損傷でも出現してきますが，両側性に障害されると重度になってきます．機能画像により視床のみならず，前頭葉内側部や尾状核の血流低下の関与も指摘されています[76]．

　なお，内包膝（視床前外方）型梗塞でも自発性の低下や過睡眠が出現してきます．視床と前頭葉の連絡線維の遮断により出現する可能性があります[77, 78]．

❺ 神経心理学的症状

　視床性障害により失語症が出現してきます．視床性失語であり，皮質下性失語の概念で語られています．左の視床出血ではよく失語症が出現してきますが，その場合，病巣は必ずしも視床内に限局しているわけではありません．失語症の発現には，周囲への二次的な影響も考慮しなければならないと考えます．しかし，視床に限局した梗塞で失語症状が出現するとの報告は以前からあり[79, 80]，多くの症例が追加されています．その責任病巣としては，左の外側腹側核が指摘されています．この領域は視床灰白隆起動脈の灌流域にあります．

　Schmahmann[70]は，この領域の障害による失語症の症候について次のようにまとめています．①発話量の減少を伴う語健忘や言語理解の障害，あるいは音量の低下や意味ある内容の欠如などをみる錯語を伴う流暢な発話などが特徴であり，②時には，新造語や保続もみますが，読みは比較的保たれています．③一方で，復唱はよく保たれていました．しかし，視床核のどの部分がどのような言語症状と関連しているかについては，まだ解決されていない問題であることも述べています．失語症のタイプからいえば超皮質性感覚性失語の病像といえますが，一般に軽症で，予後も良好です．視床性失語では左の中大脳動脈領域の塞栓性梗塞で認められるような，典型的なブローカ失語やウェルニッケ失語は発現

してこないと思います．傍正中視床動脈の灌流域にある背内側核の障害により失語症を起こした症例の報告もあります[81]．

視床性失語の患者にSPECTを実施したところ頭頂葉，側頭葉領域にて血流低下を認めたとする報告もあります[82]．皮質，皮質下障害の関与を示唆する所見と思われます．

視床障害と失行についても報告がみられます．優位側視床の広範な梗塞で観念運動性失行が観察されています[83]．また，左の視床灰白隆起動脈領域の梗塞で，道具の使用やパントマイムの障害などの失行を呈した症例も報告されています[84]．両例とも記憶障害を伴っていました．

半側空間無視を中心に視床梗塞による右半球症状についても記載があります[70]．Schmahmannの総説によれば，視床灰白隆起動脈領域の梗塞で出現する症候といわれています．前部視床梗塞を対象として急性期の神経心理症候をみたGhika-SchmidtとBogousslavsky[85]の報告では，右損傷群8例中3例で左半側空間無視か地誌的障害が認められています．Ortigueら[86]の症例は表象障害と考えられる半側空間無視でした．

視床障害に由来する種々の神経心理症状が報告されています．書字の障害や失計算，運動無視の報告をみかけたことがあります．右の視床梗塞により他人の手徴候と類似の症候が出現し，posterior alien hand syndromeとよばれています[87]．また，右の視床梗塞による使用行動を発症した症例も報告されていました[88]．

神経心理学的症候は視床梗塞の特殊な状況において出現してくると思われます．視床梗塞により種々の神経心理学的症候を呈した報告例からみても，視床が言語や認知，行為に何らかの関与を有しているのは明らかです．しかし，多くの視床梗塞で神経心理学的症候が出現してこない事実も考慮しておかねばならないと思います．特殊な神経心理学的症状が出現してくる条件とはいかなるものであるかの検討が今後も進められると思われます．

❻ 視床下核と視床下部の障害

単独の後大脳動脈閉塞症を原因として視床下核や視床下部の梗塞が出現してくるわけではありませんが，両領域には後大脳動脈からの穿通枝も灌流していますので，ここで簡単に紹介しておきます．

間脳は視床と視床上部，視床下部の3部より形成されています．視床は大きく腹側視床と背側視床に分けられますが，一般に背側視床を視床とよんでおり，腹側視床はsubthalamusとよばれています．腹側視床は錐体外路系と関連します．代表的な神経核は視床下核（Luys体）で，その障害によりバリズムが出現します．病巣の反対側に出現してきますので，ヘミバリズムとよばれています．なお，視床下核は前脈絡叢動脈や後大脳動脈，後交通動脈からの分枝により灌流されています．

意識が正常に保たれるためには脳幹網様体と視床下部の働きが重要です．前者は脳幹網様体賦活系としてよく知られています．一方，視床下部は覚醒と睡眠のリズムの形成に深く関与しています．視床下部は自律神経系の中枢としても重要な機能を有しています．また，脳下垂体と形態的，機能的に密接な関連を有していますので，内分泌中枢としても重要です．視床下部の神経核として重要な室傍核や視索上核，弓状核などが下垂体と深い関連を有しています．

視床下部は脳底動脈や後交通動脈，後大脳動脈などからの穿通枝によって灌流されてい

ます．主要な動脈は視床灰白隆起動脈と傍正中視床動脈です．後者は視床下部の後部を灌流します．なお，前部は前大脳動脈からの穿通枝である内側線条体動脈も灌流しています．視床下部が重度に障害されますと，意識とともに循環，呼吸など生命維持に必要な機能が障害されますので重篤な経過をたどることが予想されます．この場合，意識障害やバイタルサインの障害が前景に出ることになります．

視床下部の障害では種々の自律神経症状が出現してきます．瞳孔や呼吸，脈拍，血圧，体温の異常などが予想されます．交感神経系や副交感神経系のどちらの障害が出現するかにより，症候は異なってきます．瞳孔は収縮することもあれば，散大することもあります．呼吸は速くなったり遅くなったり，脈拍も頻脈になったり徐脈になったり，血圧や体温は上昇したり下降したりすることになります．また，水，電解質代謝異常の出現をみることもあります．視床下部を広範に障害するような病巣であれば予後は不良です．

3 側頭葉症候群

側頭葉を灌流する動脈は中大脳動脈と後大脳動脈よりなっています．側頭葉の内側部は後大脳動脈が灌流しています．

側頭葉へと向かう後大脳動脈の分枝は microsurgical anatomy[89,90]からみますと，下側頭動脈ともよばれ，海馬動脈や前側頭動脈，中側頭動脈，後側頭動脈などに分類されています．特に1本の血管が太い場合は，総側頭動脈とよばれることもあります．主として側頭葉の内側下部の海馬や海馬傍回，紡錘状回，下側頭回などを灌流しています．後大脳動脈の灌流する側頭葉領域と中大脳動脈が灌流する側頭葉領域を把握するには，図2-56（96頁）と図3-22（184頁）を対比させるとよいと思います．

a 純粋健忘

海馬を含む側頭葉内側下面は後大脳動脈により灌流されています．海馬や海馬傍回はPapezの回路の主要な部分を占めていますので，本動脈の閉塞により記憶障害が出現してくる可能性があります．記憶障害についてみますと，言語と同様に左が優位と考えられていますが，言語ほどの優位性はないようです．右半球病巣でも記憶障害を伴うことがあります．一般に，一側性障害では記憶障害は軽度で，かつ，改善性の経過を示すといわれています．しかし，両側性に海馬が障害されると，記憶障害は重度で，かつ，永続することがあるといわれています〔図2-87（136頁）参照〕．

Bensonら[91]は後大脳動脈の閉塞により健忘症候群を呈した10例を報告しています．病巣をみると，6例は両側性で，4例は左側でした．わが国では，秋口ら[92]の報告が先駆的な仕事でした．側頭葉内側部の病変を伴う左の後大脳動脈閉塞症では，記憶障害を主徴とする症例が高率に存在することを指摘し，その診断学的重要性を強調しています．

なお，後大脳動脈が基幹部で閉塞すると視床への穿通枝領域にも障害をきたすことがあります．後大脳動脈閉塞症による記憶障害は，海馬性記憶障害のみならず，視床性記憶障害をきたす可能性を考慮しておかねばなりません．また，後大脳動脈からの分枝である後脳梁枝の閉塞では脳梁膨大後方部領域も障害を生じますので，retrosplenial amnesia を生じる可能性があることも考慮しておく必要があります．

b 街並失認

　地誌的障害の一型としての街並失認が右の海馬傍回後部領域の障害により出現することが知られています[93,94]．この海馬傍回後部領域は後大脳動脈の灌流域にありますので，街並失認の発現に右の後大脳動脈病変が大きく関与することになります〔図2-49（86頁）参照〕．ただし，広範な梗塞を生じる右後大脳動脈閉塞症は多いのですが，街並失認をきたした症例を経験することは少ないと思います．むしろ，特殊な状況下で出現してくるまれな症候と考えています．本症の発現は，ただ単に右の海馬傍回後部領域が障害されると出現するというほど単純なものではなかろうと思われます．

c 失読失書

　左の側頭葉後下部病変による失読失書が注目されています．この領域が後大脳動脈領域の梗塞により障害されてくるか，中大脳動脈領域の梗塞により障害されてくるは，微妙なところです．基本的には左中大脳動脈の灌流域であろうと考えていますが，左の後大脳動脈閉塞症による広範な梗塞により出現してくる純粋失読症例では高率に漢字の読み書き障害が認められることを考慮しますと，後大脳動脈が灌流する側頭葉後下部病巣で失読失書が出現してくる可能性もあると考えています．

　側頭葉後下部型の失読失書の責任病巣は，いわば後大脳動脈と中大脳動脈の境界域に相当しているのではないかとも考えています．梗塞巣の拡がりは側副血行路しだいであるともいえるわけで，中大脳動脈からの側頭葉への分枝の循環障害でも，後大脳動脈からの側頭葉への分枝の循環障害でも，失読失書は出現してくるのではないかと推測しています．

4 後頭葉症候群

　視野の障害や色覚の障害は後頭葉損傷により出現してくる要素的感覚障害です．さらに後頭葉損傷による多彩な高次脳機能障害が出現してくることになります．

a 視野障害

　後大脳動脈閉塞症で最も高率に出現する症状は視野の異常です．同名性半盲，あるいは上1/4盲として出現してきます．両側の視覚領が高度に障害されると皮質盲となりますが，両側性に後頭葉が障害されると種々の組み合わせの視野障害を呈してくることになります．時に水平性半盲となることがあります．両側の後頭葉下部が障害されると水平性の上半盲をみることになります．

　同名性半盲で黄斑部の中心視力が半円形に保たれることがあり，黄斑回避とよばれています．一方，視野の中心部に同名性半盲をみることがあり，中心性同名性半盲とよばれています[95,96]．視野の中心部の情報は後頭葉先端部に投射されていますので，この領域の障害で中心性同名性半盲をきたすことになります．同部位が両側性に障害されると，両側性の中心性同名性半盲を呈することになります[97]．

　後頭葉先端部は後大脳動脈の鳥距枝の灌流域にありますが，この部分は中大脳動脈の皮質枝も一部灌流しています．後大脳動脈と中大脳動脈の脳表を介する吻合が存在しますの

で，後大脳動脈からの皮質枝のみの閉塞では，後頭葉先端部は梗塞から免れることになり，黄斑回避をみることになります．同じ理由で，後頭葉先端部に選択的な梗塞を生じることも，まれなことですので，中心性同名性半盲を生じることも，まれであると考えられています．

後大脳動脈から分岐する後脈絡叢動脈領域の梗塞によっても視野障害が出現してくることはすでに述べました．外側膝状体の障害により出現してくると思われます．しかし，外側膝状体の障害，あるいは，視放線の障害による同名性半盲では黄斑回避はみられません．

b 皮質盲

両側の視覚領が広範に障害されると皮質盲を呈してきます[98]．

皮質盲の診断基準として，①全盲であること，②網膜や視神経など眼そのものは正常であるか，全盲の原因となるほど障害されていないこと，③対光反射は保たれていること，④発症時またはそれ以前に両側性大脳障害を示唆する他の徴候が存在しないことなどがあげられています．さらに，突然光や危険にさらされても瞬目反射がみられないことや，眼球運動が正常であること，を加えることがあります．

本症は後頭葉視覚領野が後大脳動脈の灌流域に存在するために，両側の後大脳動脈閉塞症を原因として出現する頻度が高いことになります．しかし，両側性の後大脳動脈閉塞症で必ず皮質盲が出現してくるというわけではありません．症状の発現には側副血行路の発達程度が大きく関与してきます．また，後頭葉皮質部は主として後大脳動脈により灌流されてはいますが，一部中大脳動脈の分枝も灌流していることが知られています．臨床的に皮質盲をみる機会が比較的少ないことと関連しているものと考えられます．

なお，臨床的に，半盲が前駆することもあれば，盲が突発する場合もあります．最近，皮質盲の症例に遭遇する機会は少なくなってきたように思います．皮質盲は両側の後大脳動脈の塞栓性閉塞によって出現してくると思いますが，抗凝血薬療法による脳塞栓の二次予防の効果によるものでしょうか．

皮質盲に随伴する神経心理学的症状としては，盲を否認する病態失認がよく知られています．盲の否認はAnton症候群とよばれています．病態失認に関しては，積極的に病気の存在を否認する状態（anosognosia）と，病気に対し無関心である状態（anosodiaphoria）が論じられています[99, 100]．皮質盲の患者では，この両者が出現しうると思います．当初，否認していた状態から無関心の状態へと移行することもあります．

皮質盲の予後については，SymondsとMackenzie[101]の報告があります．古い報告ですが，58例の集計です．そのうち，14例は全盲のまま経過しており，4例は発症後3か月以内に死亡していましたが，残りの44例には何らかの視野の回復がみられています．回復の様式は個々の症例で異なってきます．半盲や1/4盲になることもあり，中心視野のみの回復をみることもあります．

c 大脳性色盲

後頭葉損傷による要素的な色覚の障害は大脳性色盲（cerebral color blindness，あるいはachromatopsia）とよばれています．石原式色覚検査や色相テストで異常が認められま

す．通常，病巣は両側の後頭葉にあり，舌状回や紡錘状回の障害が重視されています．一側性の障害では hemiachromatopsia となりますが[102]，臨床の場で患者が一側性の障害を訴えることはありません．本現象を把握するためには，タキストスコープによる検査が必要となります．

　大脳性色盲では，色名の呼称や色カードのマッチング，ぬり絵などができなくなります．高度になると，色覚の異常を自覚症状として訴えることがあります．ある日カラーテレビが突然白黒テレビになった，外界が無彩色の世界になったと訴えた症例を経験したことがありました．通常，大脳性色盲は両側の後頭葉が障害されて出現してくる相貌失認や物体失認と一緒に出てくる症候です．

d 視覚性失認

　後頭葉障害により多彩な視覚性失認症状が出現してきます．症候については，すでに第2章(81頁)で詳述しましたので重複を避け要点のみを概説します．

　視覚性失認の出現には，病巣の左右差が大きく関与してきます．

　左半球損傷により出現する代表的な症状は純粋失読と思います．右半球損傷により出現してくる症状としては，相貌失認が重要です．一側性の右病変で相貌失認が出現してくることが指摘されています．しかし，臨床の場で遭遇する相貌失認は両側の病巣で出現してくる頻度が高いと思います．両側の後頭葉障害で出現する代表的な症状は物体失認(狭義の視覚性失認)と相貌失認です．両側性に後頭葉が広範に障害されると，皮質盲を呈してきます．皮質盲そのものは要素的な視野の障害と考えてもよいかもしれませんが，皮質盲に伴って盲であることを否認することがあります．この否認は Anton 症候群とよばれる病態失認の一型です．

　両側障害で出現する高次脳機能障害には，ある種の原則が存在すると思います．一般的にいえば，物体失認は左損傷が優位な状態で出現してくる症状であり，相貌失認は右の一側性損傷例での報告が多数存在するように，右損傷が優位な状態で出現してくる症状と考えています．それは視覚情報の処理に際して，物品の認知は左優位に，顔の認知は右優位に処理されていることと関係しています．なお，両者が同時に出現してくることもあります．物体失認では，通常，純粋失読を伴っています．相貌失認では，両側性の損傷の場合に純粋失読を伴うことはあっても，右一側性病巣の場合は，大脳優位性に問題がない限り純粋失読を伴うことはないと思います．しかし，画像診断の普及により，形態学的な診断では左一側性にしか病巣を見いだせない物体失認の症例も報告されています．

　なお，要素的障害と高次脳機能障害の中間に位置するような症状として，変形視や幻視，視覚保続などが出現してくることもあります．病巣の左右差はないようです．

❶ 純粋失読

　本症の発現には左の紡錘状回や舌状回，脳梁膨大部の障害が関与しています．これらの領域が左の後大脳動脈領域に存在するため，純粋失読は左の後大脳動脈閉塞症で出現し，梗塞部位が広範であれば，重度で持続すると考えられてきました[103]．左の後大脳動脈閉塞症により後頭葉と脳梁膨大部に広範の梗塞を有する重症の純粋失読は，右同名性半盲を伴うために，いわば，左視野での失読です．また，漢字の書字にも障害をきたしますし，

写字にも障害をみる脳梁離断症候群でもあります．いわゆる，"純粋失読症候群"[104]として理解されてきた概念です．

本症によく合併してみられる視覚性失認症状は色彩失認です．両側後大脳動脈領域の梗塞により物体失認を生じるような病巣でも純粋失読は出現してきます．物体失認を呈する場合は，左の後大脳動脈領域には広範な障害が存在していますので，通常，純粋失読を合併しています．

左後大脳動脈閉塞症による純粋失読では，以前から漢字の自発書字に障害をみることが指摘されていました．かつて，後大脳動脈閉塞症による古典的な純粋失読症候群は，"仮名の純粋失読"と"漢字の失読失書"からなるとの議論もあったことを記憶しています．このことは，後大脳動脈閉塞症により重度で持続する純粋失読例では，漢字に著明な，いわゆる側頭葉後下部型の失読失書を生じうる部位にも梗塞を生じているということを示唆するものではないかと考えています．

純粋失読では写字に障害をみることがあります．写字の障害は右手に出現してきます．この障害は，まさに脳梁膨大部の損傷による離断症候群であることを物語っています[105]．

❷ 色彩失認

色彩失認とよばれる状態は色名呼称の障害です．通常，純粋失読とともに左後大脳動脈閉塞症による後頭葉障害で出現してきます．

❸ 同時失認と画像失認

同時失認とは，部分部分の視覚的認知は保たれているのに，その部分部分の関連性がわからず，全体像がつかめない状態をいいます．視覚性注意障害とよばれることもあります．責任病巣は左の後頭葉と考えられていますが，議論もあるところです．

図形や絵画，写真などの認知障害に対して画像失認というよび方があります．左の後頭葉障害により出現してくる症候と考えられています．

❹ 物体失認（狭義の視覚性失認）

狭義の視覚性失認は物体失認ともよばれています．物品の視覚的認知障害をきたします．物体失認は知覚型視覚性失認と連合型視覚性失認に分類されています．この中間に位置するものは，統合型視覚性失認とよばれています．

狭義の視覚性失認は，通常，両側の後頭葉障害で出現してきます．しかし，最近では画像診断を根拠として左の後頭葉障害で出現する症例が報告されています[106, 107]．なお，左の一側性障害例では，視覚性失語へ移行する症例が存在することも指摘されています[106]．

❺ 視覚性失語

物体失認（狭義の視覚性失認）は，物品の視覚的認知障害ですが，視覚性失語では物品の視覚的呼称の選択的障害をきたします．視覚性失認症状ではありません

側頭葉の下外側部にまで及ぶような左の後大脳動脈領域の広範な梗塞により出現してくるといわれていますが[106]，広範な後大脳動脈領域の梗塞が存在するからといって，視覚性失語がいつも出現してくるというわけではありません．視覚性失語は特殊な状況で出現

してくる，まれな症状と思います．当初，視覚性失認症状を呈し，経過とともに視覚性失語に移行した症例が報告されています．ある日，視覚性失認が急に視覚性失語に変わるというわけではないでしょうから，両者の症状を併せ持つような状態が続くことも予想されます．

⑥ 相貌失認

相貌失認は熟知相貌の認知障害で，よく知っているはずの身近な人や有名人の顔が識別できなくなります．右の後頭葉から側頭葉に至る経路で処理されますので，本症の発現には右後頭葉の関与が重要であると思われます．

発現機序について両側後頭葉障害とする立場と，一側性の右後頭葉障害によっても出現してくるとする立場がありました．病理学的検索が加えられた症例では，通常，両側後頭葉の損傷が見いだされており，特に紡錘状回や舌状回の重要性が指摘されてきました[102]．一方，CT 導入後，一側性の右後頭葉病巣で出現してくるとの報告も続いています[108, 109]．これまで，私は十数例の相貌失認を経験していますが，典型例はほとんど両側障害例でした．この間，右の一側性の後大脳動脈領域の梗塞により相貌失認をきたした患者も経験しましたので，画像を示しておきました(86 頁参照)．

相貌失認の発現に，右の病巣が主要な役割を演じているのは間違いのない事実と思います．しかし，そのことと相貌失認は両側性病巣で生じるのか，一側性病巣でも生じるのかは，別の問題であり，いわば永遠の controversies であると思っています．右の後大脳動脈領域の広範な梗塞は臨床の現場でよく遭遇しますが，この領域に広範な梗塞があるからといって高率に相貌失認が出現してくるわけではありません．むしろ，まれな症候と考えています．

両側性の病変で相貌失認が出現する症例では，両側がともに相貌認知に関与し，右病変で出現する症例では，右一側性にその優位性が存在するということであれば，右一側性病変で相貌失認が出現してくることは理解できます．しかし，現時点で相貌認知の優位性が両側性に存在するのか，右一側性に存在するのかを証明する方法はありません．

5 後大脳動脈閉塞症によるその他の神経心理症状

a 半側空間無視

右後大脳動脈閉塞症で左半側空間無視をみることがあります．広範な後大脳動脈領域の梗塞では高率に出現してくるように思います．

右後大脳動脈閉塞症で出現してくるからといって，その責任病巣がすぐに後頭葉というわけでもありません．その発現機序や責任病巣については，種々の議論がありました．後大脳動脈閉塞症により視床と後頭葉が同時に障害されることが本症の発現に関係すると議論されたこともあります．梗塞巣が中大脳動脈との境界域へと拡がった状況，すなわち頭頂葉後頭葉接合部へと拡がった状況で出現してくるのではないかと考えられることもあります．しかし，なかなか結論は得られていません．

空間や運動に関する視覚情報の処理は後頭葉から頭頂葉への経路が重視されます．いわ

ゆる，「どこ系」です．後頭葉から頭頂葉へと至る経路が，白質を含む広範な後大脳動脈領域の梗塞に障害されたために半側空間無視が出現したと考えてよいのでしょう．

b 地誌的障害

近年，地誌的障害が道順障害と街並失認という用語で，その症候や責任病巣が簡潔にまとめられています[93,94,110]．

地誌的障害とは「熟知しているはずの場所で道に迷う」[110]というのが基本的症状と思います．道順障害では「目の前の建物が何であるかはわかるが，その角をどちらに行けばよいかわからないために道に迷い」，街並失認では「熟知している家屋や街並が初めてのように感じるために道に迷う」症候です[110]．

街並失認の責任病巣は右の海馬傍回後部を中心に舌状回や紡錘状回などを含む領域にあると考えられています．この領域の障害は後大脳動脈が灌流する側頭葉後頭葉内側部の梗塞により出現してくることが多いと思われます[93]．すでに，側頭葉症候群のところで述べました．

道順障害の責任病巣としては，右の脳梁膨大後方部領域から頭頂葉内側部にかけての病巣が指摘されています[93]．後頭葉そのものよりは，頭頂葉内側部の損傷がより重要と思われます．1990年，高橋ら[111]は道順障害の第1例を日本神経心理学会で報告しています．右の辺縁葉後端部を中心とした皮質下出血の症例でした．その後，症例が追加されていますが，頭頂葉内側部の皮質下出血の報告例が多いと思います[112]．しかし，長井ら[113]は，1992年に日本失語症学会で右の頭頂葉脳梁放線部に病巣の主座を有する脳梗塞例を報告しています．右の後大脳動脈の灌流域の障害によっても道順障害が出現してくることは，早い時期から指摘されていたといえそうです．右の脳梁膨大後方部領域から頭頂葉内側部の楔前部などは，後大脳動脈の灌流域にありますので，右の後大脳動脈閉塞症により道順障害が出現してくる可能性があります．

したがって，街並失認も道順障害も右の後大脳動脈閉塞症に際し出現してくる可能性があります．しかし，それほど頻度が高いものではありません．むしろ，まれな症候と考えています．しかし，条件がそろえば，右後大脳動脈閉塞により両者が同時に出現してくることもあります．

c 失語症

ウェルニッケ領野を取り囲むような左側の側頭，頭頂，後頭葉接合部を中心とした領域の障害で，超皮質性感覚性失語が出現してくることもあります．この領域は脳血流の分布域でいえば，いわば後方部の境界域に相当していますので，中大脳動脈の閉塞でも，後大脳動脈の閉塞でも循環障害を生じうる場所と思われます．超皮質性感覚性失語は左の後大脳動脈の閉塞[114]でも出現してくることがあります．

一般的にいえば，後大脳動脈単独の閉塞で失語症を呈する頻度は低いと思います．Servanら[115]は左後大脳動脈閉塞症の76例中8例(11%)に失語症を認めたと報告しています．そのうちの3例が超皮質性感覚性失語で，5例が健忘性失語でした．その病巣の拡がりからすると，左の後大脳動脈閉塞症で失語症が出現したとすれば，ウェルニッケ領野に多少の影響を及ぼす可能性がある急性期を除けば，超皮質性感覚性失語か健忘性失語の

タイプをとるものと思われます．

ただし，後大脳動脈閉塞症で超皮質性感覚性失語が生じるとしても，失語症のみが単独に出現してくることは考えにくいと思います．右同名性半盲や純粋失読などの後頭葉症候群が前景に出てくるはずです．

d 脳梁梗塞

後大脳動脈は脳梁膨大部を灌流します．脳梁膨大部の中央部は前大脳動脈からの脳梁周囲動脈が栄養していますので，後大脳動脈からの脳梁枝は主として脳梁膨大後方部領域を栄養することになります．

脳梁膨大部が障害されると脳梁離断症候群が出現してきます．左の一側性の読みの障害がよく知られています．左の情報が右半球に伝達されないための症候ですが，それを確認するためにはタキストスコープによる検討が必要です．純粋失読にみられる，右手の写字の障害は，左視野の情報が左半球に伝達できないための症状と考えられています．

脳梁膨大後方部領域の梗塞で注目しておきたい症候は，1つは左の損傷による記憶障害（純粋健忘）でretrosplenial amnesiaとよばれています．帯状回から海馬へと戻るPapezの回路の障害により出現してくる可能性があります．もう1つは右の損傷による道順障害です．道順障害は，脳梁膨大後方部領域から頭頂葉内側部の障害が責任病巣として重視されていますが，脳梁放線の障害によっても生じることが報告されています．脳梁膨大後方部領域に梗塞をみるときには，純粋健忘と道順障害に注目しておくことが必要と考えています．

E 椎骨脳底動脈とその分枝

左右の椎骨動脈は合流し脳底動脈となり，脳底動脈はやがて左右の後大脳動脈へと分岐します．脳幹や小脳は主として椎骨動脈や脳底動脈からの分枝により灌流されています．

椎骨脳底動脈系から脳幹や小脳へと分岐する動脈は傍正中枝と短回旋枝，長回旋枝からなります．脳橋へと向かう動脈は脳底動脈から分岐します．延髄は椎骨動脈や前脊髄動脈からの分枝により灌流されます．なお，中脳は主として後大脳動脈からの分枝が灌流します．

長回旋枝は下方から後下小脳動脈，前下小脳動脈，上小脳動脈とよばれます．

後下小脳動脈は椎骨動脈から分岐し，延髄外側から小脳半球へと向かいます．この領域の梗塞は延髄外側症候群とよばれています．Wallenberg症候群ともよばれており，両者は同義的に使用されているようです．本症候群は病巣側の小脳失調や顔面の温痛覚鈍麻，軟口蓋や咽頭，声帯の麻痺，Horner症候群などを呈し，対側の解離性感覚障害をきたします．対側の感覚障害は顔面を含まないのが基本症候ですが，種々のバリエーションも記載されています．

前下小脳動脈は橋下部外側から小脳へと灌流します．本動脈領域の梗塞は前下小脳動脈

(閉塞)症候群とよばれ，病巣側の小脳失調や難聴，末梢性顔面神経麻痺，顔面の温痛覚鈍麻，Horner症候群や，顔面を含まない対側の解離性感覚障害をきたします．

上小脳動脈は橋上部外側から小脳へと灌流します．本動脈領域の梗塞は上小脳動脈(閉塞)症候群であり，病巣側の小脳失調や難聴，Horner症候群を認めます．また，対側の顔面を含む解離性感覚障害が特徴です．

脳幹の梗塞はもちろん障害部位の脱落症状を呈してきます．臨床的によく知られた有名な症候群もたくさんありますし，多彩な眼症状も神経症候学的に興味あるものですが，神経心理学的な視点からは外れてきますので省略いたします．

脳底動脈の本幹の閉塞も時々経験します．脳底動脈閉塞症により生じる梗塞巣の拡がりも閉塞した領域にどのような側副血行路が発達するかにより左右されますが，側副血行路の発達が悪いと，予後は不良で重篤な経過を示します．

脳底動脈閉塞症の基本的な症状を列挙しますと，①各種の意識障害や ②初期症状としてのめまい，頭痛，③構音障害や偽性球麻痺症状，④しびれ感や感覚障害，⑤片麻痺や四肢麻痺，⑥瞳孔の異常，⑦顔面神経麻痺や眼球運動障害，⑧呼吸や体温，脈拍の異常などになります．脳幹は意識のレベルの維持に重要な部位です．また，呼吸や循環などのバイタルサインの維持にも重要な役割を演じています．この領域の障害が重度になれば，予後は不良となってきます．同じ理由で劇症型の脳出血の代表として橋出血があげられます．ただし，橋出血だからといって，必ずしも予後が不良となるわけではありません．出血量が大きく関与してきます．

以下，神経心理学的話題について簡単に触れておきます．

1 脳幹と意識障害

神経心理学を論じるとき，背景因子としてまず重要になってくるのが意識の問題と思います．意識には2つの側面があることを述べてきました．

1つは覚醒状態やその程度を問題にしています．英語で表現すると，consciousness (level of consciousness)に相当するものです．患者自身がその障害を訴えるわけではありません．その存在や程度は外からの刺激で多角的に評価することになります．通常，意識障害といえば，この意識レベルの低下になります．その障害は覚醒の障害であり，意識水準の低下になります．この機能は主として脳幹網様体が受け持っています．

しかし，意識にはもう1つの側面があり，自己の認知能力や外界に対する反応性や感受性を問題としています．感情や意思，情動などと関連しており，英語ではawarenessに相当し，覚醒度とともに意識の内容をも問題としていることになります．この機能には脳幹網様体よりも大脳半球が関与していると考えられています．

脳幹網様体は中脳被蓋から脳橋，延髄の背側部にかけて存在しています．この網様体には脳幹を上行する感覚神経路が側枝を出しています．各種の感覚刺激は大脳の感覚領野に伝達されると同時に，側枝を経て一部網様体にも伝達されることになります．網様体のニューロンは視床の非特殊核へと線維を送り，中継後は大脳皮質に広く投射しています．この経路が脳幹網様体賦活系であり，意識の維持に重要な役割を担っています．この網様

体賦活系の障害により意識に障害をきたしますので，脳幹は神経心理学の基礎となる意識を考えるうえで重要な場所となります．

2　脳底動脈先端症候群と傍正中視床中脳梗塞

　中脳への穿通枝が分岐する脳底動脈終末部から後大脳動脈の交通前部にかけては，同時に視床内側部への傍正中視床動脈を分岐する部位でもあります．この部位の閉塞はCastaigneら[66]がいうparamedian thalamic and midbrain infarcts（傍正中視床中脳梗塞）として特異な症候を呈してきます．一側性の障害であれば，過傾眠や感情，行動の障害が出現し，両側性になれば意識障害がさらに強くなり，精神症状も高度となります．記憶障害や眼球運動障害，不随意運動なども出現してきます．

　しかし，本症は後大脳動脈起始部の両側性の閉塞によって生じるというよりは，脳底動脈終末部の塞栓性閉塞により発症してくることが多く，Caplan[116]は"top of basilar" artery syndrome（脳底動脈先端症候群）という概念を提唱しています．

　記憶障害の項で傍正中視床梗塞の症例を紹介しました〔図2-81（133頁）参照〕が，ここではMRI拡散強調画像で病巣を確認した症例を供覧します（図3-31）．aは85歳，右利きの女性です．両側性の梗塞巣を認めました．bは64歳，右利きの男性です．右一側性の病巣を確認することができました．

3　脳脚幻覚症

　脳脚幻覚症は大脳脚の病変にみられる幻覚症で，主に幻視を訴えます．動物やヒトが出現することが多く，鮮やかな色彩を訴えることもあります．夕方の出現が多いともいわれています．大脳脚は中脳に存在しますから脳脚幻覚症は中脳幻覚症ともよばれています．

　しかし，中脳に限局した病巣のみで幻覚が出現してくるかどうかは不明です．脳幹障害による幻覚は脳橋出血でよく出現してくることが知られています[117]．なお，脳橋障害による幻覚では，脳橋出血により出現した幻触の症例も報告されていました[118]．このような幻覚が脳梗塞でも出現してくるのかということになりますが，そのような症例を経験したことはありません．

4　cerebellar cognitive affective syndrome

　小脳の障害により出現してくる高次脳機能障害は，cerebellar cognitive affective syndrome[119]として，最近のトピックスになっています．PETの導入により，大脳半球損傷によるcrossed cerebellar diaschisisの存在を可視化することができるようになりました．一側の大脳半球損傷による対側の小脳の脳血流代謝の障害をみますと，大脳と脳幹，小脳を結ぶ経路の存在が示唆されます．脳損傷に際して遠隔部位に影響が及んでいるのではな

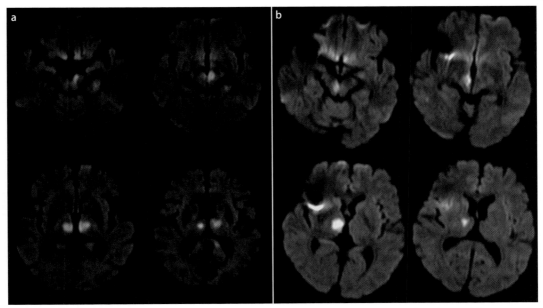

図 3-31　傍正中視床中脳梗塞　a：85歳，女性，右利き．MRI拡散強調画像で両側性の梗塞巣を認めた．b：64歳，男性，右利き．MRI拡散強調画像で右一側性に梗塞巣を確認できた．

いかというremote effectを実感させる所見と思います．当然，小脳から大脳へと向かう経路の存在も予想されることであり，小脳の障害，あるいは，それに続く脳幹の障害により，高次脳機能に影響を及ぼす可能性も考慮されることになります．

　小脳や脳幹の病巣を有する症例で高次脳機能に障害をきたす症例の報告がよくみられるようになってきました[120]．大沢の総説にも[121]，右小脳半球病巣により言語機能に障害をきたした症例や，左小脳半球損傷により視空間認知障害をきたした症例，あるいは，注意機能の障害や遂行機能障害を呈した症例が紹介されています．その発現機序について今後の検討が必要とは思いますが，注目すべき現象と思っています．臨床の現場でも，小脳や脳幹の血管障害で，発症後に高次脳機能面に障害をきたしたのではないかと考えさせるような症例を経験したこともあります．SPECTを撮りますと，対側の前頭葉を中心とした大脳半球に血流の低下をきたした症例もありました．しかし，血流が低下していたとしても，なんら高次脳機能障害をきたさない症例もありますし，高次脳機能障害の発現機序を血流低下のみで論じることにも困難は多いと思っています．

　小脳や脳幹と大脳のネットワークを論じるのであれば，小脳や脳幹に限局した病巣を有する症例を対象として，急性期の病態が他の領域に及ぼす影響が少なく，かつ，発症前の知的機能に問題はないと考えられる連続例を用いて，機能的評価を加えながら高次脳機能への影響を検討する必要があるのではないかと考えます．

　右の小脳梗塞後に失語症が再燃した症例があることも報告されています[122]．右の小脳が言語機能に関与しているのか，左損傷の失語症の回復過程に右の小脳半球が関与しているのか，あるいは，右小脳半球の血流代謝の障害が，いわゆるdiaschisisによる二次的な影響を左大脳半球に及ぼし，いわゆる抵抗減弱部（locus minoris resistentiae）の障害が顕在化したのか，などなどの可能性を考えないといけませんが，その発現機序には複雑なも

のがあると思います．

文献

1) Hussein S, Renella RR, Diet H : Microsurgical anatomy of the anterior choroidal artery. Acta Neurochir 92 : 19-28, 1988
2) 早川　功：前脈絡叢動脈．平山惠造，田川皓一（編）：脳卒中と神経心理学，医学書院，1995, pp100-103
3) Takahashi S, Ishii K, Matsumoto K, Higano S, Ishibashi T, Suzuki M, Sakamoto K : The anterior choroidal artery syndrome II. CT and/or MR in angiographically verified cases. Neuroradiology 36 : 340-345, 1994
4) Helgason C, Caplan LR, Goodwin J, Hodges T 3rd : Anterior choroidal artery-territory infarction. Report of cases and review. Arch Neurol 43 : 681-686, 1986
5) Abbie AA : The clinical significance of the anterior choroidal artery. Brain 56 : 233-246, 1933
6) 後藤文男：Monakow 症候群（前脈絡叢動脈症候群）．日本臨牀 35 : 114-115,1977
7) Decroix JP, Graveleau PH, Masson M, Cambier J : Infarction in the territory of the anterior choroidal artery. A clinical and computerized tomographic study of 16 cases. Brain 109 : 1071-1085, 1986
8) Ward TN, Bernat JL, Goldstein AS : Occlusion of the anterior choroidal artery. J Neurol Neurosurg Psychiatry 47 : 1048-1049, 1984
9) Bogousslavsky J, Miklossy J, Regli F, Deruaz JP, Assal G, Delaloye B : Subcortical neglect : neuropsychological, SPECT, and neuropathological correlations with anterior choroidal artery territory infarction. Ann Neurol 23 : 448-452, 1988
10) Bogousslavsky J, Regli F : Anterior cerebral artery territory infarction in the Lausanne stroke registry. Clinical and etiologic patterns. Arch Neurol 47 : 144-150. 1990
11) Lhermitte F, Pillon B, Serdaru M : Human anatomy and the frontal lobes. Part I : Imitation and utilization behavior : a neuropsychological study of 75 patients. Ann Neurol 19 : 335-334. 1986
12) 大槻美佳，相馬芳明：病変部位からみた神経心理学．脳梁．平山惠造，田川皓一（編）：脳卒中と神経心理学，医学書院，1995, p.42-52
13) Kashiwagi A, Kashiwagi T, Nishikawa T, Tanabe H, Okuda J : Hemispatial neglect in a patient with callosal infarction. Brain 113 : 1005-1023, 1990
14) 里見和夫，後藤鉱司：左前大脳動脈閉塞による脳梁損傷例に認められた位置覚移送障害の検討．臨床神経 27 : 599-606, 1987
15) 田中康文：拮抗失行およびその類縁症候．神経進歩 35 : 1015-1030, 1991
16) 森　悦朗，山鳥　重：左前頭葉損傷による病的現象：道具の強迫的使用と病的把握現象との関連性について．臨床神経 22 : 329-335, 1982
17) 遠藤教子，福迫陽子，河村　満，塩田純一，正木信夫，廣瀬　肇：脳梁の梗塞性病変による症候性吃音．音声言語医学 31 : 388-396, 1990
18) 萩原宏毅，武田克彦，斎藤史明，清水輝夫，板東充秋：失書のない左手の失行と吃音様症状を呈した右前大脳動脈領域梗塞による脳梁離断症候群の一例．臨床神経 40 : 605-610, 2000
19) Freemon FR : Akinetic mutism and bilateral anterior cerebral artery occlusion. J Neurol Neurosurg Psychiatry 34 : 693-698,1971
20) Gibo H, Carver CC, Rhoton AL, Lenkey C, Mitchell R : Microsurgical anatomy of the middle cerebral artery. J Neurosurg 54 : 151-169,1981
21) Neau J-P, Bogousslavsky J : Superficial middle cerebral artery syndromes. In : Bogousslavsky J, Caplan LR(eds) : Stroke Syndrome, Cambridge University Press, Cambridge, 2001, pp405-427
22) Bogousslavsky J : Double infarction in one cerebral hemisphere. Ann Neurol 30 : 12-18, 1991
23) Minematsu K, Yamaguchi T, Omae T : 'Spectacular shrinking deficit' : rapid recovery from major hemispheric syndrome by migration of an embolus. Neurology 42 : 157-162, 1992
24) Yousry TA, Schmid UD, Alkadhi H, Schmidt D, Peraud A, Buettner A, Winkler P : Localization of the motor area to a knob of on the precentral gyrus. Brain 120 : 141-157, 1997
25) Takahashi N, Kawamura M, Araki S : Isolated hand palsy due to cortical infarction: localization of the motor hand area. Neurology 58 : 1412-1414, 2001
26) 大森　将，田川皓一，山本　操，福原正代，飯野耕三：四肢の運動麻痺が目立たず重度の仮性球麻痺を呈する脳血管障害例の検討．失語症研究 12 : 271-277, 1992
27) 織田雅也，久堀　保，宇高不可思，亀山正邦：右上肢の感覚障害のみを呈した皮質小梗塞―拡散強調 MRI による急性期診断―．脳神経 53 : 488-489，2001
28) 塩田純一，河村　満：肢節運動失行の症候学的検討．神経進歩 38 : 597, 1994
29) De Renzi E, Pieczuro A, Vignolo LA : Oral apraxia and aphasia. Cortex 2 : 50-73, 1966
30) Kertesz A, Nicholson I, Cancelliere A, Kassa K, Black SE : Motor Impersistence : a right-hemisphere

syndrome. Neurology 35：662-666, 1985
31) Mesulam MM, Waxman SG, Geschwind N, Sabin TD：Acute confusional states with right middle cerebral artery infarctions. J Neurol Neurosurg Psychiatry 39：84-89, 1976
32) 森　悦朗, 山鳥　重, 三谷洋子：急性右中大脳動脈領域梗塞における行動神経学的症候群. 神経心理学 3：198-208, 1987
33) Cummings JL：Frontal-subcortical circuits and human behavior. Arch Neurol 50：873-880, 1993
34) 鹿島晴雄, 村松太郎：前頭葉眼窩面損傷—情動障害と人格変化. Clinical Neuroscience 17：786-788, 1999
35) Cerada C, Ghika J, Maeder P, Bogousslavsky J：Stroke restricted to the insular cortex. Neurology 59：1950-1955, 2002
36) Shuren J：Insula and aphasia. J Neurol 240：216-218, 1993
37) Marshall RS, Lazar RM, Mohr JP, Van Heertum RL, Mast H："Semantic" conduction aphasia from a posterior insular cortex infarction. J Neuroimaging 6: 189-191, 1996
38) Manes F, Springer J, Jorge R, Robinson RG：Verbal memory impairment after left insular cortex infarction. J Neurol Neurosurg Psychiatry 67：532-534, 1999
39) Manes F, Paradiso S, Springer JA, Lamberty G, Robinson RG：Neglect after right insular cortex infarction. Stroke 30：946-948, 1999
40) Manes F, Paradiso S, Robinson RG：Neuropsychiatric effects of insular stroke. J Nerv Ment Dis 187：707-712, 1999
41) Fifer RC：Insular stroke causing unilateral auditory processing disorder. Case report. J Am Acad Audiol 4：364-369, 1993
42) Habib M, Daquin G, Milandre A, Royere ML, Rey M, Lanteri A, Salamon G, Khalil R：Mutism and auditory agnosia due to bilateral insular damage—role of the insula in human communication. Neuropsychologia 33：327-339, 1995
43) Pritchard TC, Macaluso DA, Eslinger PJ：Taste perception in patients with insular cortex lesions. Behav Neurosci 113：663-671, 1999
44) Daniels SK, Foundas AL：The role of the insular cortex in dysphasia. Dysphagia 12：146-156, 1997
45) Eckardt M, Gerlach L, Welter FL：Prolongation of the frequency-correlated QT dispersion following cerebral strokes with involvement of the insula of Reil. Eur Neurol 42：190-193, 1999
46) Wong EH, Pullicino PM, Benedict R：Deep cerebral infarcts extending to the subinsular region. Stroke 32：2272-2277. 2001
47) 神経心理学：シンポジウム「島をめぐる神経心理学」. 神経心理学 30：28-68, 2014.
48) DeLong MR, Van Allen MW：Motor functions of the basal ganglia. In：Brookhart JM, Mountcastle VB (eds)：Handbook of Physiology, sect 1：The Nervous System, vol Ⅱ. Motor Control, American Physiological Society, Bethesda, 1981, pp1017-1061
49) 森　悦朗：基底核・視床病変による高次脳機能障害. 第 32 回 日本高次脳機能障害学会総会抄録集, 2008, p.70
50) Bladin PF, Berkovic SF：Striatocapsular infarction：large infarcts in the lenticulostriate artery territory. Neurology 34：1423-1430, 1984
51) Donnan GA, Bladin PF, Berkovic S, Longley WA, Saling MM：The stroke syndrome of striatocapsular infarction. Brain 114：51-70, 1991
52) Weiller C, Ringelstein EB, Reiche W, Thron A, Buell U：The large striatocapsular infarct. A clinical and pathological entity. Arch Neurol 47：1085-1091, 1990
53) 鄭　秀明, 内山真一郎, 丸山勝一：Striatocapsular infarction の臨床的検討. 臨床神経 33：294-300, 1993
54) Perani D, Vallar G, Cappa S, Messa C, Fazio F：Aphasia and neglect after subcortical stroke. A clinical/cerebral perfusion correlation study. Brain 110：1211-1229, 1987
55) Hillis AE, Wityk RJ, Baker PB, Beauchamp NJ, Gailloud P, Murphy K, Cooper O, Matter EJ：Subcortical aphasia and neglect in acute stroke：the role of cortical hypoperfusion. Brain：1094-1104, 2002
56) 田中　久, 武田明夫, 石川作和夫, 濱中淑彦：Striatocapsular infarction にみられた使用行動・模倣行動の検討. 臨床神経 36：833-838, 1996
57) Marinkovic S, Gibo H, Milisavljevic M, Cetkovic M：Anatomic and clinical correlations of the lenticulostriate arteries. Clin Anat 14：190-195, 2001
58) 亀山正邦：部分的内包障害—臨床病理学的研究. 臨床神経 3：421-427, 1963
59) 後藤文男, 天野　隆弘：錐体路. 後藤文男, 天野隆弘（編）：臨床のための神経機能解剖学, 中外医学社, 1992, pp2-3
60) Caplan LR, Schmahmann JD, Kase CS, Feldmann E, Baquis G, Greenberg JP, Gorelick PB, Helgason C, Hier DB：Caudate infarct. Arch. Neurol. 47：133-134, 1990.

61) Kumral E, Evyapan D, Balkir K : Acute caudate vascular lesions. Stroke 30 : 100-108, 1999
62) Tohgi H, Takahashi S, Abe T, Utsugisawa K : Symptomatic characteristics of parkinsonism and the width of substantia nigra pars compacta on MRI according to ischemic changes in the putamen and cerebral white matter : implications for the diagnosis of vascular parkinsonism. Eur Neurol 46 : 1-10, 2001
63) 大岩海陽, 山本康正, 林　正道, 笠井高士：大脳皮質下梗塞のメカニズム. 臨床神経 41 : 715-481, 2001
64) 幕内　充, 片野田耕太, 杉下守弘：後頭葉の脳溝と脳回および線維連絡. Clinical Neuroscience 18 : 1364-1368, 2000
65) Brandt T, Steinke W, Thie A, Pessin MS, Caplan LR : Posterior cerebral artery territory infarcts : clinical features, infarct topography, causes and outcome. Multicenter results and a review of the literature. Cerebrovasc Dis 10 : 170-182, 2000
66) Castaigne P, Lhermitte F, Buge A, Escourolle R, Hauw JJ, Lyon-Caen O : Paramedian thalamic and midbrain infarcts : clinical and neuropathological study. Ann Neurol 10 : 127-148, 1981
67) Hommel M, Besson G, Pollak P, Kahane P, Le Bas JF, Parret J : Hemiplegia in posterior cerebral artery occlusion. Neurology 40 : 1496-1499, 1990
68) Bogousslavsky J, Regli F, Uske A : Thalamic infarcts : clinical syndromes, etiology, and prognosis. Neurology 38 : 837-848, 1988
69) 橋本洋一郎：視床. 平山恵造, 田川皓一（編）：脳卒中と神経心理学, 医学書院, 1995, pp57-62
70) Schmahmann JD : Vascular syndromes of the thalamus. Stroke 34 : 2264-2278. 2003
71) 田川皓一, 沓澤尚之, 熊谷朋子, 阿部憲男, 上村和夫：視床症候群を呈した後大脳動脈閉塞症の1例. 神経内科 7 : 242-245, 1977
72) 田川皓一, 後藤勝爾, 阿部憲男, 小林恒三郎, 沓沢尚之：後大脳動脈閉塞症と視床梗塞. 神経内科 11 : 56-68, 1979
73) Luco C, Hoppe A, Schweitzer M, Vicuña X, Fantin A : Visual field defects in vascular lesions of the lateral geniculate body. J Neurol Neurosurg Psychiatry 55 : 12-15,1992
74) Neau JP, Bogousslavsky J : The syndrome of posterior choroidal artery territory infarction. Ann Neurol 39 : 779-788,1996
75) 磯野　理：視床性手口感覚症候群. 神経内科 60 : 69-72, 2004
76) Engelborghs S, Marien P, Pickut BA, Verstraeten S, De Deyn PP : Loss of psychic self-activation after paramedian bithalamic infarction. Stroke 31 : 1762-1765, 2000
77) Tatemichi TK, Desmond DW, Prohovnik I, Cross DT, Gropen TI, Mohr JP, Stern Y : Confusion and memory loss from capsular genu infarction : a thalamocortical disconnection syndrome？ Neurology 42 : 1966-1979. 1992
78) Kalashnikova LA, Gulevskaya TS, Kashina EM : Disorders of higher mental function due to single infarctions in the thalamus and in the thalamofrontal tracts. Neurosci Behav Physiol 29 : 397-403, 1999
79) McFarling D, Rothi LJ, Heilman KM : Transcortical aphasia from ischemic infarcts of the thalamus : a report of two cases. J Neurol Neurosurg Psychiatry 45 : 107-112, 1982
80) Gorelick PB, Hier DB, Benevento L, Levitt S, Tan W : Aphasia after left thalamic infarction. Arch Neurol 41 : 1296-1298, 1984
81) Bogousslavsky J, Miklossy J, Deruaz JP, Regli F, Assal G : Unilateral left paramedian infarction of thalamus and midbrain : a clinico-pathological study. J Neurol Neurosurg Psychiatry 49 : 686-694, 1986
82) Fasanaro AM, Spitaleri DL, Valiani R, Postiglione A, Soricelli A, Mansi L, Grossi D : Cerebral blood flow in thalamic aphasia. J Neurol 234 : 421-423, 1987
83) Nadeau SE, Roeltgen DP, Sevush S, Ballinger WE, Watson RT : Apraxia due to a pathologically documented thalamic infarction. Neurology 44 : 2133-2137, 1994
84) Warren JD, Thompson PD, Thompson PD : Diencephalic amnesia and apraxia after left thalamic infarction. J Neurol Neurosurg Psychiatry 68 : 248-249, 2000
85) Ghika-Schmidt F, Bogousslavsky J : The acute behavioral syndrome of anterior thalamic infarction : a prospective study of 12 cases. Ann Neurol 48 : 220-227, 2000
86) Ortigue S, Viaud-delmon I, Annoni JM, Landis T, Michel C, Blanke O, Vuilleumier P, Myer E : Pure representational neglect after right thalamic lesion. Ann Neurol 50 : 401-404, 2001
87) Marey-Lopez J, Rubio-Nazabal E, Alonso-Magdalena L. Lopez-Facal S : Posterior alien hand syndrome after a right thalamic infarct. J Neurol Neurosurg Psychiatry 73 : 447-449, 2002
88) Hashimoto R, Yoshida M, Tanaka Y : Utilization behavior after right thalamic infarction. Eur Neurol 35 : 58-62, 1995

89) Zeal A, Rhoton AL Jr : Microsurgical anatomy of the posterior cerebral artery. J Neurosurg 48 : 534-559, 1978
90) 宜保浩彦, 小山 徹, 外間政信, 大沢道彦：側頭葉の血管支配. Clinical Neuroscience 14 : 1139-1141, 1996
91) Benson DF, Marsden CD, Meadows JC : The amnestic syndrome of posterior cerebral artery occlusion. Acta Neurol Scand 50 : 133-145, 1974
92) 秋口一郎, 相井平八郎, 亀山正邦：右同名性半盲を伴う急性発症の痴呆症候群—優位側後大脳動脈領域梗塞症の一型. 臨床神経 21 : 172-178, 1981
93) 高橋伸佳, 河村満：街並失認と道順障害. 神経進歩 39 : 689-696, 1995
94) 高橋伸佳：街を歩く神経心理学. 神経心理学コレクション, 医学書院.
95) 桐山健司, 由村健夫, 古谷博和, 小林卓郎, 蓮尾金博：鳥距動脈単独閉塞により中心性同名性半盲をきたした後頭葉先端部脳梗塞の一例. 臨床神経 36 : 902-905, 1996
96) Isa K, Miyashita K, Yanagimoto S, Nagatsuka K, Naritomi Hl : Homonymous defect of macular vision in ischemic stroke. Eur Neurol 46 : 126-130, 2001
97) 石川 弘, 田辺由紀夫：両側性中心性同名性半盲を示した両側後頭葉脳梗塞の1例. 臨床神経 31 : 1035-1038, 1991
98) 田川皓一, 鈴木康裕, 山口武典：皮質盲. 秋元波留夫, 大橋博司, 杉下守弘, 鳥居方策, 小山善子（編）：神経心理学の源流 失行編・失認編, 創造出版, 2002, pp495-506
99) 大橋博司："疾病失認"（または疾病否認）について. 精神医学 5 : 123-130, 1963
100) 浅川和夫, 小浜卓司, 布施雄一郎：Anosognosia と Anosodiaphoria. 精神医学 5 : 695-702, 1963.
101) Symonds C, Mackenzie I : Bilateral loss of vision from cerebral infarction. Brain 80 : 415-455, 1957.
102) Damasio AR, Damasio H : Localization of lesions in achromatopsia and prosopagnosia. In : Kertesz A (ed) : Localization in Neuropsychology, Academic Press, New York, 1983, p417
103) 田川皓一, 沓沢尚之, 永江和久：脳血管障害による純粋失読について. 神経内科 9 : 355-364, 1978
104) 岩田 誠：純粋失読症候群の神経心理学的側面. 神経進歩 21 : 930-940, 1977
105) 倉知亜佳, 福田 孜, 地引逸亀, 榎戸芙佐子, 鳥居方策：純粋失読の写字障害について—右手と左手との比較—. 臨床神経 17 : 368-375, 1977
106) 松田 実, 中村和雄, 藤本直規, 生天目英比古, 木戸直博：視覚失語に移行した視覚失認. 臨床神経 32 : 1179-1185, 1992
107) 高岩亜輝子, 恒藤澄子, 安部博史, 寺井 敏, 田川皓一：視覚情報が触覚情報に干渉を与えた視覚失認の1例. 神経心理学 17 : 45-53, 2001
108) Landis T, Cummings JL, Christen L, Bogen JE, Imhof HG : Are unilateral right posterior cerebral lesions sufficient to cause prosopagnosia? Clinical and radiological findings in six additional patients. Cortex 22 : 243-252, 1986
109) De Renzi E : Prosopagnosia in two patients with CT evidence of damage confined to the right hemisphere. Neuropsychologia 24 : 385-389, 1986
110) 高橋伸佳, 河村 満：地理的失認と相貌失認. 総合リハ 21 : 667-670, 1993
111) 高橋伸佳, 河村 満, 榊原隆次, 福武敏夫, 古口徳雄, 平山惠造：右辺縁葉後端部病変による道順障害. 神経心理 6 : 270, 1990
112) 福原正代, 田川皓一, 飯野耕三：地誌的障害の障害を呈した右辺縁葉後端部皮質下出血（retrosplenial subcortical hematoma）の1例. 失語症研究 17 : 278-284, 1997
113) 長井 篤, 小林祥泰, 山下一也, 山口修平, 恒松徳五郎：右半球脳梁放線に限局した梗塞で地誌的障害をきたした1例（会）. 失語症研究 12 : 63-64 1992.
114) Kertesz A, Sheppard A, Mackenzie R : Localization transcortical sensory aphasia. Arch Neurol 39 : 475-478, 1982
115) Servan J, Verstichel P, Catala M, Yakovleff A, Rancurel G : Aphasia and infarction of the posterior cerebral artery territory. J Neurol 242 : 87-92, 1995
116) Caplan LR : "Top of basilar" artery syndrome. Neurology 30 : 72-79. 1980
117) 中島健二：脳幹障害と幻覚. 神経進歩 30 : 372-379, 1986
118) 橋本洋一郎, 木村和美, 米原敏郎, 内野 誠, 安藤正幸：長期持続する幻触を呈した橋出血の1例. 臨床神経 35 : 286-289, 1995
119) Schmahmann JD, Sherman JC : The cerebellar cognitive affective syndrome. Brain 121 : 561-579. 1998
120) 大沢愛子, 前島伸一郎：小脳を中心としたテント下病変の高次脳機能. 高次脳機能研究 28 : 192-205, 2008
121) 大沢愛子：病変部位の特徴. 小脳・脳幹. 平山惠造, 田川皓一（編）：脳血管障害と神経心理学, 第2版, 医学書院, 2013, pp397-403
122) 稲冨雄一郎, 中嶋 誠, 米原敏郎, 安東由喜雄：失語症の再燃をきたした右小脳梗塞の1例（会）. 高次脳機能研究 34 : 38, 2014

第4章
神経心理学の局在診断

- A 前頭葉症候群
- B 側頭葉症候群
- C 頭頂葉症候群
- D 後頭葉症候群
- E 大脳辺縁系
- F 大脳基底核
- G 視床症候群
- H 脳梁離断症候群

神経疾患の臨床診断にあたっては，常に病巣部位の診断，病因の診断が要求されます．脳血管障害の診断においても，病型や病巣部位の診断が必要になってきます．画像診断の発達により，病型や病巣部位の診断はかなり容易になってきたと思います．以前のように，脳梗塞か，脳出血かの診断に迷うこともなくなりました．病巣部位も鮮明に描出することができるようになってきました．しかし，障害部位は X 線 CT や MRI で確認することができる形態学的変化を生じた部位だけでしょうか．脳梗塞でいえば，塞栓性梗塞の病巣の確認は容易であると思います．しかし，主幹動脈病変によるアテローム血栓性脳梗塞では形態画像でとらえることができない機能障害部位が拡がっている可能性があります．その可能性を示唆するのは，まさに局所性の神経脱落症状でしょう．

脳血管障害の局在診断にあたっては，画像診断で病巣を認めたときには，その部位の障害により出現しうる症候を念頭に診断を進める姿勢が必要でしょう．一方，その病巣部位の症候としては説明できない症候であれば，その症候の発現機序を明らかにするよう努力することが必要と思います．局在診断のポイントは "画像所見から症候を推測し，症候から病巣を推測すること" であると思っています．

これまで主要症候とその責任病巣をみてきました．また，血管閉塞症候群として脳動脈別にその症候をみてきました．脳梗塞の神経心理学的診断の横糸と縦糸をなすものでしょう．しかし，神経症候は単独で出現してくるわけではありません．前頭葉は前大脳動脈と中大脳動脈の灌流域にあり，側頭葉は中大脳動脈と後大脳動脈の灌流域にあります．各脳葉は単一の脳動脈により灌流されているわけでもありあません．前頭葉症候群を考えるときには，前大脳動脈と中大脳動脈を意識することになりますし，側頭葉症候群を考えるときには，中大脳動脈と後大脳動脈を意識することになります．また，広範な中大脳動脈領域の梗塞では，前頭葉から側頭葉，頭頂葉の症状を呈してくることになります．神経心理学からみた脳の局在診断では主要症候と血管閉塞症候群を考慮したうえで，すなわち，横糸，縦糸に加え，さらに三次元的に各脳葉の症候について考えてみたいと思います．とはいえ，これまで述べてきたこととの重複にもなりますので，できるだけ簡略化することにします．

なお，局在診断といえば，大脳に引き続き視床や大脳基底核，大脳白質(放線冠)，大脳辺縁系，島，脳梁，脳幹，小脳などとなりますが，それについてはすでに多くの場所で述べていますので，ここでは視床や大脳基底核，大脳辺縁系，脳梁について簡単に触れることとします．

ここで論じる神経心理学の局在診断は，脳血管閉塞症候群，すなわち脳梗塞を意識した神経心理学の局在診断です．脳梗塞を生じる部位に皮質下出血が起これば，当然，同様の症候を呈しうることになりますが，いちいち触れているわけではありません．

まず，局在診断の原則を述べておきます．

1 「神経症候から責任病巣を」

神経症候が出現した場合はその責任病巣を明確にしたいものです．多彩な高次脳機能障害を理解するためには，それぞれの症候に関連する大脳の機能局在(localization)，すなわち症候の発現をみる責任病巣を理解しておかねばならないと思います．ブローカ領野の

障害では，ブローカ失語が出現するといわれてきました．しかし，現在の常識はブローカ領野に限局した病巣では，非流暢な失語とはならず，流暢な発語を示す超皮質性感覚性失語の病像をとることが知られています．前頭葉病巣による失語では流暢な失語を呈することがあることも理解しておく必要があります．

　しかし，神経心理症候の古典的な責任病巣が画像診断による病巣と一致しないこともあります．この場合，より詳細な検討が必要となってきます．大脳優位性に問題がある可能性も考慮しなければなりませんし，利き手についての調査も必要でしょう．潜在性病巣の検索も必要なことがあります．X線CTやMRIによる形態学的な診断のみならず，PETやSPECTによる機能的診断も試みたいものです．もちろん，機能画像を検索すれば何でもわかるというものではありません．機能画像ではじめて責任病巣が確認できたというようなことは，むしろ例外的であるかもしれません．

　画像診断は病巣が存在することの証明は容易です．しかし，病巣がないことの診断，すなわち正常に機能していることを証明するのは必ずしも容易ではありません．

2 「病巣部位から神経症候を」

　画像診断により病巣を確認したら，その部位に障害があれば，いかなる神経症候が出現する可能性があるかを考える必要があります．それについては，各脳葉の症候について，このあとで概説いたします．

3 病巣と神経症状の対応関係

　ある部位が障害されると必ず出現してくる症状があります．運動障害や感覚障害などの要素的な神経障害は責任病巣と一対一の対応関係にあると思っています．錐体交叉がないような例外例が全くないとはいいませんが，顔面を含む上肢に強い右の片麻痺があったとすれば，高さはいろいろであっても，左の錐体路に障害を生じたと考えてまず間違いはないでしょう．

　では，神経心理学的症候はどうでしょうか．神経心理学では，大脳の側性化，大脳の優位性の問題もありますので，症候の出現とその責任病巣との対応は，要素的な運動や感覚の障害ほどには直截的ではないかもしれません．しかし，日常臨床の場でよく遭遇する神経心理学的症候には，それぞれに責任病巣が存在することは，臨床の経験や画像診断の発達によりかなりの程度まで明確にされていると考えています．

　神経症候と古典的な責任病巣の関係を論じるときは，脳塞栓症の症候を観察するのがよいと思います．すでに，脳塞栓症による失語の典型像については何度も語ってきました．ということは，アテローム血栓性脳梗塞を原因とする脳血栓症は非定型的な症候を呈してくることがあるということです．徐々に閉塞が進行してきますと，側副血行路の発達も個々の症例で異なるわけですから，梗塞巣の拡がりも個々の症例で異なってくるわけです．アテローム血栓性脳梗塞に起因する境界域梗塞にみられる超皮質性失語などは，境界域に梗塞をみるからといって，いつも出現してくる症状ではありません．失語症が出現してくるためには，境界域梗塞を生じるような病態生理の変化により言語領野に直接的，間

接的影響が及ぶことが必要と思います．境界域の梗塞はその部位に形態学的変化をきたしてはいますが，その部位が症候の責任病巣であるかといえば，必ずしもそうではないかもしれません．

線条体失語も外側線条体動脈領域の梗塞そのものが失語症を引き起こしているのか，その梗塞による影響が言語領野に及んだために出現してくるのか，いろいろな議論があるところです．そこに病巣があることと，症候の責任病巣がそこにあるということは，一致しないことがあります．病巣と神経症候の対応関係には微妙なものがあることも知っておきたいと思います．

A　前頭葉症候群

1　前頭葉の解剖と機能

脳動脈の灌流域を考慮した前頭葉の解剖と機能を整理しておきます．

前頭葉の外側部は中大脳動脈が灌流します．中前頭回や下前頭回，ならびに中心前回の外側部などが栄養されることになります．左の下前頭回で前頭弁蓋部や三角部はブローカ領野に相当します．前頭葉の内側部は前大脳動脈が灌流します．中心前回の内側部や補足運動野，帯状回などが栄養されることになります．なお，脳梁の多くの部分も前大脳動脈の灌流域にありますので，前大脳動脈の閉塞では，同時に脳梁が損傷を受けることも多いと思います．

Mesulam[1]は前頭葉を，①運動に関する領域と ②前頭前野，③傍辺縁系領域の3つに区分しています．

運動に関する領域でみますと，中心前回は随意運動の中枢で，その前方に運動前野があります．運動のプログラムの形成に関与する部分であり，補足運動野や前頭眼野とともに運動の連合野です．運動連合野は運動や行為の制御にも大きな役割を有しています．補足運動野は前頭葉内側部で運動野の前方，かつ，帯状回の上部に位置しています．前頭眼野は衝動性眼球運動に関与しています．運動性の言語中枢であるブローカ領野は左の下前頭回後部の前頭弁蓋部や三角部にあります．

運動野や運動前野を除いた部分の多くを占めるのが前頭前野です．通常，この領域が前頭連合野とよばれていますが，運動連合野も前頭連合野に含まれることがあります．この前頭前野領域は他の大脳皮質領域や大脳基底核，視床，視床下部，脳幹網様体，大脳辺縁系などと豊富な線維連絡を有する，心理機能や精神機能にきわめて重要な部位と考えられています．すなわち，認知や注意，判断，記憶，学習，さらには性格，意欲，行動などに広く関連しており，人間としての存在における高次の統合の座と位置づけられています．その障害では多彩な前頭葉機能障害や精神症状が出現してくることになります．

なお，帯状回前部や嗅覚野，眼窩面後部などは大脳辺縁系との結びつきが強い部分であり，傍辺縁系領域に相当します．

Damasio[2]は教科書のなかで，前頭連合野への線維連絡に基づき前頭葉を，①大脳辺縁系や脳幹網様体と結びつきが緊密で，視床背内側核を経由している線維連絡を有している領域，②頭頂葉や側頭葉，後頭葉など他の大脳皮質との線維連絡を有する領域，③大脳基底核や大脳の運動野との密接な線維連絡を有する領域，の3つに分類しています．それぞれの線維連絡が損傷されると，その損傷に基づく臨床症候の発現をきたすことになります．

また，Cummings[3]は前頭葉と大脳基底核や視床との線維連絡について，3つの主要な連絡系を指摘し，前頭葉と皮質下との連絡路からみた前頭葉の機能解剖について述べています．それによる前頭葉の区分は以下のようになります．①前頭葉外側穹窿部：前頭葉背外側部の前頭前野からは尾状核背外側部，淡蒼球背内側部を経て視床腹側前核や背内側核へと投射し，視床腹側前核や背内側核からは前頭葉穹窿部へと投射する双方向性の経路です．②前頭葉眼窩面：前頭葉外側眼窩面からは尾状核腹内側部，淡蒼球背内側部を経て視床腹側前核や背内側核へ至り，視床腹側前核や背内側核からは前頭葉外側眼窩部へと投射する双方向性の経路です．③帯状回前部：帯状回前部から線条体腹側部に投射します．また，線条体腹側部からは淡蒼球吻外側や視床背内側核を経て，帯状回前部へと投射します．このような機能解剖学的立場から臨床症候をみることも重要になってきます[10]．なお，ここで述べてきましたことは，第3章「血管閉塞症候群」の「中大脳動脈とその分枝」のなかの「外側線条体動脈」の項（193頁参照）で大脳基底核の神経心理学の総論として引用した森悦朗先生[4]の考え方と共通の認識であると思われます．

2 前頭葉損傷による臨床症候

「第3章　血管閉塞症候群」で，「前大脳動脈とその分枝」，ならびに，「中大脳動脈とその分枝」の項で概説した前頭葉障害に基づく症候を要約した内容となります．

1 運動麻痺

運動野の障害で要素的な運動障害が出現します．運動野においては身体部位のどの部分を支配するかの局在が決まっており（Penfieldのホムンクルス），障害部位に応じた運動障害を呈することになります．顔面や手の支配域は中大脳動脈の灌流域にあります．顔面や口部，手指の皮質性運動障害が出現してきます．なお，下肢の運動野は前頭葉内側面に存在し，前大脳動脈の灌流域にあります．したがって，前大脳動脈閉塞症では下肢の運動麻痺が目立ってきます．

2 行為と行動の障害

「失行」の項（126頁参照）で前頭葉障害による行為や行動の障害を述べました．ここはそ

の要約です．

　前頭葉内側部の障害により抑制解放現象として対側に種々の病的把握現象が出現してきます．大きく把握反射と本能性把握反応に分けることができます．また，強制把握と強制模索という用語があります．強制把握は触覚性の把握現象であり，強制模索は視覚性の探索現象といえます．

　把握反射も本能性把握反応も，責任病巣として前頭葉内側部の補足運動野や帯状回前部が重視されています．この領域は前大脳動脈の灌流域にありますので，前大脳動脈閉塞症で出現してくる症候です．

　なお，本能性把握反応は右中大脳動脈領域の梗塞により同側に出現することがあると報告されています[5]．この場合，把握反射は伴いません．

　道具の強迫的使用は右手のみに出現してきます．把握反射や本能性把握反応を合併しており，左の前頭葉内側部や脳梁膝の病巣で出現してくるといわれています．前大脳動脈の灌流域にあります．

　環境依存型の異常行動に模倣行動や使用行動，環境依存症候群などがあります．

　模倣行動や使用行動の責任病巣は，一側，ないしは両側の前頭葉底部の眼窩面や，前頭葉内側部の損傷を重視する報告が認められます．いずれにしても，前頭葉内側部の抑制の障害により出現すると考えられています．前大脳動脈領域の梗塞により出現してくる可能性がありますが，脳梗塞により出現した模倣行動や使用行動の典型例は経験したことがありません．変性性の認知症での記載が多いようです．使用行動が線条体内包梗塞で出現してきたとの報告があります．大脳基底核と前頭葉には，密な線維連絡がありますので，それを介して前頭葉に影響が及ぶ可能性はあると思いますし，線条体内包梗塞の症例は臨床の場でしばしば遭遇しますので，注目はしていますが，まだ経験したことはありません．

　環境依存症候群はLhermitteにより記載されました．その2例は左の前頭葉の脳腫瘍でした．前頭側頭葉変性症での報告が多いようです．本症候の責任病巣は主に前頭葉前下部に求められているようです．最近，脳梗塞による環境依存症候群を経験しましたが[6]，病巣は右の前大脳動脈領域の梗塞でした．右の頭頂葉にも梗塞巣を認めました．

　他人の手徴候の責任病巣は右の前頭葉内側面と脳梁に想定されています．前大脳動脈領域の梗塞による頻度が高いと思います．病巣の拡がりにより，随伴症状は異なってくるものと思います．他人の手徴候は左手でみられる現象ですが，右手に出現した症例の報告もあります．大脳優位性のみの問題かどうかは検討が必要と思います．

　拮抗性失行の責任病巣として脳梁の膝や幹の損傷と両側の前頭葉内側部，特に帯状回の損傷が重視されています．しかし，脳梁損傷のみでも出現してくることもあります．いずれにしても前大脳動脈の灌流域にあります．

　行為の障害には，抑制機能の障害として出現する抑制解放現象もありますが，運動の開始や遂行過程での障害と位置づけられる症候もあります．これまでの報告例では前頭葉内側部の補足運動野や帯状回，脳梁などが責任病巣として指摘されていますので，前大脳動脈閉塞症では種々の行動障害が出現してくる可能性があります．

　運動保続の責任病巣は前頭葉内側面に想定されています．脳梁が関与しているかもしれません．やはり前大脳動脈領域の障害で出現する可能性があります．

　運動維持困難は，通常，右の前頭葉外側部やその皮質下の障害が関与する症候と考えら

れています．本症は中大脳動脈領域の脳梗塞により出現する頻度が高いようです．

運動無視が前頭葉損傷で出現するとの報告があります．無視症候群として右半球損傷が重視されています．

なお，中心前回の障害では対側の肢節運動失行をみることがあります．上肢の運動領域ですので，中大脳動脈の灌流域になります．口部（口腔）顔面失行は左半球損傷で出現する症状と考えられています．責任病巣として左の中心前回弁蓋部を重視されています．

3 失語症

前頭葉で失語症に重要な部位はブローカ領野と左の中心前回です．ブローカ領野は下前頭回の三角部と弁蓋部に存在します．これらの領域は左の中大脳動脈の皮質枝の灌流域にあります．ブローカ領野は前中心溝動脈や前前頭動脈が灌流します．中心前回は中心溝動脈の灌流域にあります．この三枝領域に梗塞が起これブローカ失語が出現してきます．左の中心溝動脈領域に限局した梗塞では純粋語唖を呈します．左の前中心溝動脈や前前頭動脈の灌流域に限局したブローカ領野の梗塞では，超皮質性感覚性失語を呈してきます．

中大脳動脈からの穿通枝である外側線条体動脈領域の広範な梗塞は線条体内包梗塞とよばれます．左の損傷では失語症を呈してくることがあります．ブローカ失語のこともあれば，超皮質性運動性失語のことも，健忘性失語のこともあります．いわゆる線条体失語，あるいは皮質下失語とよばれる病態です．この梗塞巣が深部の境界域へと拡がった状態，いわゆるアテローム血栓性脳梗塞による深部型境界域梗塞を伴えば失語はより重度となることがあります．形態学的な変化は認めなくても周囲への影響はかなりのものと推測できます．

左の前大脳動脈閉塞症では，超皮質性運動性失語を呈してくることがあります．責任病巣は補足運動野や近傍に存在すると考えられています．この場合，発語の発動性の低下が目立ってきます．

4 失書

Exnerの書字中枢は左の中前頭回に想定されています．この領域の障害により前頭葉性純粋失書が出現してきます．左中大脳動脈の灌流域にあり，主として前中心溝動脈や前前頭動脈が灌流します．同時にブローカ領野の梗塞を伴えば，超皮質性感覚性失語の病像を呈してくることになりますが，書字の障害も目立ってきます．

5 前頭葉性無視

半側空間無視の発現機序を考えると，頭頂葉は知覚面，あるいは，入力面に関連し，前頭葉は運動面，出力面に関与すると思われます．前頭葉性無視は半側視空間における出力面での障害により生じると説明されています．

脳梗塞による前頭葉損傷により左半側空間無視を呈する症例は確かに存在しますが，中大脳動脈が灌流する前頭葉外側部の損傷例では比較的すみやかに改善するものと思いま

す．しかし，中大脳動脈領域に加え，前大脳動脈が灌流する前頭葉内側部にも障害をきたすと，持続する半側空間無視を呈することがあります．前頭葉運動連合野や，前頭眼野，補足運動野を含むような広範な病巣では，無視が重度となり，予後が不良になるのではないかと考えています．

6 記憶障害

　代表的な記憶回路である Papez の回路は帯状回を通る経路ですし，Yakovlev の回路には前頭葉眼窩部が含まれています．これらの回路を形成する部位の障害により記憶障害が出現してくる可能性があります．帯状回の多くは前大脳動脈の灌流域にあります．帯状回後方部は後大脳動脈が灌流することもあります．前頭葉眼窩面は前大脳動脈や中大脳動脈が灌流しているものと思われます．

　前脳基底部健忘は前交通動脈動脈瘤の破裂によるくも膜下出血やその脳外科的処置後に出現してくることが多いと思います．

7 精神症状

　前頭葉障害と精神症状については多くの報告がなされています．性格の変化や行動面での障害，遂行機能障害，注意障害，意欲の低下などが記載されています．しかし，脳外傷や変性性認知症，脳腫瘍を対象とした報告は認めますが，脳血管障害の局在徴候としての前頭葉性精神症状についてのまとまった報告は少ないように思います．局在的意義に乏しい症候といえるかもしれませんし，個人差が大きい症候といえるかもしれません．前頭葉の病変部位と症候の関連性にも必ずしも一致がみられるわけではありませんので，前頭葉の機能の非局在性を示すものかもしれません．

　大脳基底核や視床との線維連絡からみた機能解剖から，前頭葉を ①前頭葉外側穹窿部と ②前頭葉眼窩面，③帯状回前部の三部位に分類する立場がある（Cummings[3]）ことを紹介してきましたが，その損傷部位と精神症状の特徴について血管閉塞症候群の観点から要約してみたいと思います．

　前頭葉外側穹窿部の損傷では遂行機能の障害が出現してきます．前頭葉外側穹窿部は中大脳動脈が主として灌流していると思います．中大脳動脈閉塞症で前頭葉外側穹窿部に梗塞を有する症例で神経心理検査を実施すれば，ほとんどの症例が遂行機能の障害を示すことでしょう．しかし，遂行機能の障害はその他の部位の多くの脳血管障害例でも観察することができます．この領域が多くの脳部位と密な関連性をもつことの証しだと思います．病巣の左右の差による遂行機能障害の質的な差異についても，まだ結論は出ていないようです．

　前頭葉眼窩面の損傷では，意欲の低下，記憶障害，注意障害などに加え，性格の変化や脱抑制による行動異常などの精神症状が出現してきます．主として前大脳動脈が灌流する領域の損傷と思います．この領域の障害は前交通動脈動脈瘤の破裂によるくも膜下出血の後遺症として，しばしば観察されています．しかし，日常臨床の場で，前大脳動脈閉塞症で意欲の低下や記憶障害，注意障害をみることはありますが，感情のコントロールができ

ない，脱抑制による著明な行動障害をみる，などは例外的であるように思います．むしろ，このような症状は脳挫傷や変性性認知症，脳血管障害でいえば前頭葉の皮質下出血で目立ってくる症候と思っています．

帯状回前部の障害では発動性の低下を生じるといわれています．この領域は前大脳動脈の灌流域にあるので，その障害で発動性の低下が出現してくる可能性があります．最も顕著な例は両側損傷による無動性無言でしょう．なお，大脳辺縁系と結びつきの強い部分ですので，情動や記憶に関係する症候が出現してくる可能性もあります．

a 脳卒中後うつ病（post-stroke depression）

脳卒中後には20～30％の頻度でうつが出現してくるといわれています．うつの存在に注目が集まったのは，1980年代からと思います．Robinson[7]らは左の前頭葉病巣との関連性を報告しています．以後，器質性のうつ病として多くの研究がなされてきました．その原因も脳の器質的障害による立場や脳損傷による機能障害が心因となっているとする立場などがありました．後遺症の重大さから心因の関与もあるかとも思います．しかし，内因性のうつ病にしても，卒中後のうつ病にしても，その診断には精神医学的な素養が必要ですので，私にとっては，なかなか難しい問題です．脳卒中後のうつ病は内因性うつ病と比較し，①環境による気分の変動が大きい，②罪業感は少ない，③自殺企図は少ない，④性差は認められない，などの特徴があるといわれて[8]いることを指摘するにとどめておきます．病巣部位の特徴や脳卒中後うつ病の発症時期などについても，特に自説を展開するような資料は持ち合わせていません．

前頭葉の病巣が論じられてきましたし，前頭葉と大脳基底核や視床と回路が関与しているというような見解がありますので，そのことだけは考慮しておこうと思っています．

血管性うつ病（vascular depression）という概念があります[9, 10]．脳卒中の既往がない高齢のうつ病の患者では，MRIで大脳基底核や深部白質に無症候性の小梗塞や脳室周囲に虚血による高信号域を有する頻度が高いことから提唱された概念です．血管性うつ病は脳卒中を基盤とするうつを包含する概念ですので，脳卒中の危険因子なども診断基準に考慮された予防医学的な側面を有しています．

b 脳卒中後アパシー

2013年の日本高次脳機能障害学会総会の大きなテーマが脳卒中後のアパシー（apathy）でした．小林祥泰先生の会長講演は，「脳卒中後アパシーと血管性認知症」でした[11]．アパシーとは自発性や感受性の低下，感情の鈍麻，無関心など主徴とする状態です．前頭葉や大脳基底核，視床，さらには，大脳辺縁系の回路に関連する諸領域の障害により出現してくるものと考えられます．小林先生の強調したい点は，血管性認知症や血管性うつ病として語られている症例のなかに，この脳卒中後アパシーといったほうが，よりふさわしい症例が多く存在するのではないかということでしょう．脳卒中後のアパシーでは脳血流検査でも前頭前野の優位な血流低下をみることも紹介されていました．

脳卒中後アパシーは自発性の低下が目立ってきます．うつにみられる顕著な抑うつや罪業感が前景に出るわけではありません．血管性うつ病に認められる症状では，遂行機能障害やその他の知的機能の低下も観察されます．自発性も低下してきます．しかし，内因性

うつ病と比較し抑うつが高度な状態でもありません．この状態は，脳卒中後アパシーといってよいのではないかとの指摘になるわけです[11]．また，多発性ラクナ梗塞による血管性認知症も，脳卒中発症直後から認知症をきたすわけではなく，脳卒中後アパシーが先行し，そのための廃用性の脳機能低下も血管性認知症の要因となる可能性があると指摘しています[11]．

限局性の脳血管障害により発動性の低下をみることがあります．意欲の低下や自発性の低下などとも表現されています．無為(abulia)と記載されていることもあり，このアパシーが用いられることもあります．どのように使い分けられているのかはよくわかりませんが，このような状態は，梗塞でも出血でも起こってきます．過傾眠や純粋健忘などを伴うことがあります．このような場合は，視床の内側部や内包膝部，尾状核などの血管障害を鑑別診断のひとつにあげることにしています．前頭葉や大脳基底核，視床，大脳辺縁系などの回路の存在を常に意識しておきたいと思っています．

8 神経心理学領域における前頭葉機能障害の考え方

神経心理学が扱う領域は，①失語や失行，失認，読み書き障害，②記憶障害，③認知症などですが，④前頭葉機能に関する研究が盛んに行われています．側頭葉には側頭葉の，頭頂葉や後頭葉にもそれぞれの機能があり，大脳基底核や大脳辺縁系，視床などにもそれぞれの機能があるにもかかわらず，あえて前頭葉機能を神経心理学の重要な柱として取り上げられるのは，いかなる理由によるのでしょうか．

前頭前野は，他の大脳皮質領域や大脳基底核，視床，視床下部，脳幹網様体，大脳辺縁系などと豊富な線維連絡を有する領域で，心理機能や精神機能にきわめて重要な部位であると考えられています．前頭前野の機能は高次脳機能でも最高位に位置するもので，最高次脳機能と考えられています．すなわち，認知や注意，判断，記憶，学習，さらには性格，意欲，行動などと広く関連しています．人間としての存在における最高次の統合の座ということができます．その障害では多彩な精神症状や高次脳機能障害が出現してくることになりますので，前頭葉機能の研究は神経心理学の柱のひとつであると位置づけられていると思います．

だからこそ，前頭葉機能は臨床的に把握しにくい面も多いと考えられます．前頭葉機能障害の特徴について，他の皮質領域との違いについて大東[12]が3点を指摘しています．要約しながら簡単に紹介することにします．①前頭葉症候群の発現には，前頭葉での損傷部位とともに，その部位と両方向性の線維連絡を有する頭頂葉や側頭葉，後頭葉などの他の大脳皮質領域，あるいは，大脳基底核領域，大脳辺縁系，視床，脳幹網様体などの機能が関与してくる可能性があります．②前頭葉症候群の発現機序を中枢神経系の他の領域と比較して考えますと，損傷部位とそれにより生じる症状との間の対応性が乏しくなります．一般的にいえば，要素的な運動や感覚の障害は損傷部位と一対一の対応を示します．典型的な症候を呈するためには，ある程度の条件を満たす必要もありますが，失語や失行，失認症状も比較的責任病巣がはっきりしています．しかし，いわゆる前頭葉症状（特に前頭葉性の精神症状）になると，もっと漠然としたものになります．③前頭葉症候群は局在と症候の対応をみますと，他の領域の症候と比較したら漠然としたものとなるので，

他の領域の局在性病巣によっても出現しうる症候, あるいは, びまん性の脳機能の低下によっても出現しうるような非特異的な病像を生じることがあります. 以上のことから, 前頭葉の障害として, その症候がどこまで特異的であるかを論じるときには, この困難さが常につきまとうことになります.

　もう1つ指摘しておきたい点があります. 前頭葉機能障害の研究は変性性認知症や脳挫傷, 脳腫瘍などを対象として実施されていることが多いように思います. 脳血管障害では主として前交通動脈動脈瘤の破裂によるくも膜下出血後の後遺症として精神症状として論じられることもありますが, 脳梗塞を対象として報告された前頭葉機能障害の成績は乏しいものと考えています. 前頭葉を中心とした皮質下出血は局在が正確に診断できるといっても多数例を集積することには困難が多いものと思われます. 臨床の場で盛んに応用されるようになってきました前頭葉機能検査の成績を, 前頭葉の局在徴候として意義あるものとするためには, 脳梗塞(できれば脳塞栓症)を対象とした系統的な検討が必要になってくると思っています.

B 側頭葉症候群

1 側頭葉の解剖と機能

　側頭葉はシルビウス裂により前頭葉と境界されています. また, 後頭前切痕と帯状回峡(帯状回と海馬傍回の移行部)を結ぶ想像線により後頭葉と境界されています. 頭頂葉とは前方部はシルビウス裂で境界されていますが, 後方部はシルビウス裂の後方部と後頭極を結ぶ想像線により分けられています. 縁上回はシルビウス裂の後端を取り囲むように存在します. シルビウス裂の後端と後頭極を結べば, そのなかに頭頂葉の一部が含まれることになります.

　外側面をみると, 上側頭溝と下側頭溝により, 上側頭回と中側頭回, 下側頭回に分けられます. シルビウス裂内の上側頭回で島葉の背側縁との間に存在する横側頭回(Heschl回)は一次聴覚野です. 左側では一次聴覚野に隣接する上側頭回後部にウェルニッケ領野が存在しています.

　下面では内側から海馬溝, 側副溝, 後頭側頭溝があり, 海馬傍回と紡錘状回(内側後頭側頭回), 下側頭回(外側後頭側頭回)に分けられます. 海馬傍回は前方では鉤部となり, 後上方では帯状回峡を介して帯状回に, 後下方は舌状回に続いています. 内側部には海馬傍回の深部に位置して海馬体が存在します. 海馬体(海馬)は固有海馬(アンモン角)や歯状回, 海馬台からなっています.

　一次聴覚野である横側頭回を除いた部分は側頭連合野になります. 左上側頭回の後方部にあるウェルニッケ領野は後方の言語中枢です. それを除く上側頭回が聴覚の連合野とな

ります．中側頭回や下側頭回は視覚認知にかかわる連合野と考えられています．この部位の障害で視覚認知に関連する症候が出現してくる可能性はあります．なお，先に述べたように側頭葉下面から内側にかけての分類には研究者により見解に多少の相違があるようです．紡錘状回は舌状回と隣接し，側頭葉，後頭葉接合部に位置しています．紡錘状回も視覚認知に関与していますが，機能的には後頭葉に属するものと考えられています．側頭葉内側面にある海馬は記憶に関係しています．

2 側頭葉損傷による臨床症候

第3章「血管閉塞症候群」で，「中大脳動脈とその分枝」，ならびに，「後大脳動脈とその分枝」の項で概説した側頭葉障害に基づく症候を併せたものを要約した内容となります．

脳梗塞による代表的な側頭葉症候群は，①聴覚性認知の障害，②言語の障害，③記憶や情動の障害，④視覚性認知の障害の4つにまとめることができます．

出現頻度が高いのは左の損傷による失語症でしょう．ウェルニッケ領野の障害によりウェルニッケ失語が出現してきます．また，超皮質性感覚性失語や健忘性失語をみることもあります．また，左の側頭葉後下部病変による失読失書も注目されています．

聴覚性認知の障害は両側の聴覚中枢の障害である皮質聾と聴覚の高次脳機能障害である聴覚性失認に分類することができます．聴覚性失認の具体的な表現型としては純粋語聾や環境音失認，感覚性失音楽などがあげられています．

記憶や情動の障害も出現してきます．海馬や海馬傍回の障害による純粋健忘が代表的な症状です．なお，視覚性認知障害では右の海馬傍回の障害により街並失認が出現してくることが知られています．

1 失語症

ウェルニッケ領野は左の上側頭回の後方部に想定されています．この領域の障害によりウェルニッケ失語を呈することになりますが，この領域に限局した障害では，必ずしも重症とはなりません．定型的で持続する重度なウェルニッケ失語は通常，側頭葉の後方領域から頭頂葉の角回や縁上回に及ぶ病巣でみられます．左の中大脳動脈の分枝でいえば，後側頭動脈や角回動脈，後頭頂動脈の灌流域に広範な梗塞をみる場合といえそうです．

超皮質性感覚性失語の責任病巣はウェルニッケ領野を取り囲むような部位に想定されています．ウェルニッケ領野の損傷が目立たなければ，超皮質性感覚性失語や健忘性失語を呈してくることがあります．超皮質性感覚性失語は臨床の場では側頭葉と頭頂葉の境界域の梗塞，すなわち，主幹動脈閉塞のアテローム血栓性脳梗塞による後方部の境界域梗塞にその原因を求められることが多いようですが，その領域の塞栓性閉塞であっても出現してくることもあります．

健忘性失語は失名詞失語や失名辞失語などと同義的に使用されています．近年，失固有名詞（失語）が左の側頭葉切除術後に出現し，その責任病巣として側頭葉先端部の重要性が

指摘されています[13]．固有名詞を貯蔵しておく場所としての左側頭葉先端部の意義が論じられていますが，左の側頭葉前方部の脳梗塞で人名や地名などの固有名詞に著明な障害を呈した症例を経験したことがあります．

2 失読失書

失読失書の古典的な責任病巣は左の角回と考えられてきましたが，1980年代になり画像診断の進歩と相まって左の側頭葉後下部病巣で出現する失読失書の報告が続いています．通常，漢字の障害がより著明であり，日本語の読み書きにおける漢字と仮名の経路の解離が注目されることになりました[14]．

3 聴覚性失認

横側頭回（Heschl回）から側頭平面，上側頭回にかけての領域は聴覚や聴覚性認知に関与する領域です．

一次聴覚野である横側頭回の両側性の障害では皮質聾を生じます．しかし，永続する聾は横側頭回の両側性の障害のみではなく，側頭葉皮質下の聴放線や内側膝状体の両側性病変によっても生じてくることがあります．「いわゆる」皮質聾[15]とよばれている状態です．

聴覚の連合野は聴覚の高次機能に関連する領域です．この領域が障害されますと，聴覚性失認が出現してくることがあります．聴力には障害は認められませんが，言語的，非言語的聴覚刺激が理解できない状態が聴覚性失認です．聴覚性失認には純粋語聾や環境音失認，失音楽などが含まれます．単独に出現したり，組み合わさって出現したりします．経過とともに変化することもあります．

純粋語聾の純粋例はまれです．責任病巣は左ないしは両側の上側頭回に求められています．

環境音失認の報告も散見されています．責任病巣は側頭葉に求めるものが多いと思いますが，右の側頭葉[16]や両側の側頭葉[17]とするものなど，種々の病巣部位が報告されています．私の経験した症例は，左の被殻出血後に右被殻出血をきたしたために両側の聴放線が損傷され，病初期には中枢性難聴を呈しましたが，言語音の認知障害は改善し，やがて，環境音のみの認知障害を呈するに至りました[18]．失音楽については多くの議論があります．音楽能力については個人差が大きく，また，音楽に関する大脳優位性についても議論の多いところです．音楽の素養が一般的レベルであれば，右の側頭葉優位ですが，プロになれば左が優位となるとの見解もあります．

4 街並失認

街並失認は，風景の視覚的認知障害で，視覚性失認の一型です．視覚情報の処理の経路を考えると，風景は右の後頭葉から側頭葉へと向かう流れで処理されますので，その流れが障害されると，街並失認が出現してくることになります．

街並失認の責任病巣は右の海馬傍回を中心に舌状回や紡錘状回に拡がる領域が想定されています．このような障害を生じるのは，通常，右の後大脳動脈閉塞症と思われます．しかし，この領域に梗塞をみたからといって，しばしば観察される症状ではありません．まれな症状と考えています．

5 記憶障害

海馬や海馬傍回はPapezの回路の一部をなしていますので，その障害により純粋健忘が出現してきます．海馬が存在する側頭葉内側下面は後大脳動脈の灌流域にありますので，後大脳動脈の閉塞により出現してきます．通常，記憶に関する優位半球は左にあります．ただし，失語症ほど強く左に偏位しているわけではなさそうです．両側性の障害では記憶障害は重度で永続することがあります．

6 情動の障害

情動や摂食，性行動障害はKlüver-Bucy症候群としてよく知られています．両側の側頭葉障害により出現してきます．ヘルペス脳炎やアルツハイマー病でよく出現してくることが知られていますが，まれではあっても脳梗塞でも観察されることがあります．ベッドサイドで目立つ症状はoral tendency（口唇傾向）と思います．

C 頭頂葉症候群

1 頭頂葉の解剖と機能

中心溝と中心後溝に囲まれる領域は中心後回で，一次感覚野です．その後方部は頭頂連合野であり，頭頂間溝により上頭頂小葉と下頭頂小葉に分けられています．下頭頂小葉は縁上回と角回より構成されています．頭頂葉内側部には楔前部や帯状回後部などが存在します．頭頂連合野は視空間認知や身体認知，触認知，読み書き，計算，高次の行為などに関与しています．

2 頭頂葉損傷による臨床症候

頭頂葉の主要な病巣は中大脳動脈灌流域にあります．したがって，本項の多くは第3章「血管閉塞症候群」の「中大脳動脈とその分枝」で概説した頭頂葉障害に基づく症候を

要約した内容となります．なお，頭頂葉内側部は前大脳動脈や後大脳動脈の灌流域にありますので，一部，前大脳動脈とその分枝，ならびに，後大脳動脈とその分枝の項で概説した症候を加えることにします．

　頭頂葉障害では要素的な感覚障害や視野障害とともに，多彩な神経心理学的症状が出現してきます．視空間の認知には頭頂葉の関与が重視されています．左半側空間無視は右半球損傷で出現する代表的な頭頂葉の症候と思われます．Bálint 症候群も両側の頭頂葉損傷により出現してきます．地誌的障害の一型である道順障害の出現には脳梁膨大後方部領域から頭頂葉内側部にかけての障害が関与しています．Gerstmann 症候群や病態失認に代表される身体失認，あるいは，触覚性失認なども頭頂葉障害で出現してくることがあります．

　失語症では左の縁上回の障害との関連性で伝導性失語が論じられています．

　左の角回を中心とした病巣で読み書き障害が出現してきます．古典的な失読失書の責任病巣と考えられてきましたが，角回損傷では純粋失書の出現をみることが多く，頭頂葉性純粋失書とよばれています．失行性失書や構成失書の責任病巣は上頭頂小葉と考えられています．失計算も頭頂葉の障害で出現してきます．

　失行としては観念性失行や観念運動性失行，着衣失行などをみることがあります．観念性失行や観念運動性失行は，通常，角回を中心とした左の下頭頂小葉の損傷が重視されています．着衣失行は右半球損傷により出現する症状です．なお，中心後回の限局性障害による肢節運動失行も知られています．

1 感覚障害

　中心後回の障害により皮質性の感覚障害が出現してきます．一般に表在性の感覚障害は軽度です．深部感覚も障害されます．皮質性の感覚障害と考えられている二点識別覚や触覚定位，皮膚の書字覚，重量覚，立体覚などの複合感覚の障害も出現してきます．手口感覚症候群が頭頂葉障害で発症してくることもあります[19]．

　なお，中心後回の内側部は下肢の感覚野になりますが，この領域は前大脳動脈により灌流されています．したがって，前大脳動脈領域の梗塞では，下肢に顕著な感覚障害を呈してくることになります．

2 視野障害

　網膜の上方からの線維は視放線の上方を走行し，頭頂葉から後頭葉の一次視覚野へと向かいます．頭頂葉の障害によっても視野の障害が出現してきます．下 1/4 盲を呈してくることになります．

3 半側空間無視

　左半側空間無視の古典的な責任病巣は右の頭頂葉後部であり，特に下頭頂小葉が重視されています．その部位は中大脳動脈の後頭頂枝や角回枝の灌流域にありますので，中大脳

動脈領域の梗塞で出現してくることが多いと思いますが，左半側空間無視は種々の病型や病巣で出現してきます．血管閉塞症の観点からみても，後大脳動脈閉塞症や前脈絡叢動脈閉塞症でも起こります．軽症ではありますが，中大脳動脈が灌流する前頭葉外側部の梗塞でも出現してきます．

4 Bálint 症候群と視覚性運動失調

　Bálint 症候群は両側の頭頂葉後頭葉障害により出現し，精神性注視麻痺や視覚性運動失調(optische Ataxie)，視覚性注意障害を呈してきます．両側中大脳動脈の頭頂枝の選択的閉塞による症例はまれと思われます．両側の広範な梗塞例では，もはや正しく評価できないといったほうがよいかもしれません．

　Bálint 症候群にみられる視覚性運動失調では，注視した物体に正確に手を伸ばせません．一方，周辺視野で対象をうまくとらえられない状態も視覚性運動失調(ataxie optique)とよばれています．頭頂間溝内壁やや後方寄りから上頭頂小葉の損傷で生じるといわれています．

5 道順障害

　道順障害の責任病巣は右の脳梁膨大後方部領域から頭頂葉内側部にかかる部位に想定されています．この領域の皮質下出血による報告例が多いと思いますが，脳梁膨大後方部領域から頭頂葉内側部の楔前部やその周辺は後大脳動脈の灌流域にありますので，右の後大脳動脈閉塞症に伴って道順障害が出現してくることがあります．

6 身体失認

　身体失認は身体図式の障害，身体部位の認知障害で，患者自身や検者の身体部位の呼称や指示に障害をきたしてきます．身体失認は主として頭頂葉の障害により生じ，原則として，左損傷では両側性に，右損傷では左側に出現するといわれています．

　高頻度に出現する身体失認は左片麻痺を否認する病態失認と思います．広範な右中大脳動脈領域の梗塞や大きな被殻出血で出現してきます．責任病巣は右頭頂葉と考えられますが，重度の片麻痺が必須であり，右半球病巣は広範となります．

　Gerstmann 症候群は左の頭頂葉後部，ないしは，頭頂葉，後頭葉接合部の障害によって出現するといわれています．病巣が広範になれば失語症が前景に出ることになりますので，評価は困難となります．中大脳動脈の閉塞による典型例は少ないように思います．

7 触覚性失認

　頭頂葉の障害では要素的な表在性感覚障害や皮質性の感覚障害とともに，触覚性失認とよばれる触覚の認知障害も出現することがあります．触覚性失認をみる手と反対側の頭頂葉が責任病巣と考えられていますが，頭頂葉が損傷されると必ず出現してくる症状ではな

さそうです．特殊な条件下で出現するまれな失認症状と思っています．

身体の左右2か所に同じ性状の知覚刺激を与えたとき，一方を認知できない現象を身体知覚の消去現象とよびます．右の頭頂葉損傷で観察されやすい症候と考えています[20]．

一側に刺激を与えたとき，反対側の対称部位に刺激が与えられたと答えることがあります．この現象はallesthesia（alloesthesia），あるいは知覚転位症とよばれています[21]．中等度の意識障害を伴う被殻出血で認められることが多いようですが，中大脳動脈領域の梗塞でも出現してきます．右の頭頂葉に障害を有する，あるいは頭頂葉に影響を及ぼす症例で観察されやすい症候と考えられています．

触覚性の呼称障害は触覚性失語とよばれています．優位側の頭頂葉を含む病巣により出現すると考えられていますが，きわめてまれな症候です．

8 失語症

伝導性失語の責任病巣は，通常，左の縁上回とその皮質下に想定されています．この領域は中大脳動脈の皮質枝である後頭頂動脈の灌流域にありますから，この領域を中心とする梗塞では伝導性失語の病像を呈してきます．

重度なウェルニッケ失語は，通常，左の側頭葉の後方領域から頭頂葉の角回や縁上回に拡がる病巣を示します．中大脳動脈の下方グループである後側頭動脈や角回動脈，後頭頂動脈が同時に障害されたとき，このような病巣が出現してきます．縁上回も障害されることになりますので，音韻性錯語も頻発することが予想されます．

超皮質性感覚性失語の責任病巣はウェルニッケ領野を取り囲むような部位に想定されています．頭頂葉もそのような部位に存在しますので，このタイプの失語症を呈してくることがありますし，場合によっては健忘性失語を呈することもあると思います．

9 読み書き障害

失読失書の古典的責任病巣は左の角回に求められてきました．しかし，角回のみを責任病巣と特定するには問題があるとの指摘があります．山鳥[22]は「失読失書の責任病巣は左の角回にあるといわれてきたが，角回のみを責任病巣としては画像上の病巣は角回近傍にあるとしても，いずれも深部であり，責任病巣を角回という特定の皮質に結びつけるより，むしろ下部頭頂葉，側頭葉後縁および後頭葉の中間部に位置する白質と考えるほうが自然であり，深部白質の連合線維障害に病巣を求めるべきかもしれない」とする見解を述べています．全く同感で，角回動脈の閉塞に伴う左の角回病変で典型的な失読失書を呈した症例を経験したことはありません．

純粋失書の責任病巣は左の頭頂葉で，角回を中心とする下頭頂小葉に求められています．角回動脈を中心とする梗塞でよく観察されます．失計算を伴っていることが多いと思います．左の角回症候群の最も象徴的な病態はGerstmann症候群です．本症候群では失書，失算が出現してきます．

失行性失書や構成失書は左の上頭頂小葉の障害により生じると考えられています．

なお，右半球損傷で出現してくる書字障害に空間性失書があります．spatial dysgraphia

とよばれていることからも，この書字障害は左半球損傷による失書（agraphia）とは，趣きが異なります．通常は左半側空間無視に伴って出現していますので，右頭頂葉病巣に起因すると考えられています．

10 失計算

計算障害は種々の要因で出現してきます．記憶障害や意識障害，注意障害，認知症などでも生じてくることになりますし，失語症や半側無視でも計算障害を伴うことがあります．あるいは，計算障害の評価が困難となることがあります．このような原因によらない計算障害が，一次性の計算障害であり，失計算（失算）や失演算とよばれています．その責任病巣をみると左の頭頂葉で，特に頭頂間溝周囲の病巣が多いようです[23]．血管閉塞症候群の観点からいえば，左の中大脳動脈からの頭頂葉への分枝領域の梗塞により出現してくることが多いと思います．しかし，失計算の責任病巣は，必ずしも頭頂葉ばかりではなく左の前頭葉後部や被殻周辺部などの障害による報告もみられます．

11 失行

失行は古典論的には肢節運動失行と観念運動性失行，観念性失行の3型に分類されています．

肢節運動失行の責任病巣は中心前回や中心後回など一次運動野や感覚野の障害で出現してくると考えられています．頭頂葉との関連でいえば，前頭頂動脈領域の障害で中心後回に病巣があれば，出現してくる可能性があります．左右どちらの障害でも生じ，症候は対側で観察されます．

観念運動性失行の責任病巣は左の頭頂葉後部に想定されています．また，観念性失行の責任病巣も左の頭頂葉後部で角回を中心とした領域に想定されています．ともに，症状は両側性に出現してきます．中大脳動脈の分枝でいえば，主として後頭頂動脈や角回動脈の領域に相当するものと考えられます．

着衣失行は右半球症状と考えられています．責任病巣としては，やはり頭頂葉が重視されています．構成行為の障害は構成失行とよばれることもあります．左右いずれの頭頂葉の障害でも出現しますが，その質的差異が論じられています．一般に右半球損傷では視空間認知の障害に基づいて，左半球損傷では行為のプランニングの障害に基づいて構成行為が障害されると考えられています．

口部顔面失行の責任病巣として，左の縁上回を重視する報告もあります[24]．

D 後頭葉症候群

1 後頭葉の解剖と機能

　　後頭葉の下面や内側面は鳥距溝により上部の楔部と下部の舌状回に分けられます．鳥距溝周囲は有線領ともよばれ視覚中枢（一次視覚野）が存在します．外側面では外側後頭溝により上後頭回と下後頭回に分けられます．なお，側頭葉下面には内側から海馬溝，側副溝，後頭側頭溝があり，海馬傍回，紡錘状回（内側後頭側頭回），下側頭回（外側後頭側頭回）に分けられています．海馬傍回は後下方で舌状回に続いており，舌状回は後頭葉に属します．紡錘状回は舌状回と隣接し，側頭葉から後頭葉へと続きます．紡錘状回は視覚認知に関与しており，機能的にも後頭葉に属すると考えられています．しかし，側頭葉下面から側頭葉，後頭葉接合部の解剖に関しては研究者によって多少の見解の相違があります．

　　Brodmannの領域でみると，一次視覚野は17野に相当します．その前方は18野，19野であり，この領域の多くが視覚前野として，後頭連合野に相当します．

2 後頭葉損傷による臨床症候

　　後頭葉は後大脳動脈により灌流されています．後頭葉損傷による臨床症候は，すでに第3章「血管閉塞症候群」の「後大脳動脈とその分枝」で概説しましたので，その内容を要約したものです．

　　後頭葉症候群は視野や色覚の障害に加え，視覚連合野の障害により出現する多彩な視覚性失認症状が主要な症状となります．

1 視野と色覚の障害

　　後頭葉障害で最も高率に出現する症状は視野の異常と思います．同名性半盲や上1/4盲として出現してきます．両側性に後頭葉の下部が障害されると，上水平性半盲となります．

　　両側の視覚領が高度に障害されると皮質盲となります．視覚領野は後大脳動脈の灌流域に存在するため，皮質盲は両側の後大脳動脈閉塞症を原因として出現する頻度が高いのですが，両側性の後大脳動脈閉塞症で必ず皮質盲が出現してくるというわけではありません．後頭葉皮質部は主として後大脳動脈により灌流されてはいますが，一部中大脳動脈の

分枝も灌流しており，臨床的に皮質盲をみる機会が比較的少ないことと関連していると考えられます．

皮質盲には盲を否認する病態失認を伴うことがあります．この盲の否認は Anton 症候群とよばれています．

大脳性色盲は後頭葉損傷による要素的な色覚の障害です．両側の後頭葉損傷により出現してきます．一側の障害では対側に出現してくるわけですが，臨床的にとらえることは困難です．

2 視覚性失認

左の後頭葉損傷で最も重要な症候は純粋失読と思います．純粋失読はこれまで「読み書き障害」の主要な症候として扱ってきましたが，文字の視覚情報の処理過程の障害ですので，ここで取り上げました．本症の責任病巣としては，左の後頭葉と脳梁膨大部が重視されています．病理学的にみた後頭葉病巣は紡錘状回や舌状回を中心に楔状回や鳥距回に拡がっていますが，後大脳動脈閉塞症の病態を反映しているものと思います．通常，右の同名性半盲や色彩失認を伴っています．左の後頭葉損傷に加え，脳梁膨大部が損傷されることによる離断症候群としても論じられています．

色彩失認は色名呼称の障害です．左の後頭葉の損傷により出現してきます．

通常，両側の後頭葉損傷により出現する症状として，物体失認と相貌失認があります．物品の視覚情報は左で，顔の視覚情報は右で処理されると考えられていますので，物体失認は左優位の損傷で，相貌失認は右優位の損傷で生じると考えられます．時には，一側性の左損傷で物体失認が，また，右の損傷で相貌失認が出現してくることも報告されていますし，両側の損傷で両者が出現してくることもあります．

その他の視覚性失認症状として，同時失認（視覚性注意障害）や画像失認などがあります．左の後頭葉損傷で出現してくることがあります．

視覚性失認の周辺症状として，変形視や幻視，視覚保続などがあります．後頭葉の損傷，あるいは，後頭葉への線維連絡の損傷の関連性が論じられています．視覚性失語という概念もあります．物体失認(狭義の視覚性失認)は物品の視覚的認知障害ですが，視覚性失語は物品の視覚的呼称障害です．側頭葉の下外側部にまで及ぶような左の後大脳動脈領域の広範な梗塞により出現してくるといわれています．

E 大脳辺縁系

1 構造と機能

　19世紀，モンロー孔を中心としてリング状に脳の中心部分を縁どるように存在する灰白質は"le grand lobe limbique"（大脳辺縁葉）とよばれ，そこから辺縁葉（limbic lobe）という用語が誕生しました．嗅葉や海馬傍回，帯状回なども含まれています．その後，変遷を経て，辺縁葉には，海馬や海馬台，歯状核，帯状回，脳梁灰白層，中隔，嗅内野，脳弓，扁桃体などが含まれることになりました．

　辺縁系（limbic system）は辺縁葉の機能的解剖学的結びつきを示す用語です．本来の辺縁葉に加え，細胞構築学的検討から島や側頭葉極，前頭葉眼窩面後部なども辺縁系に含まれることもありますし，機能的関連性から視床前核や視床下部，中脳被蓋部もこのシステムに含まれることもあります．

　辺縁系の中心を占めるのは海馬と扁桃体と思います．なお，海馬（海馬体）は海馬台と固有海馬（アンモン角），歯状核よりなっています．この2つを中心とし，複雑な線維連絡が存在しています．そのなかの代表的な回路が，Papezの回路とYakovlevの回路です．

　Papezの回路は海馬から脳弓，乳頭体，乳頭体視床束，視床前核群，帯状回，海馬傍回を経て海馬へと戻る閉鎖回路です．Yakovlevの回路は扁桃体や視床背内側核，前頭葉眼窩部，鉤状束，側頭葉先端部などが関与する回路です．

　大脳辺縁系は大別して，①記憶変換器としての海馬体系と，②感情表出複合体としての扁桃体系とから構成されていると考えられます．この両体系の障害により多彩な記憶や情動の障害をきたすことになります．

2 大脳辺縁系の神経症候学

　大脳辺縁系は大脳基底核や視床，前頭葉との間に複雑な求心性，遠心性線維連絡が存在しています．視床下部や脳幹網様体とも豊富な線維連絡があります．そのため，意識障害や記憶障害，情動障害などの出現をきたすことがあります．また，自律神経機能や内分泌代謝の障害も出現してくることがあります．

　大脳辺縁系の血管支配ですが，海馬や海馬傍回は後大脳動脈の灌流域にあります．海馬の症候学は後大脳動脈閉塞症や側頭葉症候群で触れました．純粋健忘が出現してきます．

　扁桃体の前半部は中大脳動脈からの穿通枝，後半部は前脈絡叢動脈によって灌流されています．しかし，これらの血管閉塞によって生じたと思われる症候学的に扁桃体梗塞を意

識させるような症例に遭遇したことはありません．前脈絡叢動脈閉塞症はそれほど，まれなものではありませんし，画像で扁桃体に梗塞を有する症例もあり，扁桃体梗塞による神経症候に気をつけてはいるのですが．

帯状回の主要な部分は前大脳動脈に灌流されています．発動性の低下や記憶障害などに留意しておく必要があります．帯状回後部は後大脳動脈の灌流域にあると思います．帯状回から帯状回峡，さらには海馬傍回へと至る回路の障害により，左では純粋健忘に注目しています．右では病巣の拡がりによっては道順障害が出現してくる可能性があります．

脳弓の梗塞はまれですが，純粋健忘を呈した症例を経験したことがあります．前交通動脈から，あるいは前大脳動脈のA1からの穿通枝が灌流しています．

F 大脳基底核

1 構造と機能

大脳基底核は大脳皮質下に存在する神経諸核の集合体で，尾状核や被殻，淡蒼球，視床下核，黒質などで構成されています．視床下核は視床の下方に，黒質は視床下核の後方部で中脳の腹側部に存在しています．

尾状核と被殻を合わせて線条体とよんでいます．なお，被殻と淡蒼球を合わせてレンズ核とよぶこともあります．場合によっては，側坐核や前有孔質，扁桃体，脚橋被蓋核，マイネルト基底核，前障なども大脳基底核に含まれることがあります．

これらの諸核は大脳基底核神経回路網を形成し，相互に線維連絡を有していますが，一方では，前頭葉を中心とした大脳皮質や視床，大脳辺縁系との間に入力系や出力系が存在していますので，それを介して種々の脳機能に関与しています．

大脳基底核神経回路網は神経伝達物質の回路網でもあります．大脳基底核疾患の理解にはこれらの物質の理解が必要となってきます．大脳基底核に存在する主なアミノ酸系神経伝達物質としては，興奮性伝達物質であるグルタミン酸と，抑制性伝達物質であるガンマアミノ酪酸（GABA）が重要です．線条体にはアセチルコリンや，モノアミン（ドパミン，ノルアドレナリン，セロトニンなど）の神経終末が存在しています．また，線条体黒質系ドパミン神経は，GABA作動性の線条体黒質路とともに，大脳基底核のフィードバック回路として重要な役割を担っています．代表的な大脳基底核疾患であるパーキンソン病では線条体黒質系のドパミンの減少が著明となってきます．ハンチントン病では尾状核を中心にGABAの減少が認められます．

大脳基底核の神経諸核では入力系と出力系が複雑に絡み合っています．その出入力には，興奮性のこともあり，抑制性のこともあります．また，前頭葉を中心とする大脳皮質や視床，大脳辺縁系との線維連絡は複雑です．だいぶ前になりますが，総説でも紹介した

ことがあります[25]し，神経回路網については多くの成書でシェーマが掲載されています．それを解説するのは本書の目的からはずれることになりますので詳細は省略し，主要な大脳基底核の回路を紹介しておきたいと思います．大脳皮質や大脳基底核，大脳辺縁系，視床などには，複雑な線維連絡が存在し，そのことが神経症候学を複雑にしていることだけは強調しておきたいと思います．

　大脳皮質-大脳基底核-視床-大脳皮質を結ぶ連絡線維は閉鎖回路を形成しています（大脳基底核の並列回路）[26]．この回路は，運動系や眼球運動系，連合系，辺縁系の回路（ループ）に分けられています[26,27]．

　運動系回路は運動野や運動前野，補足運動野から線条体（主として被殻）に投射します．被殻からは淡蒼球の外節/内節や黒質網様部に投射し，さらに，視床の外側腹側核吻側部や前腹側核小細胞部，内側中心核へと向かい，運動野や運動前野，補足運動野へと戻ってきます．運動の調節や運動のプログラミングに関与しているものと考えられています．

　眼球運動系回路は前頭眼野や補足前頭眼野から尾状核，さらに，淡蒼球内節や黒質網様部へ投射しています．そこから視床を経て前頭眼野や補足前頭眼野へと戻っています．眼球運動を制御する回路です．

　連合系回路は主として前頭葉連合野と尾状核を結ぶ回路です．背外側前頭前皮質回路と外側眼窩前頭皮質回路の2つに分けられています[26]．前者は背外側前頭前野や運動前野，頭頂葉連合野から尾状核背外側部へと投射し，そこから，淡蒼球内節や黒質網様部へと投射します．淡蒼球内節からは視床の前腹側核小細胞部，黒質網様部からは視床の背内側核小細胞部を経由して背外側前頭前野へと戻ります．この回路の障害で空間での位置情報を必要とする運動に障害をみることが知られています．後者は外側眼窩前頭前野や聴覚連合野，視覚連合野から尾状核の腹内側部へと向かい，さらに，淡蒼球内節や黒質網様部に投射します．淡蒼球内節からは視床の前腹側核小細胞部を，黒質網様部からは視床の背内側核大細胞部や前腹側核大細胞部を経由して外側眼窩前頭前野へと戻る回路です．運動における注意の切り替えに関係していると推測されています[26]．

　辺縁系回路は帯状回の前部や眼窩回，前頭前野内側面，側頭葉の極部や内側面，扁桃体，海馬などから辺縁線条体へと投射し，腹側淡蒼球や黒質網様部から視床背内側核の内側部を経由して帯状回や眼窩回へと向かいます．大脳辺縁系との結びつきが強い回路です．

　大脳基底核の血管支配について簡単に触れておきます．中大脳動脈の水平部から数本の外側線条体動脈が分岐します．内側枝と外側枝に分けられますが，尾状核の頭部や体部，被殻，淡蒼球外側部などはその灌流域にあります．なお，尾状核頭部の下部や被殻の内側下部，淡蒼球の一部は前大脳動脈からの穿通枝が灌流しています．

2 大脳基底核の神経症候学

　大脳基底核の主要な機能は運動であると思います．最近では，広く行為や学習との関連でも論じられています．行為や学習には当然記憶も関係してきますし，行為や学習，記憶の問題は，大脳基底核と認知機能の問題に発展していきます．その他，大脳基底核の眼球

運動への関与，あるいは，視覚や体知覚を中心とした感覚情報処理への関与なども論じられています．

1 運動

　大脳基底核は随意運動のプログラミングや調節に深く関係しています．一般に大脳基底核は運動場面において外界からの情報を受けながら運動パターンを選択していくときに重要な役割を演じていると考えられています．運動には意図的運動と非意図的運動がありますが[28]，大脳基底核は非意図的で，反射的，あるいは自動的運動に関与することは少ないと思われます．日常生活面で周囲の状況に応じた判断を要する運動には大脳皮質や大脳基底核，小脳の関与が必要となりますが，高度に意図的になればなるほど大脳の関与が必要となってきます．一次運動野のみならず補足運動野，運動前野も動員されてくることになります．この大脳の運動野と大脳基底核には密な回路が存在することを述べてきました．この高度に意図的な行為にも，大脳基底核が関与してくることになると思いますが，まだまだ未解決な問題が多いと思われます．

　大脳基底核障害による運動障害については，パーキンソン病を中心とする大脳基底核疾患における症候の発現機序との関連性で多くの研究が続けられてきました．最近では，運動のプログラミングや調節という観点に加え，記憶や学習との関連での行為や認知という高次脳機能面での障害がパーキンソン病を中心として検討されています．神経心理学領域においてもパーキンソン病における認知や行為，記憶の障害はトピックスのひとつでありますが，現在のところ，脳梗塞の病態との関連で論じられることは少ないようです．

　大脳基底核病変による行動障害を失行論の立場から論じた報告は少ないようです．脳梗塞による大脳基底核病変と失行症状を検討したものとしては，PramstallerとMarsden[29]の報告がありますが，彼らは病巣が大脳基底核にとどまっている限り観念性失行や観念運動性失行は生じないと結論しています．

2 記憶

　大脳基底核と手続き記憶との関連性が論じられています．記憶は大きく陳述記憶と非陳述記憶に分類されます．非陳述記憶の代表的なものが手続き記憶であり，運動や技能など言語化できず，かつ，意識に上ることのない記憶がこれに相当します．この手続き記憶には大脳皮質の運動系や小脳とともに大脳基底核が関与していると考えられています．

　なお，前頭連合野とかかわる記憶に作業記憶（working memory）があります．この作業記憶は前頭葉機能として重要な遂行機能との関連でも論じられており，記憶というより思考と言い換えることもできますし，会話や読解，推理，学習，計算など複雑な認知課題を遂行するのに不可欠な過程ということもできます．前頭連合野と大脳基底核の回路を考えますと，作業記憶も大脳基底核障害による記憶や認知機能を論じるときには重要な役割を担うものと考えています．

　陳述記憶の障害であるエピソード記憶の障害は，海馬や視床など記憶回路に関連する部位の障害で出現してきます．健忘症候群や純粋健忘とよばれていますが，尾状核の血管障

害で出現してくることがあります．大脳基底核と前頭葉や視床，大脳辺縁系の線維連絡路の障害が関与しているものと思われます．

　大脳基底核に病巣を有する脳血管障害を対象として，認知機能についての検討が加えられています．大脳基底核障害と認知機能に関しては，パーキンソン病を対象とした多くの検討があり，手続き記憶や手続き学習の障害，さらには，作業記憶や遂行機能などの前頭葉機能に障害をみることが報告されています．これらの障害は大脳基底核障害のみの結果ではなく，大脳基底核と前頭葉の相互作用の障害として把握すべきであるとの指摘もあります[30]．最近，大脳基底核障害における認知機能は神経心理学の重要なテーマのひとつになっていますので，今後の知見の集積が期待されるところです．

3　大脳基底核と脳血管障害

　大脳基底核領域を含む脳梗塞や脳出血の頻度は高く，大脳基底核は最も脳血管障害が好発する部位です．しかし，大脳基底核に限局した脳血管障害による症候を問われますと，明確に答えることには困難が多いと思われます．被殻に限局した梗塞は通常，無症候性に経過してきます．被殻出血も病巣が被殻に限局していれば無症候性に経過してなんら不思議はありません．被殻出血により出現する片麻痺や感覚障害は被殻の神経脱落症状ではありませんし，画像診断で偶然発見される陳旧性被殻出血も多いものです．

　大脳基底核の脳梗塞については，第3章「血管閉塞症候群」のなかの「中大脳動脈とその分枝」で，「外側線条体動脈」の項を設け，「線条体内包梗塞」と「尾状核梗塞」で詳しく述べましたので省略いたします．

　脳出血については，随所で解説を加えてきました．特に，第2章「神経心理学の主要症候」の「失語症」で，「脳血管障害による失語症」を取り上げ，被殻出血の症例と画像を紹介してきましたが，脳出血としては，まとまったスペースを用意していませんでしたので，被殻出血と尾状核出血について簡単に記載しておきます．

　脳出血の部位別頻度については多くの施設からの報告があります．施設により多少の差はありますが，一般的にいえば，被殻出血が40％程度で，視床出血が30％程度となり，皮質下出血は10％前後，橋出血は5～10％，小脳出血は5％程度とする報告が多いようです．尾状核出血はせいぜい2％程度だと思います．

　被殻出血は外側線条体動脈の破綻で生じ，大脳基底核を中心に内包や放線冠へと進展します．その大きさにより，周囲の大脳半球やその皮質下の構造物に直接的，間接的影響を及ぼすことになります．被殻出血は対側の片麻痺と感覚障害を中核症状とします．運動麻痺は通常，上肢に強い片麻痺を呈し，構音障害を伴うことも多いようです．血腫の拡がりによっては，意識障害や共同偏倚，脳ヘルニア徴候などを呈してきます．なお，中等度以上の出血では，左半球であれば失語症を，右半球であれば左半側空間無視を生じることが多いようです．

　尾状核出血では，血腫は尾状核を中心に内包前脚へと進展します．通常，脳室穿破を伴っています．比較的尾状核に限局した出血例では，要素的な運動，感覚障害は存在しても軽度で，頭痛や嘔吐，項部強直などの髄膜刺激症状が前景に出てくることがあります．

このため初診時の臨床診断ではくも膜下出血とされる頻度が高いようです．血腫の大きさや脳室穿破による髄液の通過障害による水頭症などにも影響されますが，限局性の尾状核出血では一般に意識障害は存在しても軽度であると思われます．時に，意欲の低下や記憶障害，性格変化などの高次脳機能障害が前景に出てくることがあります．

被殻出血や尾状核出血は限局性であれば症候は軽微です．神経症候学的に神経脱落症状は認めないこともあります．周囲へと進展すれば，種々の神経症候が出現してきますが，症候の発現には，大脳基底核は前頭葉を中心とする大脳皮質や視床，大脳辺縁系などとも豊富な線維連絡を有することにも留意しておく必要があると考えています．

G 視床症候群

1 構造と機能

間脳は終脳（大脳半球）と脳幹をつなぐ位置に存在し，両者間の情報を伝える中継核として重要な役割を担っています．間脳は視床と視床上部，視床下部の3部より形成されています．視床は大きく腹側視床と背側視床に分けられますが，一般に背側視床を視床とよび，腹側視床は subthalamus とよばれています．

視床の症候学を理解するためには，神経核とその線維連絡を理解する必要があります〔表3-3（204頁）参照〕．視床核はその機能から特殊視床核群と非特殊視床核群に分けられています．前者は特定の求心刺激を特定の大脳皮質領域へと中継し，後者は網様体を介して求心刺激を大脳皮質に全般的に投射しています．

視床は感覚と密接に関連しています．後内側腹側核や後外側腹側核は体性感覚に，外側膝状体核は視覚に，内側膝状体核は聴覚に関与しています．前外側腹側核は錐体外路系の中継核として重要です．高次脳機能障害との関連では，視床前核や視床内側核が特に記憶障害との関連で重要と思われます．

腹側視床や視床上部，視床下部についても簡単に触れておきます．

腹側視床は錐体外路系と関連しています．代表的な神経核は視床下核（Luys体）で，その障害によりバリズムとよばれる不随意運動が出現してきます．

視床上部は松果体と手綱，視床髄条からなりますが，その機能には高次脳機能障害との関連も含め不明な点が多いものと思われます．

視床下部は自律神経系の中枢として重要な機能を有しています．また，脳下垂体と形態的，機能的に密接な関連を有しており，内分泌中枢としても重要です．視床下部の神経核として重要な室傍核や視索上核，弓状核などが下垂体との関連が深いようです．一方，乳頭体の中にある乳頭体核は視床前核に投射し，海馬や大脳辺縁系とも密接に関連することから，記憶を中心とした高次脳機能とのかかわりを有しています．なお，脳弓や乳頭視床

束は乳頭体核と海馬や視床前核との線維結合であり，記憶と密接に関連しています．扁桃体系とのかかわりでは情動面の障害も考慮しておく必要があります．

2 視床症候群

　視床は脳血管障害の好発部位のひとつです．梗塞にしろ，出血にしろ，その障害部位を中心とした多彩な神経症候を呈してくることになります．視床の血管閉塞症候群は，すでに第3章の「後大脳動脈とその分枝」のなかで詳しく述べてきましたので省略いたします．

　視床出血は病巣部位の神経脱落症状とともに周囲への進展による神経症状，あるいは，急性期の周囲への mass effect による神経症状が加わることになります．この視床出血についても，随所で概説を加えてきました．

　何度も触れてきましたが，前頭葉を中心とする大脳半球と視床，大脳基底核，大脳辺縁系には密な線維連絡があることに注意しておきたいものです．思わぬ症候が出現してくることがあります．形態学的に視床にのみ病巣があるようにみえても，症候の発現機序には，その線維連絡を介する種々の要因が加わっている可能性も考慮しておきたいと思います．

H 脳梁離断症候群

1 構造と機能

　左右の大脳半球にはいくつかの連絡路が存在しています．その連絡線維は交連線維とよばれています．脳梁や前交連，海馬交連などがこれに相当しますが，最大の交連線維が脳梁です．

　脳梁は，前方部の"吻"(rostrum)と"膝"(genu)，中心部の"幹"(truncus)，後方部の"膨大部"(splenium)に分類されます．左右の大脳半球を結ぶ連絡路が脳梁内のどの部位を通るかについては報告されています[31]が，脳梁損傷による離断症候群が出現するか否かについて，あるいはどのような症状が観察されるかについては個人差が大きいといわれています．

　脳梁は主として前大脳動脈の分枝である脳梁周囲動脈により灌流されています．脳梁膨大部の正中部は前大脳動脈の分枝が灌流していることが多いと思いますが，脳梁膨大部の後方部領域は後大脳動脈からの分枝である脳梁枝により灌流されています．

表 4-1　前大脳動脈領域の障害により出現する脳梁離断症候群

左大脳半球優位性に関連する症状
　　左手の失行
　　左手の失書
　　左手の触覚性呼称障害
右大脳半球優位性に関連する症状
　　右手の半側空間無視
左右対称性の障害
　　位置覚や立体覚，触覚などの移送障害
大脳半球損傷に脳梁損傷が加わって出現する症状
　　拮抗性失行
　　他人の手徴候（alien hand sign）
　　道具の強迫的使用

2　脳梁離断症候群

　前大脳動脈の基幹部の閉塞や脳梁周囲動脈の閉塞による脳梁の梗塞により，脳梁離断症候群が出現することがあります．しかし，前大脳動脈領域の脳梗塞により生じる脳梁障害では，同時に前頭葉に梗塞を伴っていることも多く，そのことが症状を修飾してくることも承知しておく必要があります．左右どちらの動脈が関与しているかも重要です．脳梁は脳の真ん中にある構造物ですので，左右どちらの脳梁周囲動脈が閉塞しても脳梁離断症候群が出現しそうなものですが，必ずしもそうではありません．代表的な脳梁離断症候群である左手の観念運動性失行や失書，触覚性呼称障害などは左の損傷で出現してきます．右の損傷での報告もないわけではありませんが，大脳優位性について側性化の問題が解決されていないようです．

　脳梁離断症候群として記載されている症状は多彩です．臨床的な重要性を加味して代表的な脳梁離断症状を表に示しました[32]（表4-1）．

　脳梁離断症候群は左に一側性に出現する症状と，右に一側性に出現する症状に分けられます．前者は脳梁の損傷により左大脳半球の機能が右半球へと伝達されないための症状であり，後者は右大脳半球の機能が左半球へと伝達されないための症状です．なお，左右半球間での伝達障害により生じる症状もあります．さらに，大脳の損傷と同時に脳梁が損傷した場合に出現する症状もあります．

1 左大脳半球優位性に関連する症状

　左大脳半球の機能が右半球へと伝達されないための症状です．
　脳梁幹の損傷で出現する症状として，左手の失行や左手の失書，左手の触覚性呼称障害などが報告されています．左手の失行は観念運動性失行で，失書も同時に出現することが多いと思いますが，別々に出現してくることもあります．各症状について損傷部位との関連性について多くの報告があり，左手の失行は脳梁幹中間部より前方部の障害で，失書は後方部の障害で出現するものと考えられています[32]．

2 右大脳半球優位性に関連する症状

　右大脳半球の機能が左半球へと伝達されないための症状です．
　脳梁が離断されたとき右半球の空間認知に関する情報が左半球へと伝達されないために，右手のみに左半側空間無視を生じる症例の存在が報告されています[33]．

3 左右対称性の障害

　左右半球間での伝達障害により生じる症状もあります．脳梁の障害により位置覚や立体覚，触覚などの体性感覚の移送障害が観察されます[34]．一側の手指で作った同じパターンを対側の手指で作るように指示したとき，その課題ができなくなります．一側の手で触ったものの素材や物品を対側の手で選ぶよう指示しても，選択が困難となります．障害は左右の手で同じように出現し，同種感覚移送障害とよばれています．

4 大脳半球損傷に脳梁損傷が加わって出現する症状

　大脳の損傷と同時に脳梁が損傷した場合に出現する症状もあります．
　拮抗性失行の患者では脳梁損傷に加え，大脳半球の内側面に障害を有することが多いようです[35]．道具の強迫的使用は左の前頭葉内側部と脳梁膝の病巣で出現してきます[36]．他人の手徴候(alien hand sign)でも前頭葉と脳梁に病変をみる場合があります．

5 脳梁損傷と吃音（stuttering）

　脳梁の損傷では，左右半球の言語機能の連絡が断たれるために吃音をきたすことがあります[37〜39]．共通の責任病巣としては脳梁幹が指摘されています．吃音とともに脳梁離断症候群を伴っていることもあります．

文献

1) Mesulam MM : Frontal cortex and behavior. Ann Neurol 19 : 320-325, 1986
2) Damasio A : The frontal lobes. In : Heilman KM, Valenstein E : Clinical Neuropsychology, 2nd ed, Oxford Univ Press, New York, 1985, p339-375
3) Cummings JL : Frontal-subcortical circuits and human behavior. Arch Neurol 50 : 873-880, 1993
4) 森　悦朗：基底核・視床病変による高次脳機能障害．第32回 日本高次脳機能障害学会総会抄録集，2008, p70
5) Mori E, Yamadori A : Unilateral hemispheric injury and ipsilateral instinctive grasp reaction. Arch Neurol 42 : 485-488, 1985
6) 富田　将，溝口美佐子，西本加奈，山田麻和，瀬戸牧子，辻畑光宏，佐藤　聡，田川皓一：湯船をみたら服を脱ごうとした1例―環境依存症候群を呈した脳梗塞―（会）．高次脳機能研究 34 : 67, 2014
7) Robinson RG, Kubos KL, Starr LB, Rao K, Price TR : Mood disorders in stroke patients. Importance of location of lesion. Brain 107 : 81-93, 1984
8) Gainotti G, Azzoni A, Marra C : Frequency, phenomenology and anatomical-clinical correlates of major post-stroke depression. Br J Psychiatry 175 : 163-167, 1999
9) Krishnan KR, Hays JC, Blazer DG : MRI-defined vascular depression. Am J Psychiatry 154 : 497-501, 1997

10) Alexopoulos GS, Myers BS, Young RC, Campbell S, Silbersweig D, Charlson M : 'Vascular depression' hypothesis. Arch Gen Psychiatry 54 : 915-922, 1997
11) 小林祥泰：脳卒中後アパシーと血管性認知症. 高次脳機能研究 34 : 1-8, 2014
12) 大東祥孝：前頭葉関連症状. Clinical Neuroscience 10 : 74-78, 1992
13) Fukatsu R, Fujii T, Tsukiura T, Yamadori A, Otsuki T : Proper name anomia after left temporal lobectomy : a patient study. Neurology 52 : 1096-1099, 1999
14) Iwata M : Kanji versus Kana. Neuropsychological correlations of the Japanese writing system. Trends Neurosci 7 : 290-293, 1984
15) 平野正治：「所謂」皮質聾について. 精神神経学 75 : 94-138, 1973
16) Fujii T, Fukatsu R, Watabe S, Ohnuma A, Teramura K, Kimura I, Saso S, Kogure K : Auditory sound agnosia without aphasia following a right temporal lobe lesion. Cortex 26 : 263-268, 1990
17) Rosati G, De Bastiani P, Paolino E, Arslan E, Artioli M : Clinical and audiological findings in a case of auditory agnosia. J Neurol 227 : 21-27, 1982
18) Taniwaki T, Tagawa K, Sato F, Iino K : Auditory agnosia restricted to environmental sounds following cortical deafness and generalized auditory agnosia. Clin Neurol Neurosurg 102 : 156-162, 2000
19) 田川皓一, 池田芳信, 平田　温, 高橋　晶, 佐藤雄一：頭頂葉に梗塞巣を有する手掌・口症候群の 1 例. 神経内科 20 : 70-73, 1984
20) 田川皓一：Sensory extinction. 神経内科 30 : 351-356, 1989
21) Kawamura M, Hirayama K, Shinohara Y, Watanabe Y, Sugishita M : Alloaesthesia. Brain 110 : 225-236, 1987
22) 山鳥　重：失読失書と角回病変. 失語症研究 2 : 236-242, 1982
23) 平山和美：基本症候と責任病巣. 失計算. 平山惠造, 田川皓一（編）：脳血管障害と神経心理学, 第 2 版, 医学書院, 2013, pp301-307
24) DeRenzi E, Pieczuro A, Vignolo LA : Oral apraxia and aphasia. Cortex 2 : 50-73, 1966
25) 田川皓一：大脳基底核. 分子血管病 4 : 87-96, 2005
26) 櫻井信夫：大脳基底核. 柴崎　浩, 田川皓一, 湯浅龍彦（編）：ダイナミック神経診断学, 西村書店, 2001, pp212-220
27) 中野勝麿：大脳基底核の input と output. Clinical Neuroscience 16 : 490-492, 1998
28) 松坂義哉, 丹治　順：意図的運動と非意図的運動の神経機構. Clinical Neuroscience 20 : 1236-1239, 2002
29) Pramstaller PP, Marsden CD : The basal ganglia and apraxia. Brain 119 : 319-340, 1996
30) 丸山哲弘：パーキンソン病の認知機能障. Clinical Neuroscience 19 : 649-652, 2001
31) De Lacoste MC, Krikpatrick JB, Ross ED : Topography of the human corpus callosum. J Neuropathol Exp Neurol 44 : 578-59, 1985
32) 大槻美佳, 相馬芳明：病変部位からみた神経心理学. 脳梁. 平山惠造, 田川皓一（編）：脳卒中と神経心理学, 医学書院, 1995, pp42-52
33) Kashiwagi A, Kashiwagi T, Nishikawa T, Tanabe H, Okuda J : Hemispatial neglect in a patient with callosal infarction. Brain 113 : 1005-1023, 1990
34) 里見和夫, 後藤鉱司：左前大脳動脈閉塞による脳梁損傷例に認められた位置覚移送障害の検討. 臨床神経 27 : 599-606, 1987
35) 田中康文：拮抗失行およびその類縁症候. 神経進歩 35 : 1015-1030, 1991
36) 森　悦朗, 山鳥　重：左前頭葉損傷による病的現象：道具の強迫的使用と病の把握現象との関連性について. 臨床神経 22 : 329-335, 1982
37) 遠藤教子, 福迫陽子, 河村　満, 塩田純一, 正木信夫, 廣瀬　肇：脳梁の梗塞性病変による症候性吃音. 音声言語医学 31 : 388-396, 1990
38) 津本智幸, 西岡和哉, 中北和男, 林　靖二, 前島伸一郎：吃様症状を呈した脳梁梗塞の 1 例. 脳神経外科 27 : 79-83, 1999
39) 萩原宏毅, 武田克彦, 斎藤史明, 清水輝夫, 板東充秋：失書のない左手の失行と吃音様症状を呈した右前大脳動脈領域梗塞による脳梁離断症候群の一例. 臨床神経 40 : 605-610, 2000

索 引

和文索引

あ
アテローム血栓性脳梗塞　15, 159
アナルトリー　30, 35
アパシー　235
アプロソディア　144
アルツハイマー型認知症　18

い
意識　219
意識障害　24, 30, 178, 190, 209, 219
意味記憶　131
意味性錯語　31
意味性認知症　66
一過性黒内障　162
一過性脳虚血発作　53, 162
一次運動野　185
一次感覚野　185, 240
一次視覚野　245
一次聴覚野　237

う
ウェルニッケ失語　27, 37, 182, 186, 238
ウェルニッケ領野　28, 29, 186, 237, 238
うつ　235
迂言　31
運動維持困難　130, 175, 188, 232
運動性失語　→ブローカ失語を見よ
運動前野　173, 230
運動保続　130, 174, 232
運動麻痺　173, 185, 231
運動無視　130, 233
運動野　173
運動連合野　173, 230

え
エピソード記憶　131
延髄外側症候群　218
縁上回　29, 240
嚥下障害　185

お
黄斑回避　212

横側頭回　237
音韻性錯語　31, 45

か
下後頭回　245
下側頭回　237, 245
下頭頂小葉　240
過書　80
画像失認　87, 215
海馬　208, 247
海馬性記憶障害　134
海馬体　237
海馬傍回　237, 245
外頸動脈　154
外言語　27
外側後頭側頭回　245
外側線条体動脈　179, 193
概念失行　122
角回　29, 240, 243
喚語障害　31
間脳　210, 252
間脳性記憶障害　132
感覚障害　173, 185, 241
感覚性失語　→ウェルニッケ失語を見よ
緩徐進行性失語　66
環境依存症候群　128, 174, 232
環境音失認　111, 239
環シルビウス裂言語領域　28
観念運動性失行　121, 187, 244
観念性失行　121, 188
眼動脈閉塞症　162

き
利き手　24, 29
奇前大脳動脈　168
記憶の分類　131
記憶障害　131, 176, 208, 234, 240
偽性球麻痺　63, 185, 198
吃音　64, 255
拮抗性失行　129, 174, 232
強制把握　127, 174, 232
強制模索　127, 174, 232
境界域梗塞　160, 181

く，け
空間性失書　80
計算の障害　34

血管性うつ病　235
血管性認知症　17
楔部　245
健忘症候群　→純粋健忘を見よ
健忘性失音楽　112
健忘性失語　46, 238
幻視　89
原発性進行性失語　66
言語の優位半球　28
言語野孤立症候群　42
言語領野　28, 29

こ
古典的失行論　121
語義失語　66
語健忘　31
語性錯語　31
口部（口腔）顔面失行　**121**, 188, 233, 244
交叉性失語　29
交通後部　199
交通前部　199
行為や行動の異常　126
後下小脳動脈　218
後大脳動脈　198
後大脳動脈閉塞症　55, **200**
後頭前切痕　237
後頭葉　245
後頭葉症候群　212, **245**
後頭連合野　245
後脳梁枝　200
後脈絡叢動脈　199, 206
高次脳機能障害　22
鉤部　237
構音器官　61
構音障害　60
構成失行　121, 188
構成失書　80
混合型認知症　18

さ
作業記憶　131, 250
錯語　31
錯文法　32

し
シルビウス裂　237
ジャルゴン　31
使用行動　128, 174, 232

索引

肢節運動失行　**121**, 187, 233, 244
視覚性運動失調　81, 101, 242
視覚性失語　**65**, 90, 215, 246
視覚性失認　65, **81**, 214, 215
　　── の周辺症状　88
視覚性注意障害　**87**, 101
視覚前野　245
視覚中枢　245
視覚認知　81, 238
視覚保続　89
視空間失認　91
視床　204, 252
視床下核　210, 252
視床下部　210, 252
視床灰白隆起動脈　199, 203
視床梗塞　56, 207
視床膝状体動脈　199, 203, 206
視床出血　57
視床症候群　**203**, 252, 253
視床上部　252
視床性運動失調　208
視床性記憶障害　132
視床性失語　**50**, 209
視床穿通動脈　→傍正中視床動脈を見よ
視床前核群　208
視床背内側核群　208
視野障害　186, 212, 241
字性錯語　31
色彩失認　**87**, 215, 246
色名呼称障害　87
失演算　140
失音楽　112
失計算　34, **140**, 189, 244
失語症　**26**, 175, 186, 217, 233, 238, 243
失語性失書　33
失語性失読　33
失行症　**120**, 187, 244
失行性失書　80
失構音　30, 35
失算　140
失書　187, 233
　　── を伴わない失読　→純粋失読を見よ
失読失書　33, **68**, 212, 239
失認症　**80**, 188
失文法　32, 35
失名詞　47
失名詞失語　46
疾病無関心　118
純粋アナルトリー　35
純粋健忘　**131**, 211, 240
純粋語唖　27, **35**
純粋語聾　27, 32, **38**, 109, 189
純粋失構音　35
純粋失書　33, **71**
純粋失読　33, **73**, 205, 214, 246

純粋発語失行　35
上後頭回　245
上小脳動脈　218
上側頭回　237
上頭頂小葉　240
情動障害　190, 240
饒舌症　143
触覚性失語　**65**, 115, 243
触覚性失認　**114**, 189, 242
心原性脳塞栓症　15, 154
身体失認　**115**, 189, 242
身体知覚(感覚)の消去現象　114, 243
身体パラフレニー　119
身体部位失認　115, 118
神経心理学　22
深部型境界域梗塞　160
進行性皮質下血管性脳症　17
新造語　31

す

すくみ足　130
水平部　179
遂行機能障害　178
錐体外路症状　63
錐体路　61
錐体路症状　63
髄質動脈　198

せ

せん妄　190
ぜいたく灌流　11
精神症状　190, 234
精神性注視麻痺　101
拙劣症　121
舌状回　200, 237, 245
戦略的単発梗塞認知症　17
線条体　248
線条体失語　**50**, 55, 233
線条体内包梗塞　55, **194**, 233
全失語　48
全般性注意　25
前下小脳動脈　218
前大脳動脈　154, 167
前大脳動脈閉塞症　55, **168**
前頭眼野　230
前頭前野　230, 236
前頭側頭葉変性症　67
前頭葉　139, 230
前頭葉外側穹窿部　231
前頭葉眼窩面　231
前頭葉機能障害　236
前頭葉症候群(前頭症状)　178, 191, **230**, 231
前頭葉性無視　97, 176
前頭連合野　230
前乳頭体動脈　199, 203
前脳基底部健忘　137, 176

前脈絡叢動脈　162
前脈絡叢動脈閉塞症　162

そ

早期CTサイン　8
相貌失認　**84**, 214, 216, 246
総頸動脈　154
側頭葉　237, 238
側頭葉症候群　211, 237
側頭葉性記憶障害　134
側頭連合野　237

た

他人の手徴候　119, **128**, 174, 232
多発梗塞性認知症　18
多弁症　143
多様式性失認　82
帯状回　237
帯状回峡　237
帯状回前部　231, 235
大脳基底核　193, 248
大脳性色盲　213
大脳辺縁系　247
大脳優位性　24

ち

地誌的記憶障害　103
地誌的障害　**102**, 217
知覚型視覚性失認　82
知覚転位症　114, 243
知能障害　30
着衣失行　**123**, 188, 244
中心後回　29, 185, 240
中心性同名性半盲　212
中心前回　29, 173, 185, 230, 233
中枢性感覚障害　114
中側頭回　237
中大脳動脈　154, 179
中大脳動脈閉塞症　53, **181**
中脳症候群　201
注意障害　24, 30
鳥距溝　245
鳥距動脈　199
超皮質性運動性失語　40, 52, 161, 233
超皮質性感覚性失語　33, 35, **41**, 52, 56, 217, 238
超皮質性混合性失語　**42**, 52
超皮質性失語　33, 40
聴覚性失認　27, 32, **108**, 189, 239
聴覚的理解の障害　32
陳述記憶　131

つ, て

椎骨脳底動脈　218
手口感覚症候群　207
手続き記憶　131
伝導性失語　33, **45**, 57

と

島　55
島症候群　192
統語の障害　32
頭頂葉　240
頭頂葉症候群　240
頭頂連合野　240
同時失認　87, 215
同種感覚移送障害　255
同名性半盲　212
動脈原性脳塞栓症　15
道具使用の障害　122
道具の強迫的使用　**127**, 174, 232

な

内頸動脈　154, 159, 166
内頸動脈閉塞症　53, **154**, 162
内言語　27
内側後頭側頭回　245
内側線条体動脈　167
内包後脚　196

の

脳幹　219
脳幹網様体　219
脳幹網様体賦活系　210
脳脚幻覚症　220
脳弓性記憶障害　138
脳血管　4
脳血管障害
　── による失語症　50
　── による半側空間無視　94
　── の分類　3
　── を有するアルツハイマー病　18
脳血管性パーキンソニズム　197
脳血管造影　11
脳梗塞
　── による失語症　51
　── の画像診断　7
　── の病態生理　4
　── の分類　3
　── の臨床カテゴリーと失語症　51
　── の臨床統計　12
脳出血
　── による失語症　56
　── の画像診断　12
脳循環代謝測定　11
脳卒中急性期データベース構築研究　12
脳卒中後アパシー　235
脳卒中後うつ病　235

脳底動脈　198, 218
脳底動脈先端症候群　220
脳底動脈閉塞症　219
脳動脈
　── とその灌流域　4
　── の側副血行路　4
脳梁　167, 253
脳梁梗塞　218
脳梁周囲動脈　167
脳梁性吃音　255
脳梁辺縁動脈　167
脳梁離断症候群　75, **176**, 218, 253, 254

は

バリズム　210, 252
パーキンソン病　250
パントマイム能力の障害　122
把握反射　**127**, 174, 232
背側視床　210, 252
発語失行　35
発語の障害　30
発声障害　61
半側空間無視　92, 166, 176, 188, 216, 241
半側身体失認　118
半卵円中心　198
汎性注意　25

ひ

皮質延髄路　61
皮質下失語　233
皮質下出血　57
皮質下性失語　50
皮質橋路　61
皮質脊髄路　61
皮質盲　88, 213, 245
皮質聾　**108**, 239
非失語性呼称障害　145
非陳述記憶　131
被殻出血　56
尾状核梗塞　197
左半球　29
表象障害　93
表層型境界域梗塞　160
病態失認　**118**, 189
病態無関心　118
病的把握現象　127
貧困灌流　11

ふ

ブローカ失語　27, **34**, 182, 186, 233
ブローカ領野　28, 29, 33, 186,

230, 233
プロソディー　30
復唱の障害　32
腹側視床　210, 252
物体失認　65, **82**, 214, 246
分水嶺梗塞　160

へ

ヘミバリズム　210
片麻痺　185, 196, 201
　── を伴わない全失語　49
辺縁系　208, 247
辺縁系回路　249
変形視　89
扁桃体　139, 208, 247

ほ

歩行失行　130, 175
保続　31
補足運動野　173, 230
方向性注意　25, 93
紡錘状回　200, 245
傍正中視床中脳梗塞　201, **220**
傍正中視床動脈　199, 203
傍辺縁系領域　231
本能性把握反応　**127**, 174, 232

ま

麻痺性構音障害　61, 185
街並失認　**104**, 212, 239

み

右同名性半盲　33
右半球　29
右半球症状　142
道順障害　**104**, 217, 242

む, も, よ

無為　236
無視症候群　142
無動性無言　178
模倣行動　128, 174, 232
読み書き障害　27, **33**, 68, 243

ら, り, れ

ラクナ梗塞　16
ラクナ症候群　16
臨床カテゴリー別にみた脳梗塞　14
レンズ核　248
レンズ核線条体動脈　→外側線条体動脈を見よ
連合型視覚性失認　82

欧文索引

A

Abbie 症候群　163
abulia　236
acalculia　140
achromatopsia　213
acute confusional state　190
AD with CVD　18
akinetic mutism　178
alexia with agraphia　68
alexia without agraphia　73
alien hand sign　128
allesthesia(alloesthesia)　114, 243
amaurosis fugax　162
amneic aphasia　46
amnestic aphasia　46
amusia　112
anarithmetia　140
anomia　47
anosodiaphoria　118, 213
anosognosia　118, 213
Anton 症候群　88, 108, 213, 246
apathy　235
aphemia　35
aphonia　61
aprosodia　145
astereognosia　114
ataxie optique　81, 242
auditory agnosia　108
autotopagnosia　115
awareness　219

B

Babinski 型病態失認　118
Bálint 症候群　101, 188, 242
Binswanger 病　17
borderzone infarction　160, 181
branch atheromatous disease(BAD)　15
Broca 失語　34
Broca 領野　28

C

cerebellar cognitive affective syndrome　220
cerebral color blindness　213
Classification of cerebrovascular diseases Ⅲ(CVD-Ⅲ)　3
color agnosia　87
color anomia　87
compulsive manipulation of tools　127
conduction aphasia　45
confusion　190
consciousness　219
corticalblindness　88
cortical deafness　108
CT　8

D, E

Dejerine-Roussy の視床症候群　203, **207**
delirium　190
diagonistic apraxia　129
dressing apraxia　123
dysarthria　60
early CT sign　8
environmental dependency syndrome　128
Exner の書字中枢　33, 233

F, G

forced grasping　127
forced groping　127
frontal neglect　97
Gerstmann 症候群　71, **116**, 140, 189, 242, 243
global aphasia　48
grasp reflex　127

H, I, J

hemiachromatopsia　214
hemispatial neglect　92
Heschl 回　237
Heubner 動脈　167
Horner 症候群　208
hyperlalia　143
imitation behavior　128
inferolateral infarcts　203
instinctive grasp reaction　127
insula　55
Japan Standard Stroke Registry Study(JSSRS)　12

K, L

Klüver-Bucy 症候群　191, 240
Lausanne Stroke Registry　14
leptomeningeal anastomosis　6
limbic system　247
"logopenic" 型原発性進行性失語　67
luxury perfusion　11
Luys 体　210, 252

M, N

metamorphopsia　89
MIP(middle intraparietal area)　102
misery perfusion　11
mixed dementia　18
modality specific anomia　47
Monakow 症候群　163
motor aphasia　34
motor impersistence　130, 188
motor neglect　130
motor perseveration　130
MRA　11
MRI　10
multi-infarct dementia　18
multimodal agnosia　82
neglect syndrome　142
neuropsychology　22

O, P

object agnosia　82
optic aphasia　65
optische Ataxie　101
Papez の回路　**131**, 247
paramedian thalamic and midbrain infarcts　201, **220**
paramedian thalamic infarcts　203
PET　11
picture agnosia　87
posterior choroidal infarcts　206
post-stroke depression　235
pragmatagnosia　82
prefrontal kob　185
primary progressive aphasia　66
prosopagnosia　84
pseudobulbar palsy　**63**, 185
pure agraphia　71
pure alexia　73
pure anarthria　35
pure dysarthria　**61**, 185
pure word deafness　**38**, 109
pure word dumbness　35

R, S

retrosplenial amnesia　**136**, 218
semantic dementia　66
sensory aphasia　37
sensory extinction　114
simultanagnosia　87
slowly progressive aphasia　66
somatagnosia　115
somatoparaphrenia　119
spatial dysgraphia　80
SPECT　11
spectacular shrinking deficits　183
strategic single-infarct dementia　17
striatocapsular infarction　194
stuttering　64

T

t-PA　16
tactile agnosia　114
tactile aphasia　65, 115
TIA　53, 162

"top of basilar" artery syndrome 220
total aphasia 48
transcortical aphasia 40
transcortical mixed aphasia 42
transcortical motor aphasia 40
transcortical sensory aphasia 41
treatable dementia 19
tuberothalamic infarcts 203

U, V, W, Y

unilateral spatial agnosia 92
unilateral spatial neglect 92
utilization behavior 128
vascular depression 235
visual agnosia 81
visual hallucination 89
Wallenberg 症候群 218
watershed infarction 160
Wernicke 失語 37
Wernicke 領野 28
Willis 動脈輪 5
working memory **131**, 250
Yakovlev の回路 **131**, 247